D0938584

EMBARAZADA
¿y ahora qué?

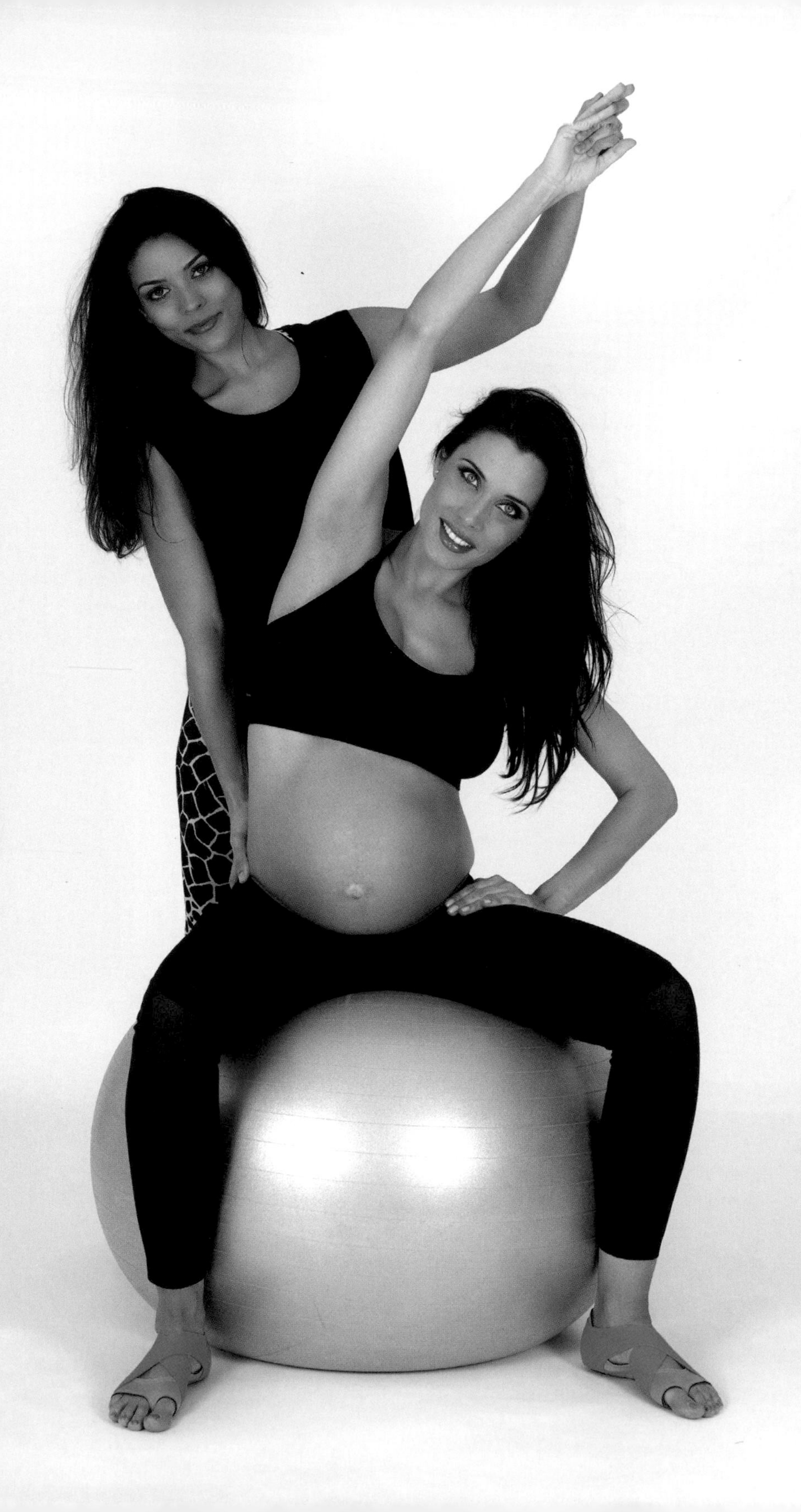

PILAR RUBIO
CAROLINE CORREIA

EMBARAZADA

¿y ahora qué?

PLAN PARA CUIDARSE DURANTE
Y DESPUÉS DEL EMBARAZO

Grijalbo

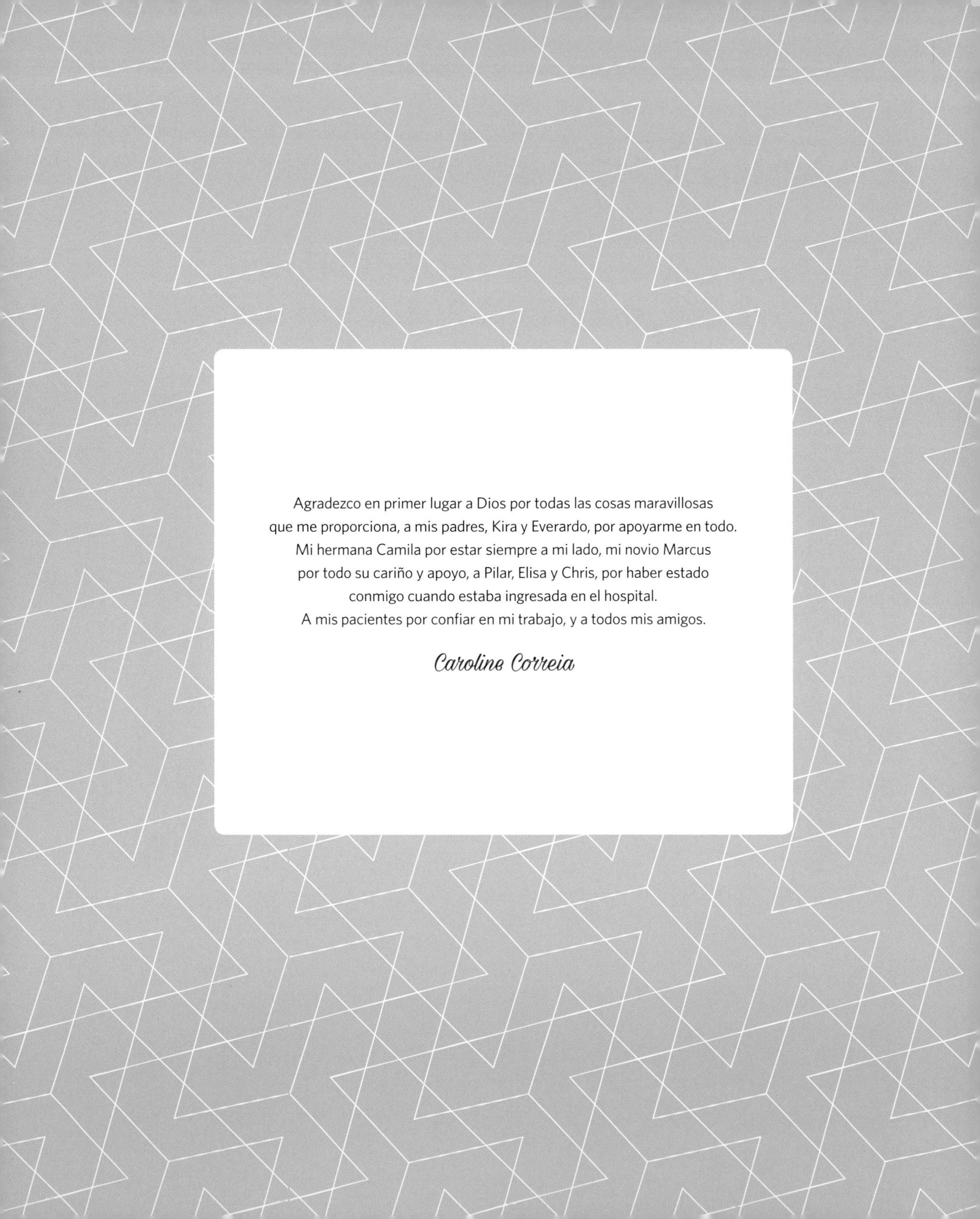

Agradezco en primer lugar a Dios por todas las cosas maravillosas
que me proporciona, a mis padres, Kira y Everardo, por apoyarme en todo.
Mi hermana Camila por estar siempre a mi lado, mi novio Marcus
por todo su cariño y apoyo, a Pilar, Elisa y Chris, por haber estado
conmigo cuando estaba ingresada en el hospital.
A mis pacientes por confiar en mi trabajo, y a todos mis amigos.

Caroline Correia

La vida está llena de personas maravillosas y he tenido la suerte
de haber conocido a muchas de ellas durante mis embarazos.
Mi agradecimiento a los que se esfuerzan por dar más sin que nadie
les exija, a los que buscan un hueco para ayudarte desinteresadamente.
A todos los profesionales que han hecho que ahora esté aquí escribiendo
estas líneas con gran ilusión. Mi nuevo «retoño» quiero dedicárselo a los
que me han cuidado durante esta aventura de la vida y me han asesorado
en este libro. A mi ginecóloga, la doctora Cristina Franco Tejeda,
las primeras manos que sostuvieron a mis pequeños, a David, Roberto,
Carlos, Vicente, Mari Carmen, Rosi, Raquel, Garbiñe, Elisa, Amanda, Belén, Daniel,
Paloma, la doctora Villaseca, Ana, Dani, Pablo, Laura, el doctor Bartha, Soraya,
Diana, Pedro, Astrid, Ainara, Maria José, Kira, Camila y Caroline Correia,
todos ellos un ejemplo de talento, fuerza, amor por su trabajo, humanidad
y vitalidad. De ellos he aprendido mucho. A mis amigos, a mis padres
y a mi hermano, que con su paciencia y apoyo me han dado fuerzas
para conseguir este sueño. Y a mis tres hombres, Sergio, Sergio Jr. y Marco,
los protagonistas de mi vida; os quiero con locura. Rn´R.

Pilar Rubio

ÍNDICE

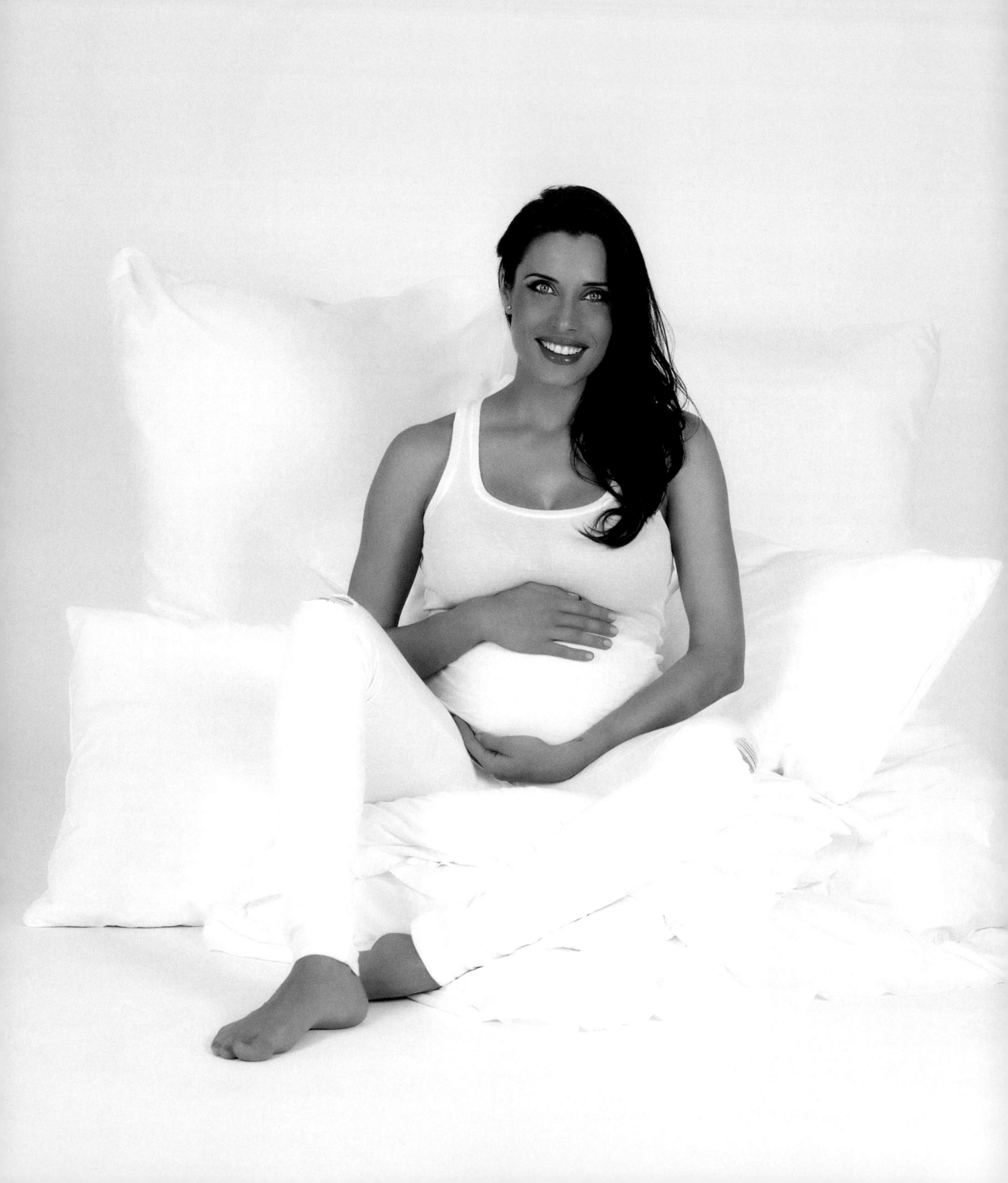

Introducción

Si me hubiesen preguntado hace unos años, no habría sabido qué responder. Tal vez que era demasiado pronto para dejar de ejercer únicamente el papel de hija y convertirme en madre. Puede que me pareciese casi impensable hacer un hueco, en una vida tan caótica cómo la mía, a un ser a quien dedicarme a tiempo completo. Seguía siendo aquella niña a la que la idea de ser madre le parecía bonita pero lejana, una aventura para la que aún no estaba preparada. Pero la vida siempre se adelanta y hace que de pronto tu rumbo cambie.

Finales de octubre de un otoño que se iniciaba y una pareja que recibía la mejor noticia de todas, un gran regalo que ponía la guinda a ese pastel que la mayoría llamamos «amor».

Era una inexplicable mezcla de sensaciones que me llenaban de una alegría especial, a la vez que experimentaba miedos e inseguridades hasta entonces desconocidos. Comenzaba la cuenta atrás y yo necesitaba más que nunca un golpe de realidad que respondiese a ese «¿y ahora qué?» que no paraba de rondarme a todas horas.

Empezaba una gran aventura junto a esa personita que llevaba dentro de mí. Si tuviese que definir aquella sensación, diría que era como ese superpoder que solo una madre puede entender. Me sentía increíblemente fuerte, me parecía que de repente podía con todo, que problemas que antes lo eran habían dejado de serlo y que no podía estar más feliz.

Durante aquella etapa siempre tuve clara una cosa: quería seguir siendo yo misma. Me daba miedo dejar de ser una mujer como yo lo concebía hasta entonces para convertirme solo en madre. Yo quería ser mujer y madre a la vez.

Este no es únicamente un libro acerca del embarazo, sino sobre todo un libro de mujeres que también son madres. Un libro que pretende que las madres se mimen y que te ofrece algunas claves para hacerlo, a la vez que cuidas tu embarazo. En medio de esa lluvia de meteoritos con consejos e ideas bienintencionadas pero cargadas de confusión a los que se enfrenta una embarazada, hacemos un repaso por lo que supone convertirse en madre sin dejar de ser mujer. Dudas y cientos de versiones que a veces no se acercan a la realidad. Hablan aquellos profesionales que saben de las preocupaciones que tuve como madre durante mis dos embarazos. Cuestiones diversas y temas tan variados como la nutrición de una madre o los tipos de parto. ¿Puedo practicar ejercicio durante mi embarazo?, ¿qué son los hipopresivos?, ¿qué puedo hacer para aliviar los dolores del parto?, ¿qué debo llevar al hospital el día del parto?

Y dos años después de mi primer embarazo, con dos niños que son el centro de mi vida, me encuentro con que he vivido experiencias irrepetibles que nunca habría imaginado: he ido al concierto de Scorpions de ocho meses, me sé de memoria los grandes éxitos de la música para niños, he practicado paddlesurf en el ecuador de mi embarazo, me he oído repitiendo las típicas frases de madre que nunca pensé que diría y he acabado escribiendo en este libro mis opiniones, mis dudas, las respuestas de los profesionales y un sinfín de temas que cualquier madre como yo alguna que otra vez se cuestiona en momentos en los que piensas: «¿Qué hace una chica como yo con un embarazo como este?».

Normalidad antes del embarazo

Recuerdo que una pregunta me rondaba la cabeza sin cesar tras ver el resultado positivo (nunca mejor dicho) en el predictor que decía que estaba más acompañada que nunca antes en mi vida: «¿Y AHORA QUÉ?».

«Por el principio, Pilar», me repetía en un intento por buscar un camino entre aquel mar de dudas.

Lo primero que hice entonces fue confirmar que el resultado de ese test de embarazo que compré casi a escondidas en una farmacia era tal y como indicaba, así que fui corriendo a ver a mi ginecóloga, la doctora Franco. Cuál fue mi sorpresa cuando me encontré con que yo, que tenía un retraso de solo cinco días en mi ciclo menstrual, según aquel test, estaba de más de tres semanas... Entonces llegó mi ginecóloga para arrojar un poco de luz en aquel asunto:

¡Estaba embarazada de ocho semanas! No entendía nada; era imposible porque el mes anterior había tenido el período. Era imposible, o eso creía, hasta que me explicaron lo que había ocurrido.

El sangrado durante el embarazo

No es inusual que la mujer sufra un sangrado en las primeras semanas del embarazo. Esto ocurre debido al asentamiento del embrión en las paredes del útero. Estas paredes pueden sufrir una descamación que provoca el sangrado.

La realidad era que llevaba dos meses embarazada y no lo sabía. Seguía con mi vida como siempre, cumpliendo aquella rutina diaria cargada de deporte, trabajo y actividades varias como montar a caballo, algo que no era muy recomendable para una mujer embarazada de tan poco tiempo.

En la primera consulta supe qué se sentía cuando te hacen ese tipo de ecografía. Me resulta muy difícil explicar con palabras la sensación de ese momento. Ahí dentro había una «cosita» que latía, sí, estaba dentro de mí.

Ha pasado mucho tiempo y, aún ahora, cuando lo recuerdo se me vuelven a saltar las lágrimas como en aquel momento. De repente una perfecta combinación de alegría total, amor, fuerza, responsabilidad y energía invadían cada centímetro de mi cuerpo. Si tuviese que explicarlo de forma más sencilla, diría que me sentía capacitada para escalar el Himalaya sin hacerme ni un rasguño. Era fuerte porque ahora tenía un superpoder único. Es la sensación más bonita que he experimentado en mi vida.

Aún en shock por la buena nueva, empecé a recibir las primeras indicaciones por parte de la que para mí es la mejor ginecóloga del mundo, la doctora Franco, profesional, sensata y, algo muy importante, cercana.

Lo mejor que había hecho hasta entonces en cuanto a cuidados se refiere fue empezar a tomar ácido fólico (véase página 17) desde el momento en el que decidimos que queríamos formar una familia, unos tres meses antes.

En medio de aquella indescriptible borrachera de información cargada de ecografías, previsiones, nutrición y un parto por preparar, nos fuimos a celebrarlo a lo grande. Como se merecía el mejor regalo que la vida podía darnos. Quedaban siete meses para ser padres y sumar a nuestras vidas la más importante de todas, la de nuestro propio hijo.

Recuerdo que me parecía que todo era maravilloso pero a la vez tenía ese miedo de no estar preparada para hacer frente a ese mundo que se me venía encima: «¿sabré ser madre?»,«¿cómo vamos a educarlo?», «¿irá bien el parto?». Estas eran solo algunas de las preguntas que me asaltaban mientras disfrutaba de mi primera cerveza sin alcohol, la primera de tantas que me acompañarían durante aquellos meses. Sin lugar a dudas, me acababa de cambiar el chip a MODO PREGNANT.

No te imaginas el número de horas que estuve pegada al ordenador buscando las respuestas a mis mil inquietudes. Quería hacerlo bien desde el principio y, a su vez, no podía pedir ayuda externa porque no deseábamos que nadie se enterara hasta que estuviese todo un poco más avanzado. Normalmente, este tipo de noticias se dan a partir del tercer mes, cuando el feto está más asentado y el riesgo de pérdida es menor.

Entre tanto, conseguí localizar un centro especializado en embarazadas y bebés llamado Be Water. Allí encontré de repente un oasis de tranquilidad y a mis guías durante esta aventura. Caroline Correia (fisioterapeuta especializada en obstetricia y uroginecología) se convirtió en mi punto de apoyo imprescindible al dirigir físicamente mis dos embarazos y pospartos.

Puede que te parezca una tontería, pero uno de los mejores momentos que experimentaba era cuando iba conduciendo y escuchando música. Lo vivía como si estuviera en un concierto y pudiese compartirlo con la mejor compañía del mundo, mi inseparable compañero de viaje. De hecho, llegué a hacer una playlist con mis temas «tranquis» favoritos. Aún, a día de hoy, se los pongo a Sergio y a Marco a la hora del baño.

MI PLAYLIST

- *I don´t want to miss a thing* - AEROSMITH
- *The Jack* - AC/DC
- *When the children cry* - WHITE LION
- *I remember you* - SKID ROW
- *Over the hills and far away* - LED ZEPPELIN
- *The Price* - TWISTED SISTER
- *Promise her the moon* - MR. BIG
- *To be with you* - MR.BIG
- *Dust in the wind* - KANSAS
- *Love song* - TESLA
- *18 and life* - SKID ROW
- *Free fallin'* - TOM PETTY AND THE HEARTBREAKERS
- *Just take my heart* - MR.BIG
- *No puedo estar sin ti* - SANGRE AZUL
- *Let it be* - THE BEATLES
- *When I look into your eyes* - FIREHOUSE
- *Keep on loving you* - REO SPEEDWAGON
- *Quicksand Jesus* - SKID ROW
- *Don't tear me up* - MICK JAGGER
- *Love me tender* - ELVIS PRESLEY
- *One* - METALLICA
- *El silencio de la noche* - SANGRE AZUL
- *Every rose has its thorn* - POISON
- *Sister Christian* - NIGHT RANGER
- *Sweet child o'mine* - GUNS N'ROSES
- *Wish you were here* - PINK FLOYD
- *Perfect day* - LOU REED
- *Wake me up when september ends* - GREEN DAY
- *Empty rooms* - GARY MOORE
- *When I see you smile* - BAD ENGLISH
- *Faithfully* - JOURNEY
- *I want to know what love is* - FOREIGNER
- *More than words* - EXTREME
- *Bed of roses* - BON JOVI
- *Hallelujah* - BON JOVI
- *Your song* - ELTON JOHN
- *Wanted dead or alive* - BON JOVI
- *Total eclipse of the heart* - BONNIE TYLER
- *Patience* - GUNS N'ROSES
- *In pieces* - FOREIGNER
- *Thought I'd died and gone to heaven* - BRYAN ADAMS
- *In the heat of the night* - DOMINOE
- *Heaven* - BRYAN ADAMS
- *Have you ever needed someone so bad* - DEF LEPPARD
- *Carrie* - EUROPE
- *Wicked game* - CHRIS ISAAK
- *Love bites* - DEF LEPPARD
- *Don't know what you got* - CINDERELLA
- *On my sleeve* - CREED
- *Bringin'on the heartbreak* - DEF LEPPARD
- *High enough* - DAMN YANKEES
- *Quincksand* - DAVID BOWIE
- *Child in time* - DEEP PURPLE

El EMBARAZO

Una espera de 9 meses

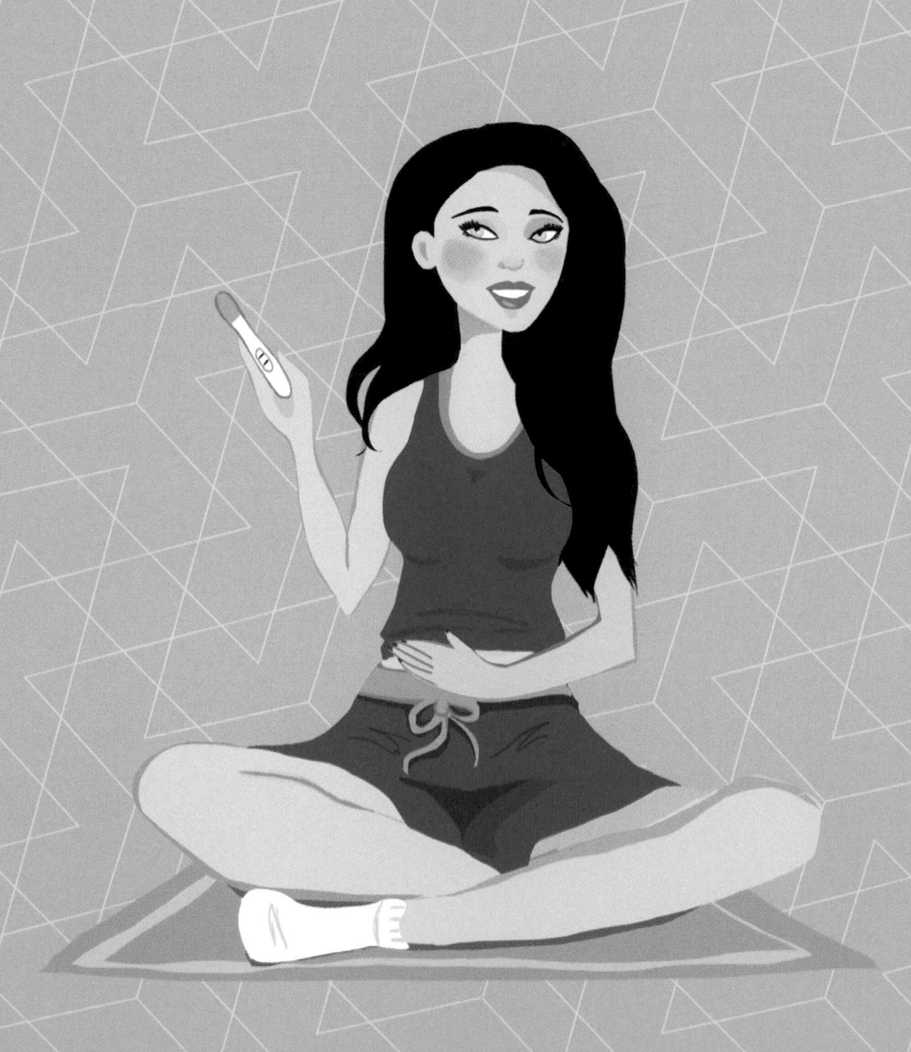

Enseña a tu hijo cómo llegó al mundo

Tanto la mujer como el hombre tienen su propio órgano reproductor y juntos se encargan de la reproducción humana.

El órgano reproductor interno femenino está compuesto por:

- ***Ovarios:*** están localizados en la región abdominal inferior y poseen un tamaño equivalente a una almendra. Son los responsables de la producción de los gametos femeninos (ovocitos), también responsables de los estrógenos y la progesterona, que son las hormonas que regulan las características sexuales secundarias como vello púbico y mamas. También preparan el organismo femenino para el embarazo.
- ***Trompas de Falopio:*** son los conductos que unen los ovarios al útero. Es en estos conductos donde se produce la fecundación y por donde el cigoto bajará hasta el útero.
- ***Útero:*** es un músculo hueco donde se desarrolla la vida fetal durante nueve meses; está cubierto por una mucosa llamada endometrio y su función es ayudar a la implantación embrionaria. Cuando no se produce la fecundación, la mucosa que cubre las paredes uterinas se desprende, provocando la menstruación.
- ***Vagina:*** es el canal responsable del acto sexual; recibe los espermatozoides masculinos. También es la zona por donde pasará el bebé durante el parto.

El órgano reproductor externo femenino está compuesto por:

- ***Clítoris:*** desempeña una función erógena en el cuerpo de la mujer.
- ***Labios mayores y menores:*** son los pliegues de piel constituidos por glándulas sebáceas y sudoríparas. Responsables de la protección contra bacterias y virus.
- ***Monte de Venus:*** es una almohada adiposa que recubre la sínfisis púbica, lugar donde está localizado el vello púbico.

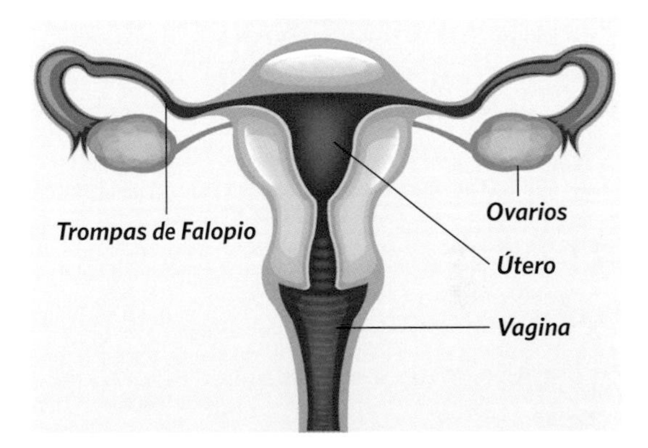

Falso mito

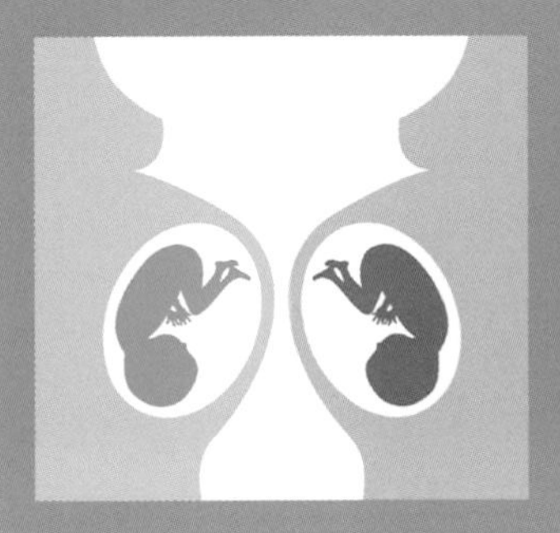

Si tu barriga es redonda, será niña, y si es más puntiaguda, será niño

Estaría genial poder adivinar el sexo del bebé de una forma tan visual, pero tenemos que deciros que esto es totalmente falso. Esta creencia no tiene ningún fundamento científico. La forma de tu barriga viene determinada por tus características físicas, el tono de tus músculos abdominales y tu útero. Además, no hay que olvidar que la posición en la que esté el bebé y la cantidad de líquido amniótico también influye. No solo eso, en una misma mujer, en embarazos distintos, la tripa no siempre tiene la misma forma. Tampoco su tamaño está relacionado con el tamaño del bebé.

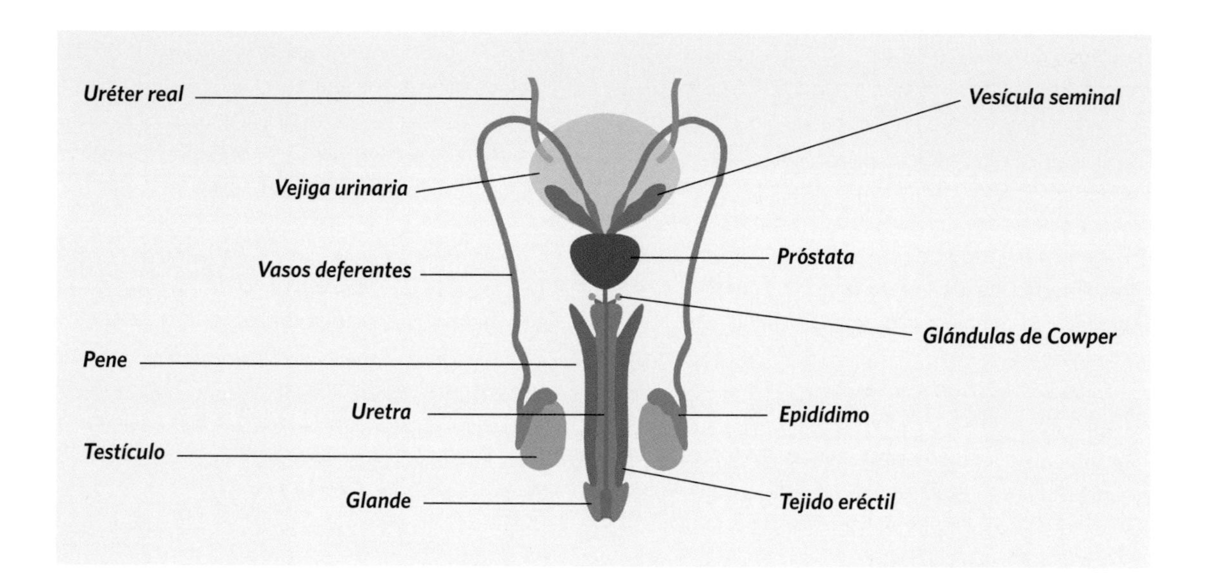

El órgano reproductor interno masculino está compuesto por:

- ***Próstata:*** tiene una forma parecida a una castaña. Está localizada por delante del recto y por detrás de la vejiga, justo en su salida. Su función es proteger y nutrir los espermatozoides.
- ***Uretra:*** conducto excretor de orina tanto en el hombre como en la mujer; en el sexo masculino también es por donde pasa el espermatozoide.
- ***Glándula de Cowper:*** responsable del líquido alcalino que pasa por la uretra antes de la salida del semen para neutralizar la acidez de la uretra.

El órgano reproductor externo masculino está compuesto por:

- ***Testículos:*** son los responsables de la producción de espermatozoides y hormonas masculinas. Se encuentran suspendidos dentro de una bolsa de piel llamada escroto, cuya función principal es la de mantener la temperatura de los testículos en un medio más frío que la cavidad abdominal, para estimular la proliferación de los espermatozoides.
- ***Pene:*** órgano responsable del acto sexual. El músculo isquioesponjoso y bulbo cavernoso recubre el pene y cuando se llena de sangre ocurre la erección. Este proceso es primordial para la reproducción; sin él es imposible que los espermatozoides sean depositados en la vagina femenina para que se produzca la fecundación.
- ***Epidídimo y conductos deferentes:*** se encuentran muy cerca de los testículos. Constituyen el sistema de conductos de los órganos reproductores masculinos. El conducto deferente es un tubo muscular que discurre junto a los testículos y transporta en sentido ascendente el fluido que contiene los espermatozoides. El epidídimo es un conjunto de tubos en forma de espiral (uno para cada testículo) que está conectado al conducto deferente.

La fecundación

El **óvulo**, que es la célula reproductora femenina, es expulsado de los **ovarios** y llega hasta las trompas de Falopio (lugar de la fecundación) con la ayuda de los cilios y de los movimientos musculares de la trompa. En caso de que hayan pasado 24-48 horas desde la llegada del óvulo y este no sea fecundado, ocurre la menstruación. Dentro de cada óvulo hay 23 cromosomas (XX), responsables de las informaciones genéticas de la madre, que se juntarán con los otros 23 cromosomas (XY) que hay en la célula reproductora masculina, el espermatozoide. Esta unión de las células reproductoras femenina y masculina se denomina «fecundación».

Cuando el espermatozoide penetra el óvulo y se produce la fecundación, se formará el **cigoto**, que estará compuesto por 46 cromosomas (23 del padre y 23 de la madre); en él estará la información genética del bebé junto con el sexo, definido por el padre. Las mujeres son «XX» y los hombres son «XY» así que para definir si el bebé será chico o chica es necesario que el padre done o su «X» o «Y», para que pueda unirse al «X» donado por la madre.

El cigoto o huevo, una vez formado, es conducido de las trompas hasta el útero. Este recorrido dura de tres a cuatro días, tiempo suficiente para que estas células se multipliquen y cuando lleguen a su destino se conviertan en una masa celular llamada **mórula**.

El cigoto entra en el útero al cuarto día, y al séptimo ocurre su implantación en la mucosa uterina. Desde ese momento, las células crecerán dando origen al botón embrionario, el futuro **embrión**.

Para que el embrión consolide su implantación y siga creciendo durante los nueve meses, la pared del útero se engrosa. Eso ocurrirá por efecto de hormonas, estrógenos y progesterona. De este proceso dependerá el embarazo. En caso de que no haya una perfecta implantación, no será viable la gestación.

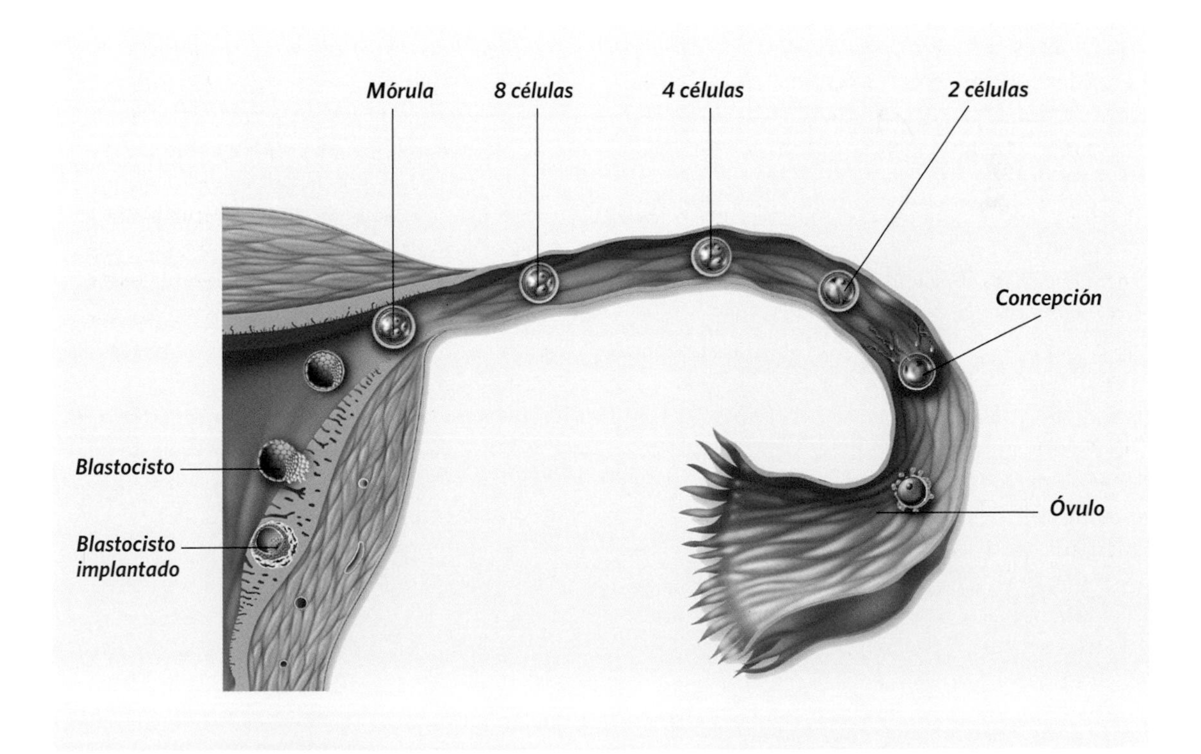

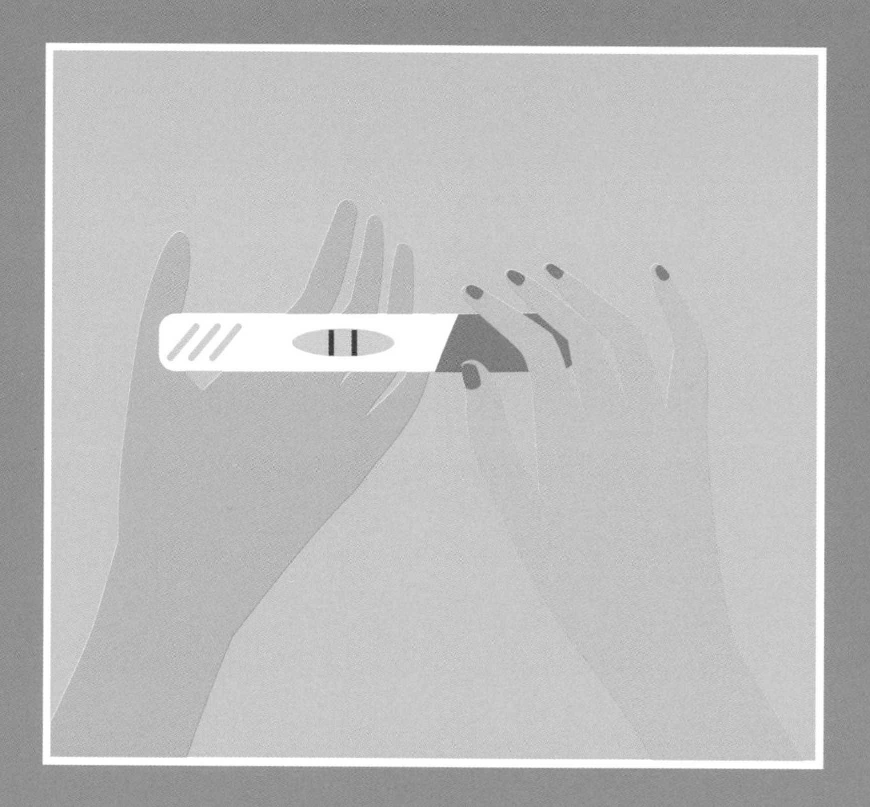

¿Cómo sabes que estás embarazada?

Muchas mujeres tardan en descubrir que están embarazadas, porque a veces se produce un sangrado debido a la implantación del embrión y solemos confundirlo con la menstruación.

El test de orina es muy popular porque es práctico y sencillo de usar. Su función es analizar la presencia de gonadotropina coriónica (HCG), la hormona del crecimiento, una de las responsables del desarrollo del embarazo. Es aconsejable que realices el test a partir del primer día de retraso menstrual, porque antes no resulta del todo fiable, ya que la concentración de HCG es baja. Y es mejor hacerlo con la primera orina de la mañana, cuando hay una mayor concentración de gonadotropina coriónica.

Normalmente, las instrucciones son muy claras y puedes hacerlo tú sola. Pero es más emocionante cuando lo haces acompañada porque los minutos de espera se te hacen eternos. Mientras tanto, puedes hacer algunas respiraciones de relajación. En mi caso, escuché una canción de Pantera, «Walk». Y aunque hubiera imaginado mil veces mi expresión al ver el resultado lo mío creo que fue cara de póquer.

Aunque el test de orina sea muy fiable, puede que dé negativo. Así que, para asegurarte, lo mejor es que vayas a tu ginecólogo y te haga un análisis de sangre. Con esta prueba también se detecta la hormona HCG (sin necesidad de que haya tanta concentración en el cuerpo), y así puede saberse si una mujer está embarazada días después de la fecundación.

¿Para qué sirve el famoso ácido fólico y cuándo hay que empezar a tomarlo?

El ácido fólico es una vitamina, conocida también como B9, muy beneficiosa para la salud. Es recomendable empezar su consumo antes del embarazo, y es imprescindible seguir su administración durante todo el período gestacional. Se prolongará su uso durante el posparto o todo el período de lactancia. Su finalidad es prevenir una serie de defectos en el bebé, como problemas en el tubo neural (espina bífida y anencefalia), labio leporino, paladar hendido y problemas cardíacos, entre otros.
La dosis diaria recomendada de ácido fólico es relativa, porque dependerá del histórico de cada mujer. La media sería 0,4 mg por día, aunque en el caso de que se haya tenido embarazos previos o casos familiares con defectos en tubo neural, cardíacos, labio leporino, anencefalia, etcétera, la dosis suele ser mayor.

Antes de empezar a tomar el ácido fólico te recomendamos una visita a tu ginecólogo.

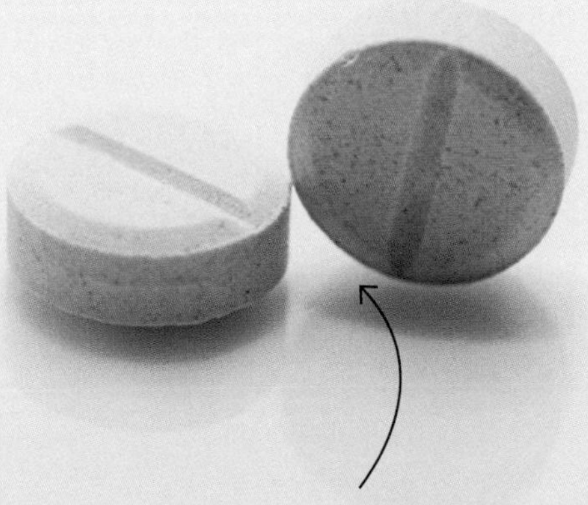

Es muy importante que su administración sea diaria y muy recomendable tomarlo.

¡Vamos a jugar con la genética!

Uno de los rasgos que más me caracterizan es el color azul de los ojos. En mi familia, mi padre y mi hermano también los tienen azules, pero mi madre los tiene castaños.

Cuando me quedé embarazada, todo el mundo me decía: «A ver si el bebé saca tus ojos». A mí, la verdad es que me daba igual; mi única preocupación era que estuviera sano. Al final, Sergio salió con unos enormes ojos oscuros y el pelo castaño (siempre decimos que se parece a un muñeco manga, ¡ja, ja, ja!) y Marco es rubio y tiene los ojos azules. ¿Cómo puede ser que del mismo padre y de la misma madre salgan dos niños tan diferentes?

Las combinaciones genéticas dan lugar a diferentes resultados. Tras leer mucho sobre este tema, no pudimos sacar conclusiones definitivas, pero encontramos un artículo que nos gustó por la manera gráfica de exponer la materia. Estaba en la publicación Mi Bebé y Yo, *artículo supervisado por el pediatra Luis González Trapote.*

¿De qué color tendrá los ojos mi bebé? Los caprichos de la genética

¿Tendrá los ojos castaños como su padre o azules como su abuelo? Las leyes de la genética nos dan algunas pistas. Observa cuál es tu caso y averígualo. En la **transmisión de características hereditarias, existen caracteres dominantes y recesivos**. Se define como «dominante» el carácter que tiene una mayor probabilidad de manifestarse respecto al otro, llamado «recesivo».

El color de los ojos es uno de los elementos más interesantes para citar como ejemplo. Sabemos que de un progenitor con los ojos azules y de otro con los ojos castaños, muy probablemente, nacerán hijos con ojos castaños, dado que **el carácter castaño es dominante.** El color oscuro (dominante) vence al claro (recesivo). Pero, en el color de los ojos, hay que tener en cuenta también a los abuelos. Observa cuál es tu caso y averigua de qué color tendrá los ojos tu pequeño. En este caso, **el color de ojos azul también equivale al verde**, puesto que en ambos casos se trata de colores recesivos.

PADRE CON OJOS AZULES Y MADRE CON OJOS CASTAÑOS

Padre con ojos azules (padres: no importa) + **madre con ojos castaños** (padres: ambos con ojos castaños) = **80%** de probabilidad de que el niñ@ tenga los **ojos marrones**.

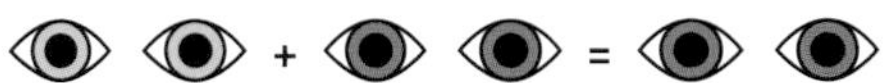
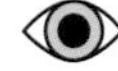 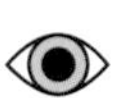 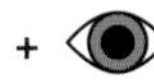 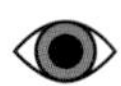 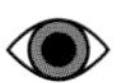

AMBOS PADRES CON OJOS CASTAÑOS

Padre con ojos castaños (con ambos padres con ojos castaños) **+ Madre con ojos castaños** (con ambos padres con ojos castaños) = **98%** de probabilidad de que el niñ@ tenga los **ojos castaños**.

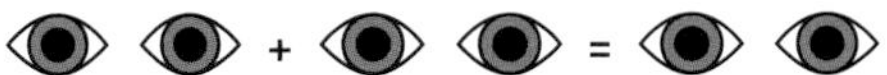
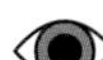   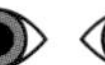 

PADRE CON OJOS AZULES Y MADRE CON OJOS CASTAÑOS

Padre con ojos azules (padres: no importa) + **madre con ojos castaños** (padres: uno con ojos castaños y otro, azules) = **50%** de probabilidad de que el niñ@ tenga los **ojos azules**.

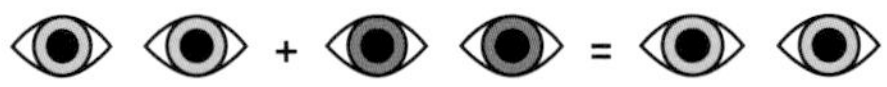
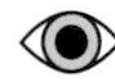 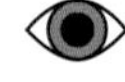 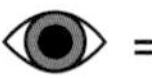 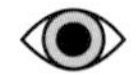 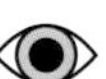

AMBOS PADRES CON OJOS CASTAÑOS Y UNO DE LOS ABUELOS PATERNOS CON OJOS AZULES

Padre con ojos castaños (con uno de los padres con ojos castaños y el otro azules) **+ madre con ojos castaños** (con ambos padres con ojos castaños)**= 90%** de probabilidad de que el niñ@ tenga los **ojos castaños**.

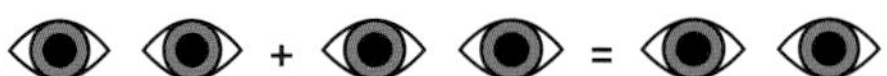
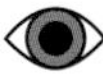 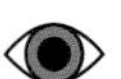 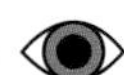 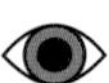 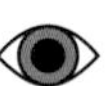

MADRE CON OJOS AZULES Y PADRE CON OJOS CASTAÑOS CON UNO DE LOS ABUELOS CON LOS OJOS AZULES

Padre con ojos castaños (padres: uno castaños y otro, azules) **+ madre con ojos azules** (padres: no tiene importa) **= 50%** de probabilidad de que el niñ@ tenga los **ojos azules**.

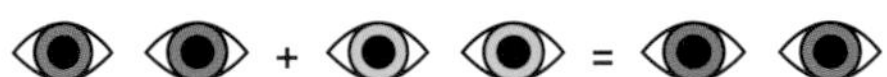
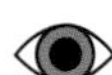 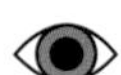 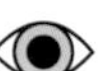 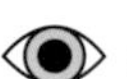 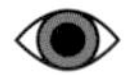 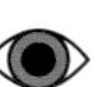

AMBOS PADRES CON OJOS CASTAÑOS Y UNO DE LOS ABUELOS MATERNOS CON OJOS AZULES

Padre con ojos castaños (con ambos padres con ojos castaños) **+ madre con ojos castaños** (con uno de los padres con ojos castaños y el otro con ojos azules) **= 90%** de probabilidad de que el niñ@ tenga los **ojos castaños**.

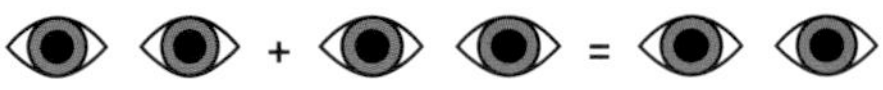
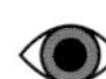  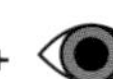  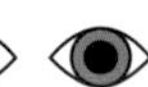

TU ESTADO EMOCIONAL

Donde reinan las hormonas, no mandan las neuronas

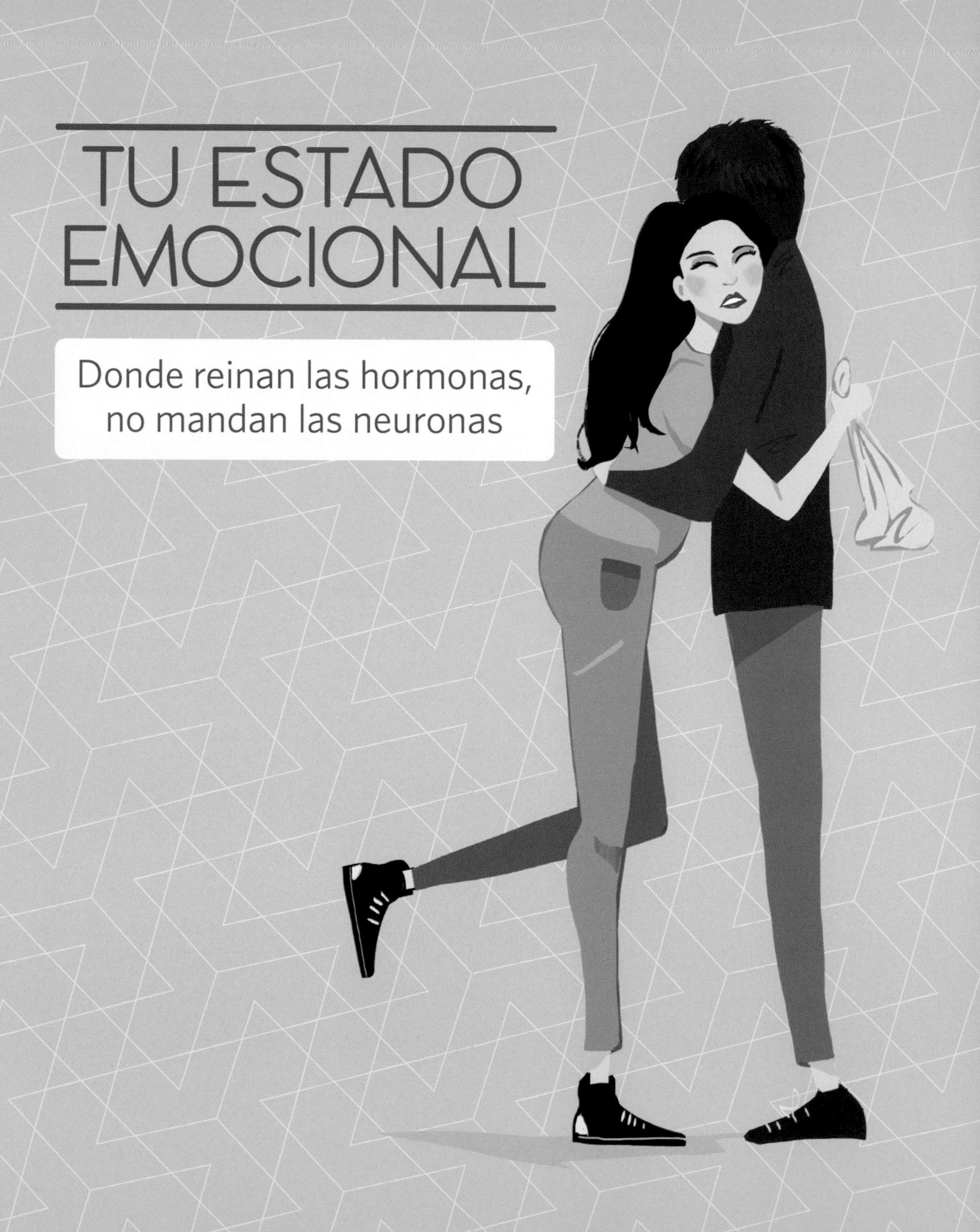

Preparación psicológica antes del embarazo

Siempre he tenido dudas sobre qué es mejor: planear en qué momento quieres quedarte embarazada o dejar que el destino decida. Quizá lo más sensato, como casi siempre, es el término medio.

Creo que planificar minuciosamente cuándo quedar embarazada puede generarte una presión que desemboque en una obsesión y en un posterior bloqueo. Pero también es cierto que debe ser una decisión muy meditada a fin de saber si estamos preparados para tener un hijo.

Yo tenía claro que quería ser madre, aunque no había decidido el momento. Pero llegó el día en que sentí que estaba preparada, que dejaría que mi cuerpo decidiera el instante en que debía generar una nueva vida. Sin prisas, sin fechas, con mucho amor, una decisión consensuada y un proyecto común.

En resumen, es importante estar concienciada pero no obsesionarse. La naturaleza no entiende de agendas.

Si tienes claro que quieres concebir, deberás llevar a cabo unos preparativos previos que son muy importantes tanto para la futura salud de tu bebé como para la tuya, durante y después del embarazo: no fumar, no beber alcohol, seguir una dieta equilibrada, reducir al máximo el estrés y empezar a tomar ácido fólico o complementar tu dieta con algún alimento que falte. También es importante prepararse emocionalmente, saber que el paso que vas a dar es importante.

Y quiero destacar el factor emocional porque, después de dos embarazos, puedo asegurarte que tuve que trabajar mucho más mi parte psicológica que la física. Evidentemente, hay una relación directa entre ellas: si trabajas tu «yo físico» y tu «yo emocional», ese equilibrio hará que te sientas mucho mejor. Es muy diferente «disfrutar de tu embarazo» que «sufrir con tu embarazo». Pocas veces me he quejado de dolencias o malestar en mis gestaciones, pero sí había días en que me encontraba muy decaída y otros en los que la vida me parecía maravillosa. Sufrí estos cambios de humor durante las semanas iniciales de mi primer embarazo; después busqué ayuda profesional.

Conocí a **Soraya Arranz, *personal coach* y experta en inteligencia emocional,** propietaria de Be Water, un centro integral para las futuras mamás. En él engloban y dan importancia al ámbito emocional y físico, al suelo pélvico, a la preparación al parto, a los masajes perineales... a todos esos parámetros en torno al embarazo, para orientarte, porque cuando eres madre primeriza te sientes muy perdida...

Soraya me decía que la aplicación de la psicología en el embarazo es importante porque, durante este período, sufres un cambio hormonal considerable que va a derivar en un cambio psicológico. Experimentas emociones que no tienes identificadas y que son nuevas para ti; así que si no tienes ayuda o no haces un coaching de embarazo especial puedes sentirte confundida, triste, deprimida sin saber por qué, ni con quién compartirlo. Pero cuando tienes una coach, ella te escucha y te da las herramientas para relajarte, te ayuda a canalizar y a gestionar las nuevas situaciones que se generen a raíz del embarazo, porque tú piensas que eso solo te pasa a ti, y tu pareja tampoco acaba de entenderlo muy bien. Por eso, más adelante abordaremos el papel de la pareja, que es muy importante en este proceso.

Disfrutar de una buena salud mental durante el embarazo es esencial; por ello siempre hemos buscado respuestas a todas esas cuestiones que nos surgían. Es cierto que disponemos de mucha información en internet, libros, revistas... pero a veces es contradictoria y te haces un lío. Lo que hay que hacer es escuchar a tu cuerpo y saber qué necesitas en cada momento; es una cuestión de sentido común.

¿Qué opinan los expertos del factor emocional durante la gestación?

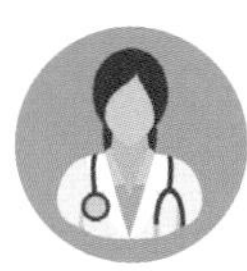
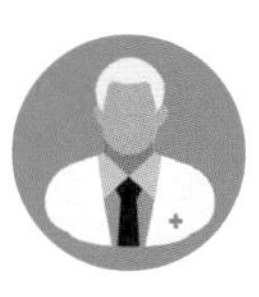
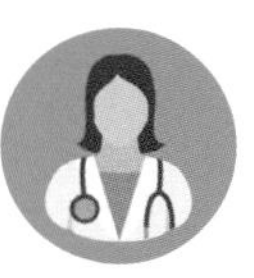

Afortunadamente existe la Asociación Española de Psicología Perinatal (AEPP), con la que me puse en contacto para hablar de la importancia del estado psicológico durante el período gestacional. **Diana Sánchez Sánchez, psicóloga perinatal y fundadora de la AEPP,** me dio ciertas directrices del porqué de estos cambios. No se trata tan solo de asumir tu nueva situación, sino también de que el feto reciba los estímulos que tú experimentas. Por eso es muy importante, para tu salud y para la de tu bebé, que guardes un equilibrio emocional.

Diana, ¿el estado emocional de la mamá durante el embarazo tiene algún impacto en el desarrollo del bebé?

Doctora Sánchez: El vínculo emocional entre la madre y el bebé se establece ya en el proceso de gestación; no solamente influye lo que hagas después, ya se inicia en ese momento. Si, por ejemplo, una madre, por diferentes razones, si es un embarazo no deseado y la madre no vincula con él, y está deprimida o con ansiedad grave y prolongada, esto puede repercutir en el bebé. Lo de la personalidad futura... hay cambios epigenéticos que se producen cuando estamos embarazadas. En casos de ansiedad y estrés elevados y prolongados, las hormonas del estrés pueden llegar al bebé a través de la placenta. Existen ya estudios que lo confirman, pero es un campo en continuo avance y crecimiento, y, es pronto para tener datos concluyentes. Igual que las hormonas del placer, también se filtran el cortisol, la adrenalina, las catecolaminas, que están inundando al bebé en un momento en el que se está desarrollando; su cerebro se está desarrollando, todo su cuerpo se está desarrollando.

También hay que entender que, una vez que nace el bebé, hay un período de exogestación. Los bebés humanos nacen poco desarrollados y necesitan seguir «gestándose» fuera del útero. Se ha visto que hay un período en el que su cerebro seguirá desarrollándose. Lo más importante son los tres primeros años.

Luego preguntamos al **doctor José Luis Bartha, jefe del Servicio de Obstetricia del Hospital La Paz** y catedrático de la Universidad Autónoma de Madrid en Obstetricia y Ginecología.

Doctor, ¿cómo afectan al feto los cambios psicológicos en la madre?

Doctor Bartha: En la primera mitad del embarazo, no parece que haya afectación alguna. Hemos hecho estudios sobre el comportamiento fetal, mediante ecografías, de mujeres que sufren mucha ansiedad y padecen depresión, y el feto no parece verse afectado. Pero en la segunda mitad de la gestación, concretamente a partir de la semana 30, sí hay una relación materno-filial en la que el estado psicológico de la mujer podría afectar el comportamiento del feto. Lo que ocurre es que intervienen una serie de factores que llevan a confusión, y todavía no se ha podido comprobar si es debido exclusivamente a eso. De hecho, sí se ha comprobado que el feto puede verse afectado en el caso de guerras o hambrunas —por temas de nutrición, por ejemplo—, pero aún no sabemos con seguridad si las situaciones de estrés afectan al feto. Aunque es un motivo de preocupación importante para muchas mujeres, hay estudios que afirman que sí y otros que no.

Hay pues evidencias de que en la primera mitad del embarazo no hay efectos sobre el feto, pero en la segunda sí podría existir alguna relación.

Y finalmente lo consulté con mi ginecóloga, la **doctora Cristina Franco,** médico adjunto del Servicio de Obstetricia y Ginecología del Hospital Universitario La Moraleja Sanitas.

Doctora Franco, ¿qué importancia le dan los ginecólogos a la psicología prenatal y perinatal? ¿Afectan al feto los cuadros de estrés y depresión que sufren las mujeres embarazadas?

Doctora Franco: Realmente no se le da mucha importancia por falta de datos, pero no son pocos los que afirman que con los estímulos adecuados se puede favorecer la función cognitiva del feto. Aunque existe un gran interés por este tema en los últimos años, las investigaciones sobre la vida intrauterina no permiten confirmar esta hipótesis con datos científicos. Sí hay algunos estudios que indican que el estrés puede aumentar el riesgo de preclampsia, parto prematuro y fetos con bajo peso al nacer, pero esto puede ocurrir en situaciones extremadamente estresantes, como por ejemplo mujeres embarazadas que vivan en países en guerra o en situación de hambruna. Normalmente, el estrés ocasionado por el trabajo o por algún problema de pareja o familiar no tiene un efecto perjudicial en el bebé.

¿duración del ciclo menstrual?

¿grupo sanguíneo?

¿edad de la primera menstruación?

¿PIENSA DAR EL PECHO?

¿ENFERMEDADES?

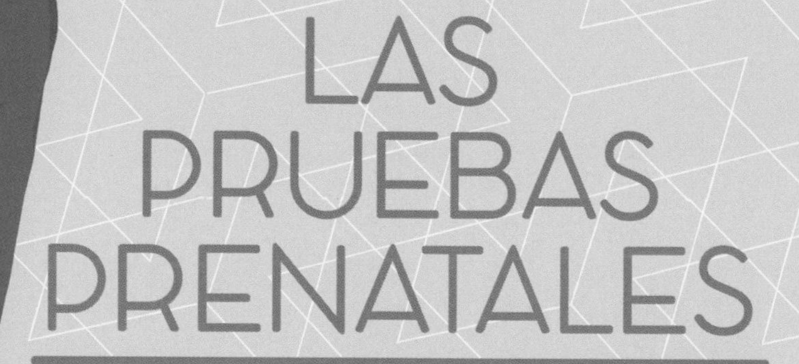

¿Qué pruebas debes hacerte cuando estás embarazada?

En la primera consulta

Después de confirmar el embarazo, el médico hará el cálculo de la fecha prevista para el parto. Para ello, el ginecólogo necesitará saber la fecha del primer día de tu última menstruación y le sumará 40 semanas. En caso de que no la recuerdes, no te desesperes porque tu médico te hará una ecografía y, a partir de las características del feto, podrá determinar más o menos la fecha y calcular en qué semana te encuentras.

En tu primera consulta, tu médico también hará el historial clínico personal y familiar para detectar posibles riesgos, controlará tu tensión arterial, tu peso y el estado de las mamas. Es posible que te haga una **citología** en caso de que haya pasado más de un año de tu última revisión ginecológica. La citología sirve para prevenir el cáncer del cuello de útero, así como detectar posibles infecciones vaginales o algún otro problema ginecológico.

En esta misma consulta te pedirá una analítica general para averiguar las tasas de hierro, factores de coagulación sanguínea, niveles de azúcar en sangre, factor RH, y también si existen anticuerpos de toxoplasmosis, sida, hepatitis B y C y rubeola.

También te pedirán un análisis de orina, porque las infecciones de orina son muy comunes durante el primer período de la gestación.

¿Cuántas ecografías son recomendables por trimestre?

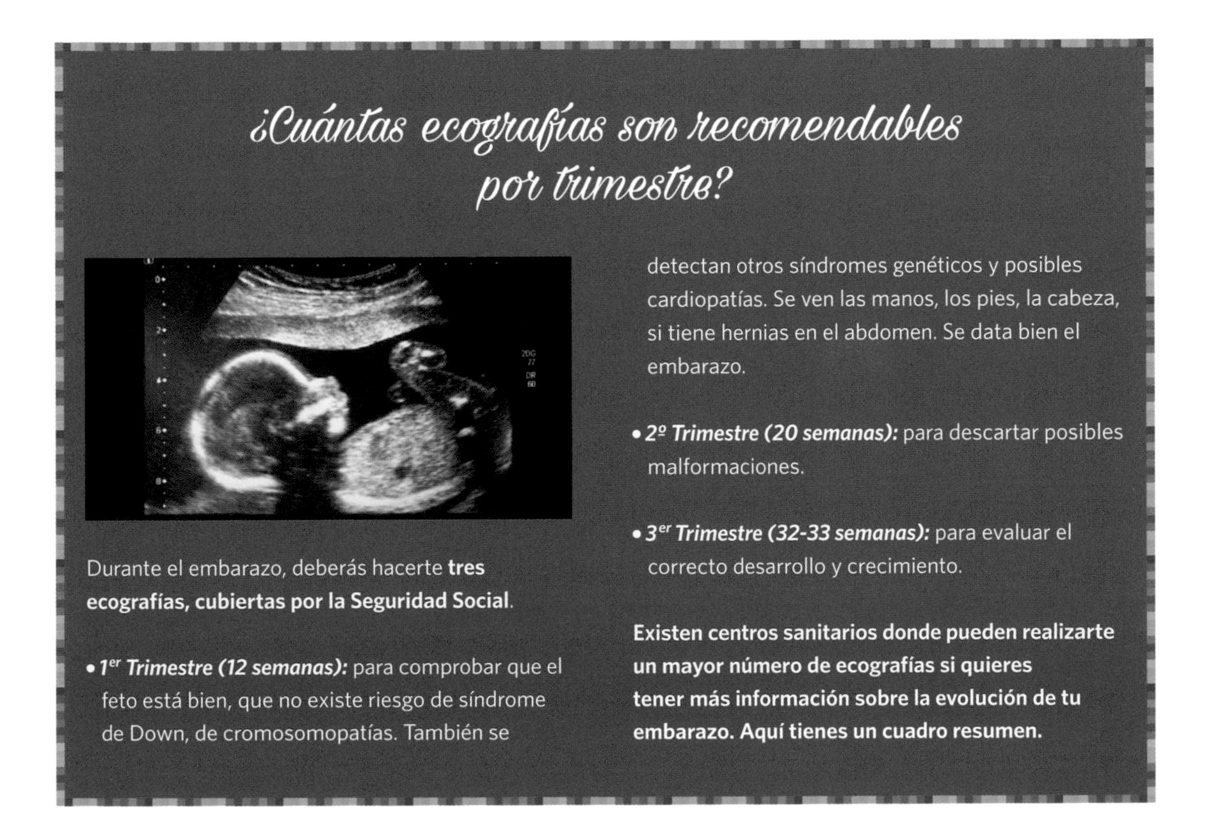

Durante el embarazo, deberás hacerte **tres ecografías, cubiertas por la Seguridad Social**.

- ***1er Trimestre (12 semanas):*** para comprobar que el feto está bien, que no existe riesgo de síndrome de Down, de cromosomopatías. También se detectan otros síndromes genéticos y posibles cardiopatías. Se ven las manos, los pies, la cabeza, si tiene hernias en el abdomen. Se data bien el embarazo.

- ***2º Trimestre (20 semanas):*** para descartar posibles malformaciones.

- ***3er Trimestre (32-33 semanas):*** para evaluar el correcto desarrollo y crecimiento.

Existen centros sanitarios donde pueden realizarte un mayor número de ecografías si quieres tener más información sobre la evolución de tu embarazo. Aquí tienes un cuadro resumen.

Las pruebas perinatales

EDAD GESTACIONAL	PRUEBAS	PETICIONES
8-9 semanas	ECO dataje gestacional	Analítica 1er Trimestre (realizar en semana 10)
ECO 12 semanas*	**Screening combinado y cálculo de riesgo**	
16 semanas	ECO básica** Revisión analítica	
ECO 20 semanas	**ECO morfológica**	
23 semanas	ECO básica	Analítica 2º Trimestre
28 semanas	ECO nivel I*** Revisión analítica	
32-33 semanas	**ECO 3er Trimestre**	**Analítica 3er Trimestre** **Preoperatorio**
36 semanas	ECO básica Cultivo vagino-rectal Revisión analítica	Volante de autorización del parto
39 semanas	ECO nivel I RCTG**** Exploración	
40 semanas	RCTG Exploración	
41 semanas	RCTG Exploración	

* En rojo, ecografías cubiertas por la Seguridad Social.

** Eco básica: únicamente se valora el latido cardíaco fetal.

*** Eco nivel I: se valora el latido cardíaco, presentación, biometría, placenta y líquido amniótico.

**** Registro cardiotocográfico.

En la primera ecografía, o de la **12ª semana** (que se puede realizar desde las 11+0 hasta las 13+6 semanas), se data el tiempo de embarazo y se determina con mayor precisión la fecha probable del parto. También sirve para detectar si hay más de un embrión, y su tercer objetivo, y el más importante, es el estudio del riesgo de las cromosomopatías más frecuentes, síndrome de Down y síndrome de Edwards, mediante la medición de la **translucencia nucal** (más conocida como «pliegue nucal»), que es un acúmulo de líquido presente en el cuello de todos los fetos, pero que es mayor en aquellos con síndrome de Down.

La segunda exploración ecográfica es la que se realiza el segundo trimestre, la **ecografía de la 20ª semana** (que se puede realizar desde las 18+0 hasta las 21+6) o ecografía morfológica. En ella, se visualiza el crecimiento del feto, así como la posible existencia o no de anomalías morfológicas físicas que pueden apreciarse a la vista, y su entorno (placenta, líquido amniótico, arterias uterinas).

El examen prenatal del segundo trimestre se realiza en la semana 20: el médico hará una ecografía analítica de estructuras anatómicas y crecimiento, y es en ese momento cuando sabrás con certeza el sexo de tu bebé.

Además de la ecografía, tu médico también te hará una analítica sanguínea para saber si la curva de glucosa está bien, descartando así el riesgo de **diabetes gestacional**.

La tercera y última ecografía es la del tercer trimestre, en la **semana 32** (32+0 a 34+6). En esta ecografía, el médico se fijará principalmente en la placenta, si la bolsa tiene líquido suficiente, si las medidas del bebé son correctas y sobre todo si ya se ha puesto en posición para nacer.

Otras pruebas

El test no invasivo consiste en obtener células fetales a partir de una muestra de sangre materna después de la semana 10 de gestación. Analiza los cromosomas fetales para la detección de las aneuploidías (alteración del número de cromosomas) de los cromosomas X, Y, 21, 18 y 13, y la determinación del sexo fetal. Tiene una sensibilidad diagnóstica para el síndrome de Down mayor del 99 % y un índice algo menor para las trisomías 18 y 13. Las probabilidades de que se equivoque son muy bajas, puesto que su tasa de falsos positivos es inferior al 0,1 %, pero hay que tener en cuenta que no es 0, por lo que si la paciente obtiene un resultado positivo en estos tests debe realizarse posteriormente una prueba invasiva, ya sea una amniocentesis o bien una biopsia corial.

La biopsia de corion (también conocida como muestra de vellosidades coriónicas) se realiza más temprano, alrededor de las semanas 11 o 12, y sirve para detectar anomalías congénitas en el bebé. Si existe un riesgo concreto de que tu bebé presente defectos en el tubo neural, como puede ser espina bífida, debes decantarte por la amniocentesis, ya que no se detecta en la biopsia de corion. Después de esta prueba, se aconseja guardar reposo durante las horas posteriores y no realizar esfuerzos para evitar posibles abortos.

La amniocentesis (screening) consiste en extraer líquido amniótico mediante una punción en el abdomen para poder estudiar los cromosomas del feto. Se realiza siempre a partir de la semana 15 porque es el momento en que la cantidad de líquido amniótico es adecuada para ello. Se aconseja a aquellas pacientes a las que se les ha detectado un riesgo alto de cromosomopatías en el cribado combinado realizado en la semana 12.

¿Cuándo sales de cuentas?

Para calcular la fecha prevista del parto, tienes que identificar el primer día de tu última menstruación en la línea (color verde) de la tabla. El número que aparece justo debajo, es la fecha estimada de parto.

Menstr. **ene**	1	2	3	4	5	6	7	8	9	10	11	12	13	14	15	16	17	18	19	20	21	22	23	24	25	26	27	28	29	30	31
Parto oct/nov	8	9	10	11	12	13	14	15	16	17	18	19	20	21	22	23	24	25	26	27	28	29	30	31	1	2	3	4	5	6	7
Menstr. **feb**	1	2	3	4	5	6	7	8	9	10	11	12	13	14	15	16	17	18	19	20	21	22	23	24	25	26	27	28	29	30	31
Parto nov/dic	8	9	10	11	12	13	14	15	16	17	18	19	20	21	22	23	24	25	26	27	28	29	30	31	1	2	3	4	5	6	7
Menstr. **mar**	1	2	3	4	5	6	7	8	9	10	11	12	13	14	15	16	17	18	19	20	21	22	23	24	25	26	27	28	29	30	31
Parto dic/ene	8	9	10	11	12	13	14	15	16	17	18	19	20	21	22	23	24	25	26	27	28	29	30	31	1	2	3	4	5	6	7
Menstr. **abr**	1	2	3	4	5	6	7	8	9	10	11	12	13	14	15	16	17	18	19	20	21	22	23	24	25	26	27	28	29	30	31
Parto ene/feb	8	9	10	11	12	13	14	15	16	17	18	19	20	21	22	23	24	25	26	27	28	29	30	31	1	2	3	4	5	6	7
Menstr. **may**	1	2	3	4	5	6	7	8	9	10	11	12	13	14	15	16	17	18	19	20	21	22	23	24	25	26	27	28	29	30	31
Parto feb/mar	8	9	10	11	12	13	14	15	16	17	18	19	20	21	22	23	24	25	26	27	28	29	30	31	1	2	3	4	5	6	7
Menstr. **jun**	1	2	3	4	5	6	7	8	9	10	11	12	13	14	15	16	17	18	19	20	21	22	23	24	25	26	27	28	29	30	31
Parto mar/abr	8	9	10	11	12	13	14	15	16	17	18	19	20	21	22	23	24	25	26	27	28	29	30	31	1	2	3	4	5	6	7
Menstr. **jul**	1	2	3	4	5	6	7	8	9	10	11	12	13	14	15	16	17	18	19	20	21	22	23	24	25	26	27	28	29	30	31
Parto abr/may	8	9	10	11	12	13	14	15	16	17	18	19	20	21	22	23	24	25	26	27	28	29	30	31	1	2	3	4	5	6	7
Menstr. **ago**	1	2	3	4	5	6	7	8	9	10	11	12	13	14	15	16	17	18	19	20	21	22	23	24	25	26	27	28	29	30	31
Parto may/jun	8	9	10	11	12	13	14	15	16	17	18	19	20	21	22	23	24	25	26	27	28	29	30	31	1	2	3	4	5	6	7
Menstr. **sep**	1	2	3	4	5	6	7	8	9	10	11	12	13	14	15	16	17	18	19	20	21	22	23	24	25	26	27	28	29	30	31
Parto jun/jul	8	9	10	11	12	13	14	15	16	17	18	19	20	21	22	23	24	25	26	27	28	29	30	31	1	2	3	4	5	6	7
Menstr. **oct**	1	2	3	4	5	6	7	8	9	10	11	12	13	14	15	16	17	18	19	20	21	22	23	24	25	26	27	28	29	30	31
Parto jul/ago	8	9	10	11	12	13	14	15	16	17	18	19	20	21	22	23	24	25	26	27	28	29	30	31	1	2	3	4	5	6	7
Menstr. **nov**	1	2	3	4	5	6	7	8	9	10	11	12	13	14	15	16	17	18	19	20	21	22	23	24	25	26	27	28	29	30	31
Parto ago/sep	8	9	10	11	12	13	14	15	16	17	18	19	20	21	22	23	24	25	26	27	28	29	30	31	1	2	3	4	5	6	7
Menstr. **dic**	1	2	3	4	5	6	7	8	9	10	11	12	13	14	15	16	17	18	19	20	21	22	23	24	25	26	27	28	29	30	31
Parto sep/oct	8	9	10	11	12	13	14	15	16	17	18	19	20	21	22	23	24	25	26	27	28	29	30	31	1	2	3	4	5	6	7

La visita al dentista

Surgen muchas dudas en torno a las visitas al dentista cuando estás embarazada. Así que lo mejor que podíamos hacer era hablar con la **doctora Astrid Piekenbrock, médico odontólogo**.

¿Una mujer embarazada puede ir al dentista?
AP: Sí, no solo puede sino que debe ir a su dentista para que le haga una revisión. Es muy importante mantener siempre una buena salud dental y de encías, pero especialmente durante el embarazo.

Se dice que a las mujeres gestantes se les descalcifican los dientes, ¿es cierto?
AP: No del todo, pero sí es cierto que los cambios hormonales y el embarazo pueden requerir mayor necesidad de calcio y minerales.

¿Qué intervenciones pueden practicarse en una mujer embarazada?
AP: Pueden realizarse extracciones dentarias, empastes, tratamientos de encías... El mejor período para ello sería el segundo trimestre de embarazo.

¿En el período de lactancia pueden hacerse radiografías?
AP: Sí.

Falso mito

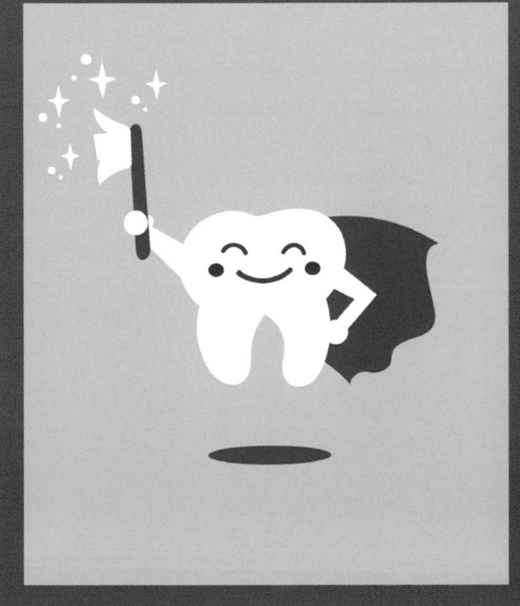

Se pierde un diente por cada embarazo

¡Esto no es verdad, gracias a Dios!

Pero durante el embarazo, los cambios hormonales alteran el pH de la boca y se acumula mayor cantidad de placa bacteriana. Con una correcta higiene bucal y una alimentación adecuada, el porcentaje de caries no tiene por qué ser superior.

Medicina alternativa para embarazadas: acupuntura y fisioterapia

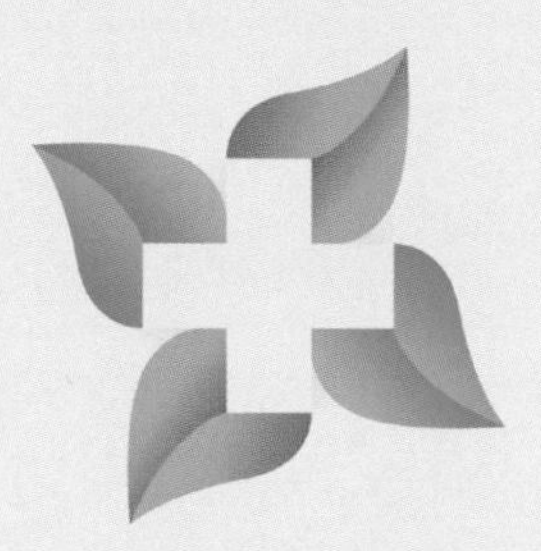

Como el uso de medicamentos durante el embarazo es restrictivo ya que pueden acarrear muchos problemas al feto, la medicina alternativa viene a ser una muy buena opción para el combate o alivio de molestias gestacionales. Pero te recomiendo que te pongas siempre en manos de profesionales titulados.

Para saber más sobre la **acupuntura**, recurrí a **Belén Gallego Arjiz, acupuntora especialista en fertilidad y psicóloga.**

¿Las técnicas de acupuntura suplen todas las medicinas convencionales?

BGA: La acupuntura es una medicina alternativa, es decir, no es complementaria. Es una medicina en sí misma, un sistema médico alternativo a la medicina convencional.

¿Está homologada?

BGA: En España no está regulada. La OMS recomienda la acupuntura para muchísimas dolencias y enfermedades. En otros países, como por ejemplo en Reino Unido, está muy regulada, existe un Colegio de Acupuntores, hay universidades que imparten licenciaturas oficiales... En Alemania también, pero en España no. Existe un vacío legal.

¿Qué síntomas puede tratar la mujer embarazada con acupuntura?

BGA: El embarazo no es una enfermedad; por lo tanto, si todo va bien y no hay síntomas se puede tonificar la energía de la madre para que no disminuya y pueda continuar activa y vital. Sin embargo, si hay molestias como náuseas y acidez de estómago, entre otras, se puede estabilizar el sistema digestivo para disminuir los síntomas. Lo mismo puede hacerse con otros sistemas como el urinario y el circulatorio, y devolver así el equilibrio al organismo.

La acupuntura no es invasiva ni conlleva riesgos, mientras se eviten los «puntos prohibidos» en el embarazo.

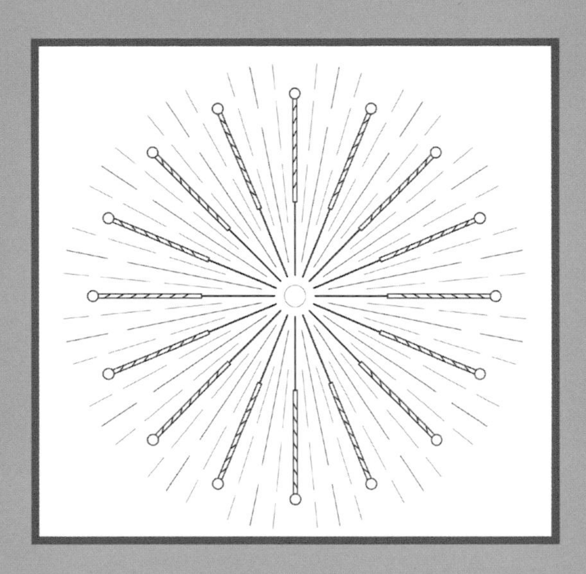

Acupuntura

- ***1er Trimestre:*** puedes tratar las náuseas, el cansancio, la ansiedad... También el insomnio, nutriendo la sangre, ya que no se pueden tomar pastillas. Cuando una mujer tiene insomnio desde el principio del embarazo, este posiblemente perdurará durante toda la gestación. Esto se debe a que previamente había una deficiencia de sangre; se trata de mujeres que probablemente suelen sufrir anemia o tener la ferritina baja. Se puede tratar el insomnio, sí.

- ***2º Trimestre:*** pueden tratarse dolores de espalda, lumbalgias... Siempre hay un tratamiento de acupuntura para fortalecer el sistema de la madre en general. También se puede potenciar el sistema inmunológico.

- ***3er Trimestre:*** la acidez de estómago es difícil de tratar, pero la acupuntura puede ayudar. Es un tema funcional: el espacio que ocupa el feto oprime el estómago y no deja que la energía de este baje en la digestión debido a esa opresión. Otra cosa en la que ayuda muchísimo la acupuntura es en el tratamiento del síndrome del túnel carpiano, que afecta a muchas mujeres embarazadas en el último trimestre. Duelen mucho las muñecas, y con dos sesiones de acupuntura se resuelve muy bien; así que no hay por qué sufrirlo. También se puede provocar naturalmente el parto si se está retrasando. Es preferible a la oxitocina, o a que te rompan la bolsa o a que intenten sacar el bebé a la fuerza. Aplicando una técnica de estimulación intensa a los puntos prohibidos en el embarazo, a veces, en dos o tres sesiones, se puede acelerar y poner en marcha el proceso de parto. La acupuntura funciona asimismo para los calambres, otro caso de deficiencia de sangre.

Fisioterapia

Un fisioterapeuta especializado en obstetricia y suelo pélvico podrá ser un gran aliado a lo largo del período gestacional. Mediante técnicas de terapia manual y ejercicios adecuados, proporcionará a la mujer un embarazo más placentero, aliviando y tratando sus posibles molestias y efectos adversos.

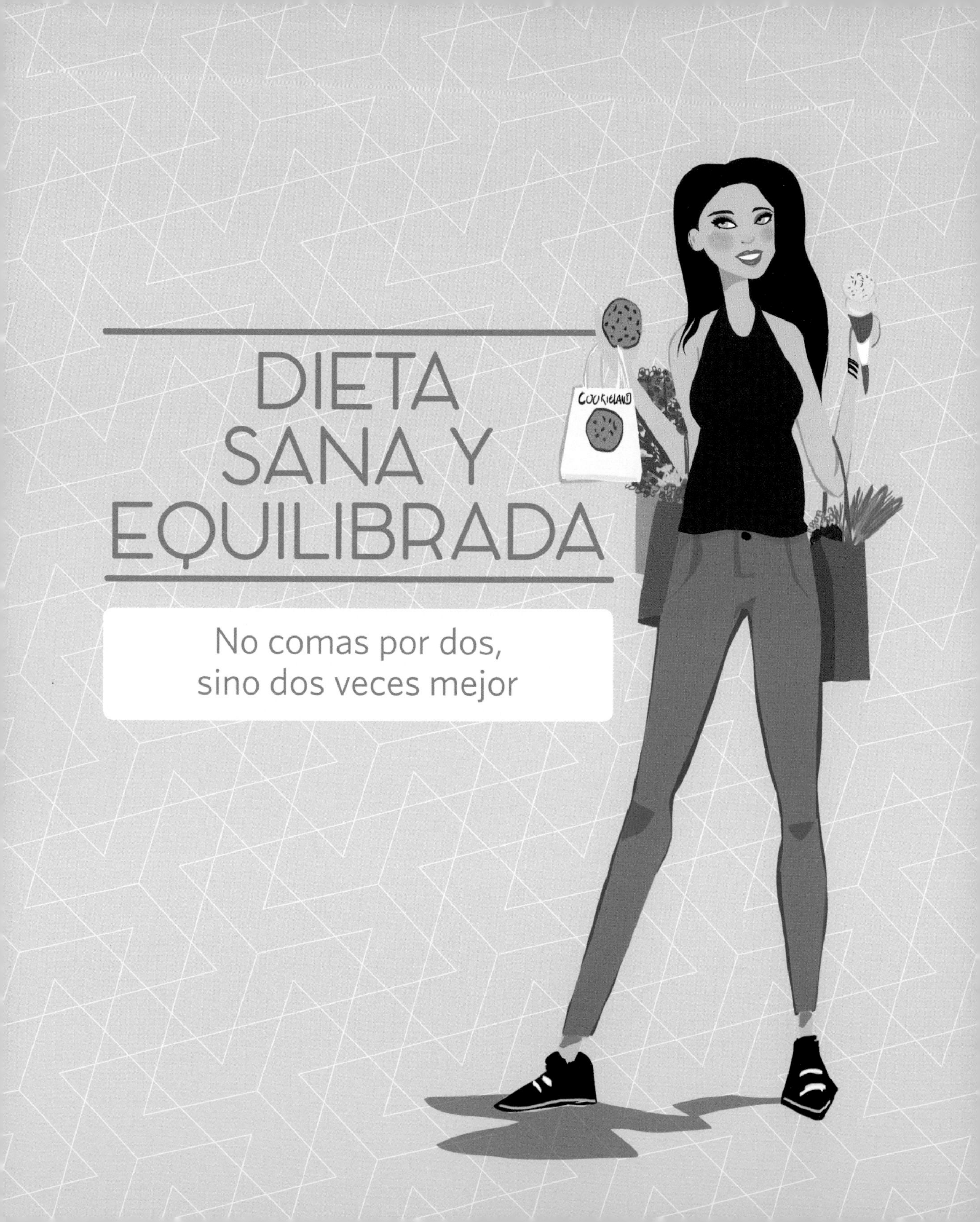
DIETA
SANA Y
EQUILIBRADA
No comas por dos,
sino dos veces mejor
COOKIELAND

Alimentarse bien es importante

¿Estás pensando en quedarte embarazada? ¿Ya lo estás? Tu alimentación y la de tu futuro bebé son especialmente importantes durante esta etapa

Cuando una mujer se queda embarazada, debe vigilar su salud y la de su futuro hijo. La alimentación durante esta etapa es de vital importancia, ya que durante todo el embarazo e incluso después de dar a luz, con la lactancia materna, el bebé se nutrirá a través de ella.

En esta etapa, la mujer presenta una mayor predisposición a mejorar sus hábitos alimentarios y de vida. Por ello, es muy importante que si estás pensando quedarte en estado, o bien ya lo estás, contactes con un especialista en nutrición para que valore tu estado nutricional de partida y pueda asesorarte durante esta nueva etapa de tu vida. De este modo, no solo garantizarás una alimentación adecuada para el desarrollo del feto durante la gestación, sino que también podrás controlar mejor el aumento de peso durante el embarazo y la recuperación tras el parto.

Para asegurarme de que mi alimentación durante el embarazo fuese la correcta, contacté con **Amanda Sánchez Fernández, nutricionista y tecnóloga de alimentos**. Ella me dio las pautas y la información necesaria para una nutrición adecuada a mi estado:

«Si la mujer tiene unos hábitos de vida saludables antes de quedarse embarazada, se aplicarán solo algunos cambios en su dieta para aumentar el aporte calórico diario y el valor nutricional de los alimentos.»

Qué puedes comer y qué no

Debes cuidar tu alimentación para que sea nutricionalmente correcta tanto en cantidad como en calidad. Es importante que el aumento de peso a lo largo del embarazo sea gradual y adecuado para cada trimestre a fin de evitar tanto un aumento de peso insuficiente como excesivo. Es recomendable no comer por dos, sino dos veces mejor.

¿Cuánto debes aumentar de peso?

La gestación es una etapa anabólica, es decir, de crecimiento por excelencia en la que sintetizan muchos tejidos nuevos. Por ello, experimentarás un aumento progresivo de peso: alrededor de 10 kilos de media, dependiendo del peso de partida de la madre gestante.

La mayor parte del peso ganado se debe al propio crecimiento del feto, a la placenta y al líquido amniótico. Además, con el objetivo de asegurar la lactancia después del parto, aumentarán las reservas de grasas maternas y, por tanto, pesarás más. Todo este proceso irá acompañado de una mayor sensación de hambre y de sed, ya que tus necesidades de líquido y nutricionales aumentan durante esta etapa.

Durante el embarazo se requiere una gran cantidad adicional de nutrientes. Las necesidades nutricionales varían en cada trimestre, y el aporte debe adecuarse a cada período. Un error frecuente es pensar que las necesidades se incrementan en función del crecimiento del feto, con lo que la ingesta nutricional se acrecentaría en el último trimestre, cuando el bebé está ya más desarrollado. Pero no es así. También el primer trimestre es una etapa muy delicada, y cualquier aporte externo tendrá consecuencias en el feto, por dos motivos:

- Durante el primer trimestre se produce una intensa diferenciación celular, la llamada «organogénesis embrionaria», fase en la que se producen una serie de cambios que permiten que las capas embrionarias (ectodermo, mesodermo y endodermo) se transformen en los diferentes órganos.

- En este primer trimestre, la madre aumenta la concentración de diversos nutrientes —fundamentalmente proteínas, calcio, fósforo y hierro— en el hígado, los músculos, los huesos e incluso en la placenta, para ser liberados al feto en la última fase del embarazo.

En caso de que no se reciba la cantidad adecuada de nutrientes, se movilizarán las reservas grasas maternas para cubrir las necesidades nutricionales de la madre y del feto. Como consecuencia, la madre puede presentar síntomas como fatiga, disminución de la masa muscular, anemia o descalcificación de los huesos. Esa malnutrición durante el embarazo aumenta el riesgo de aborto, parto prematuro y bajo peso del bebé al nacer.

¿Con qué alimentos debes tener precaución y cuáles puedes tomar con tranquilidad?

Cuando estás embarazada, debes prestar especial atención a la manipulación de los alimentos que vas a consumir y mantener unas normas básicas de higiene para prevenir cualquier tipo de intoxicación alimentaria, además de controlar o evitar el consumo de alimentos que puedan provocar consecuencias negativas.

Normas de higiene que no debes olvidar:

- Lávate muy bien las manos con jabón y agua caliente. Frota bien durante al menos 20 segundos. Usa alcohol desinfectante después del lavado. Debes repetir esta práctica antes y después de manipular alimentos, cada vez que toques cualquier material sucio (animales, pañales, residuos, cartón...) y sobre todo después de ir al baño. ¡No lo olvides!
- Ten cuidado cuando manipules productos crudos como carnes y pescados, así como frutas y verduras no lavadas. Después debes lavarte bien las manos y también las superficies y los utensilios de cocina que hayas utilizado.
- Guarda en el frigorífico los alimentos protegidos con film trasparente o en recipientes cerrados. Mantén separados los alimentos ya cocinados de los productos crudos que puedan contaminarlos.
- Respeta siempre la fecha de caducidad de los productos que compres.

Conservación y temperaturas adecuadas:

- Asegúrate de que el frigorífico se mantiene a la temperatura correcta (4 ºC como mínimo).
- Presta atención a las instrucciones del horno o del microondas que da el fabricante, para asegurar una temperatura uniforme y suficiente a los alimentos que vas a cocinar.
- Lee el etiquetado del producto si dudas de cómo conservarlo, así como el de las advertencias y condiciones de uso dadas por el fabricante.
- Cocina muy bien las carnes y los pescados, hasta alcanzar los 70 ºC (debe cambiar de color la parte interior del producto).
- No debes consumir sobras de comidas frías. Caliéntalas a 65 ºC (hazte con un termómetro de alimentos, nunca viene mal). En el caso de comidas con huevo, caliéntalas a 75 ºC.

Precauciones:

- Limpia y desinfecta las frutas, verduras y hortalizas crudas. Utiliza lejía apta para la desinfección de estos alimentos. Asegúrate bien de la dosis de producto que debes utilizar en función del volumen de agua (varía de una lejía a otra, consulta siempre la etiqueta) y el tiempo que debes dejarla actuar para garantizar la desinfección. Después, no olvides enjuagar muy bien los alimentos con agua limpia (ojo con las contaminaciones químicas).
- Si vas a tomar algún complemento alimenticio, toma solo aquellos que te prescriba tu médico.
- Modera el consumo de cafeína (café, té, bebidas con cola, bebidas energéticas). Si te gusta mucho el café, tómatelo mejor descafeinado. No más de 3 tazas de té o 2 de café diarias.

Alimentos que debes evitar

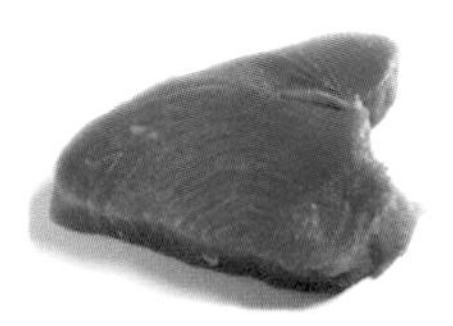

Pescados grandes (véase Pescados y niveles de mercurio, página 37). Es el caso del pez espada, el tiburón, el atún rojo o el lucio.

Leche cruda y quesos frescos o de pasta blanda (brie, camembert, fresco, mozzarella y quesos azules). Debes consumirlos siempre pasteurizados. Confírmalo en la etiqueta del producto. (Véase Toxoplasmosis, página 36.) Evita la corteza, porque en ella se encuentran los patógenos.

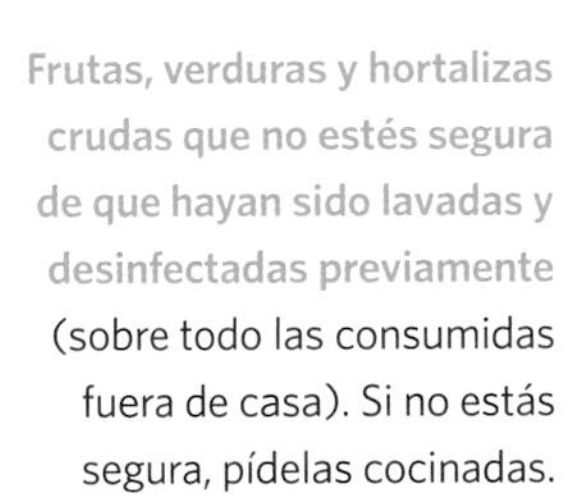

Frutas, verduras y hortalizas crudas que no estés segura de que hayan sido lavadas y desinfectadas previamente (sobre todo las consumidas fuera de casa). Si no estás segura, pídelas cocinadas.

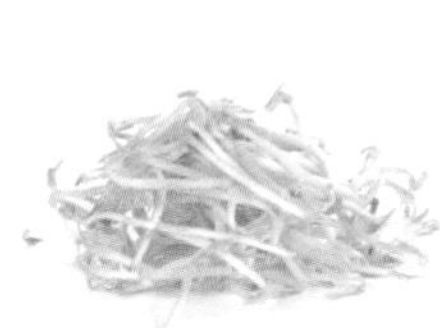

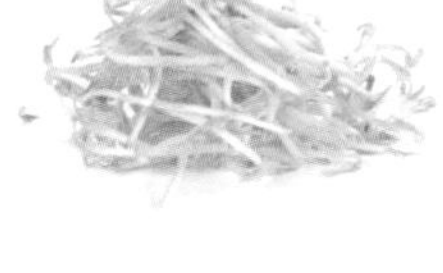

Brotes de soja y alfalfa

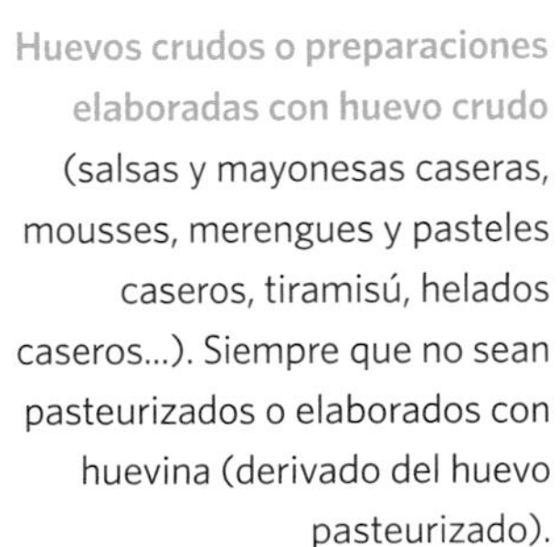

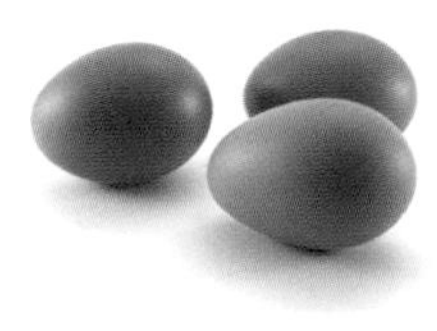

Huevos crudos o preparaciones elaboradas con huevo crudo (salsas y mayonesas caseras, mousses, merengues y pasteles caseros, tiramisú, helados caseros...). Siempre que no sean pasteurizados o elaborados con huevina (derivado del huevo pasteurizado).

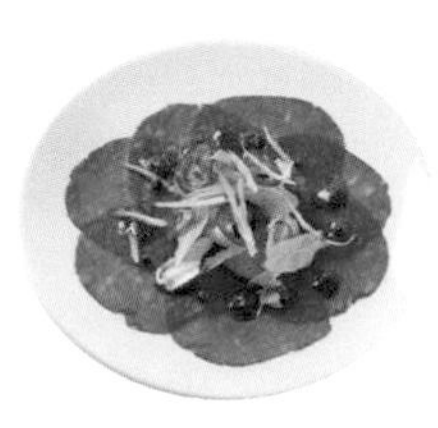

Carne cruda o poco hecha (*carpaccio*, *tartar*).

Fiambres y productos cárnicos loncheados. Estos alimentos solo pueden consumirse si se cocinan (en croquetas, rehogados, pizzas...) o envasados al vacío y pasteurizados (jamón cocido...).

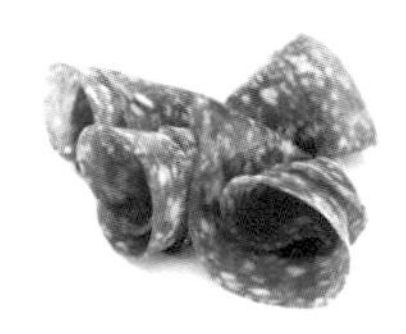

Productos cárnicos crudos (chorizo, salchichón, salami, jamón...).

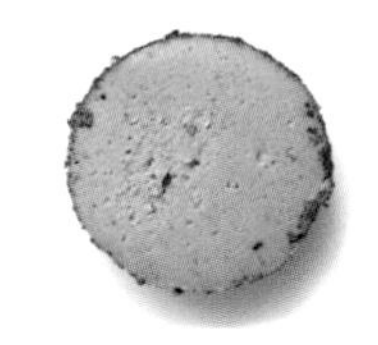

Patés refrigerados que no estén esterilizados, como los enlatados.

Pescado crudo (*sushi*, *sashimi*, ceviche, *carpaccio*), pescado ahumado refrigerado o marinado, ostras, almejas o mejillones crudos.

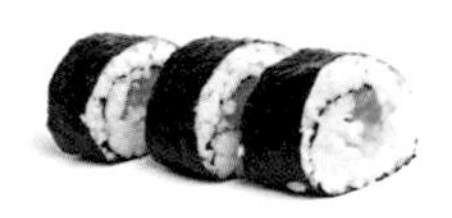

Productos preparados que contengan vegetales, huevo, carne, fiambres, pescado y derivados (sándwich).

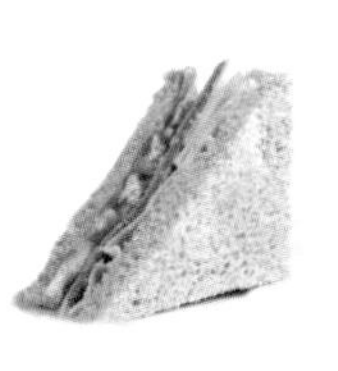

Zumos naturales refrigerados. Tómalos mejor recién exprimidos. Si no puedes prepararlos al momento, cómpralos pasteurizados (zumos envasados que no requieren refrigeración hasta que no abras el envase).

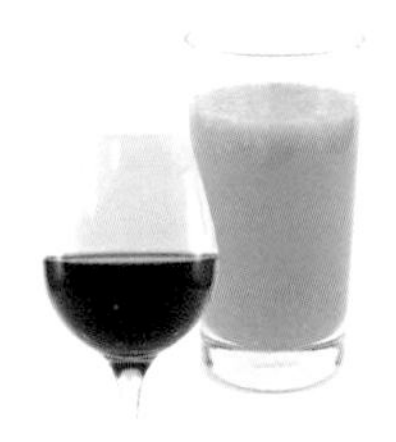

No tomes bebidas alcohólicas. Siempre tienes la opción de tomar algo sin alcohol.

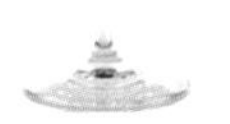

TOXOPLASMOSIS: ¿Puedo comer jamón estando embarazada?

Una de las consultas más comunes entre las mujeres embarazadas es si pueden comer jamón. Y, seguramente, es la limitación que llevan peor durante esta etapa. El motivo es reducir el riesgo de contraer una enfermedad conocida como toxoplasmosis. Para evitar este riesgo, se desaconseja el consumo de carne y pescado crudos (*carpaccio*, *sushi*, embutidos crudos), quesos frescos blandos y sin pasteurizar, vegetales sin lavar y desinfectar y huevos crudos.

¿Y si congelo el jamón?

Existen muchos estudios científicos que avalan la congelación a nivel industrial como medida de destrucción e inactivación del patógeno. Varían en cuanto a la temperatura y al tiempo que debe mantenerse el producto en congelación, pero todos concluyen y garantizan la eliminación del parásito.

El problema es que muchos de los congeladores domésticos no alcanzan temperaturas de frío suficientes, por lo que no nos sirven para destruirlos. Los equipos industriales sí pueden garantizarlo ya que alcanzan temperaturas de 180 ºC bajo cero.

Es cierto que, aunque sea prácticamente imposible contraer este parásito, no merece la pena correr el riesgo. Por eso, se recomienda no consumir este tipo de productos. Así que, por el momento, el jamón sigue estando contraindicado. Son solo 9 meses, ¡seguro que puedes aguantar!

En la primera analítica del embarazo, te confirman si has pasado o no la enfermedad. Si la has pasado, estarás inmunizada. Sin embargo, si nunca la has contraído, existe el riesgo de padecerla ahora y de transmitírsela al bebé.

Para evitar riesgos innecesarios, debes tener cuidado también con el contacto con los gatos (las heces son un importante foco de contaminación).

Toxoplasmosis

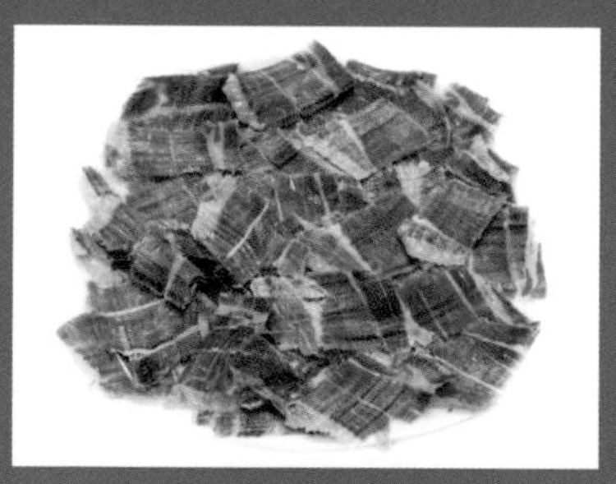

Es una enfermedad transmitida por el parásito *Toxoplasma gondii*, que se encuentra en la carne de muchos animales, entre ellos el cerdo, aunque su huésped más frecuente es el gato. Existe una toxoplasmosis adquirida y otra congénita, la cual afecta al feto.

En una mujer no embarazada esta enfermedad no reviste mayor importancia; puede ser incluso asintomática o presentar síntomas parecidos a un resfriado leve. Sin embargo, si la enfermedad se contrae estando embarazada, puede provocar consecuencias graves en el feto, como malformaciones e incluso aborto en los primeros meses.

Según los expertos, la prevalencia del *Toxoplasma gondii* en el jamón es muy baja en la actualidad con respecto a hace diez años. A esto habría que añadirle el efecto del proceso de curación, del salado y del ahumado, que reduce la supervivencia del patógeno. Cuanto más curado, menor es el riesgo. Así pues, aunque se sigue contraindicando el consumo de jamón durante esta etapa, los estudios recientes previenen cambios en las futuras recomendaciones.

Si la mujer gestante convive con un gato debe tomar algunas precauciones:

- Primero, llevarlo al veterinario para realizarle un análisis y saber si ha pasado la infección. Si no es así, la probabilidad de que la contraiga es muy remota (a no ser que coma carne cruda o trate con otros gatos salvajes y tenga contacto con sus heces). Si la ha pasado, está inmunizado. Además, el período de liberación del parásito es de solo 15 o 20 días, por lo que es improbable que te contagie. Para eliminar cualquier posibilidad de contagio, puedes inmunizarlo y seguir las recomendaciones siguientes:
- Dale a tu gato siempre alimentos bien cocinados, nada crudo, y productos específicos para ellos.
- Utiliza un cajón sanitario para sus heces e intenta que sea otra persona quien las retire y lo limpie diariamente. En el caso de que tengas que hacerlo tú, utiliza guantes y lávate bien las manos después.

Pescado y niveles de mercurio

En mujeres embarazadas se recomienda el consumo de una amplia variedad de pescados, especialmente el pescado azul (salmón, sardina...), por su riqueza en ácidos grasos omega 3. Sin embargo, existen restricciones claras en cuanto al consumo de especies más contaminadas por la presencia de mercurio, como el pez espada, el tiburón, el atún rojo (*Thunnus thynnus*) y el lucio. Debes evitar su consumo durante esta etapa e incluso durante la lactancia materna.

La Agencia Española de Consumo, Seguridad Alimentaria y Nutrición ha dictaminado una serie de recomendaciones para poblaciones sensibles en cuanto al consumo de pescado con niveles altos en metilmercurio:

- Mujeres embarazadas, o que puedan llegar a estarlo, o en período de lactancia: deben evitar el consumo.
- Niños de menos de 3 años: deben evitar el consumo.
- Niños entre 3 y 12 años: deben limitar el consumo a 50 g por semana o a 100 g cada 2 semanas (no consumir ningún otro pescado de esta categoría en la misma semana).

Por otra parte, si consumimos pescado crudo (boquerones en vinagre, *sushi* o salmón marinado/ahumado) corremos el riesgo de contraer *anisakis*.

Con los crustáceos (langosta, langostino, bogavante, gamba, quisquilla, camarón, nécora, centollo...) y los cefalópodos (sepia, pulpo, calamar...) ocurre lo mismo. La solución está en prepararlos cocidos o a la plancha.

Anisakis

El *anisakis* es un parásito (gusano nematodo) que puede encontrarse en algunas especies marinas. Las más comunes son el arenque, la sardina, el salmón, el bacalao, el abadejo, la merluza, la caballa, el bonito, el rape, el rodaballo, la pescadilla, el boquerón, el jurel, el calamar y la sepia. Se alojan en el tubo digestivo de estos animales, y cuando mueren pasan a sus vísceras y a su musculatura. Al ingerir pescado crudo o poco cocinado contaminado, sus larvas pasan activas a tu aparato digestivo. El parásito no afecta al feto pero puede producirle a la madre una gastroenteritis severa, con alteraciones digestivas y reacciones alérgicas graves.

En cambio, comer pescado fresco convenientemente cocinado no conlleva ningún problema.

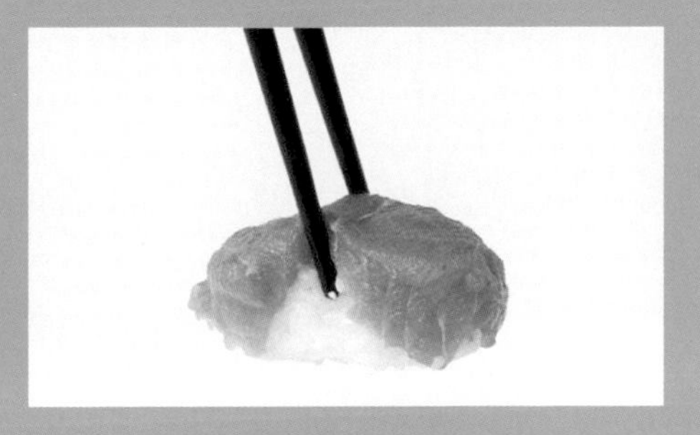

Cómo prevenir y evitar los problemas del *anisakis*:

- Compra el pescado siempre limpio y sin vísceras. Si no, limpia el pescado y quítaselas lo antes posible. Inspecciona su estado antes de comprarlo.
- Consume pescado cocido, frito, horneado, a la plancha, o usando cualquier técnica culinaria en que se alcancen los 65 ºC de temperatura y que garantice la eliminación del parásito.
- Si quieres consumirlo crudo, la congelación previa es el procedimiento más eficaz para inactivar el *anisakis*. Congélalo a 20 ºC bajo cero como mínimo durante al menos 24 horas.
- Ten en cuenta que hay frigoríficos domésticos que no alcanzan temperaturas suficientes. Asegúrate bien de ello antes de correr cualquier riesgo.

Preparaciones de pescado crudo, o prácticamente crudo, que deberán congelarse previamente para evitar el *anisakis*, sobre todo si vas a hacerlos en casa:

- Boquerones en vinagre
- Pescados en escabeche
- Especialidades a base de pescado crudo como *sashimi*, *sushi* y *carpaccio*
- Elaboraciones con pescado marinado como el ceviche
- Huevas de pescado crudas o prácticamente crudas
- Arenques y otros pescados crudos en salmuera o salados

Si vas a comprar estos productos ya elaborados, puedes estar tranquila, pues la legislación europea y española obliga a los productores o fabricantes a garantizar que los productos de la pesca para consumir en crudo han sido previamente congelados a una temperatura igual o inferior a 20 ºC bajo cero durante un período de al menos 24 horas.

Hidratarse bien

Para prevenir el estreñimiento y garantizar la completa hidratación durante el embarazo, se recomienda beber alrededor de dos litros de agua al día, incluyendo las bebidas y el agua de los alimentos. Si la bebes del grifo, asegúrate de que sea potable. Pero siempre es mejor el agua mineral embotellada.

Cuidado con la tónica ya que contiene quinina, y en grandes cantidades puede ser nociva para el feto. Si te encanta esta bebida, prepara agua con gas con hielo y limón. Pero no abuses de las bebidas gaseosas; no te conviene.

En cuanto a las infusiones, toma las más comunes: manzanilla y tila. No hay estudios concluyentes sobre los efectos de aquellas que son menos comunes. Para aliviar el malestar matinal, suele venir bien una infusión suave y relajante: **una manzanilla en ayunas ayuda a aliviar las molestias estomacales y a reducir las náuseas**.

En cuanto al té, respeta las recomendaciones para su consumo moderado, ya que algunos tipos de té contienen teína, la «cafeína» del té.

Respecto al alcohol, lo trataré con más detenimiento en el capítulo siguiente, pero, de entrada, olvídate de tomar bebidas alcohólicas.

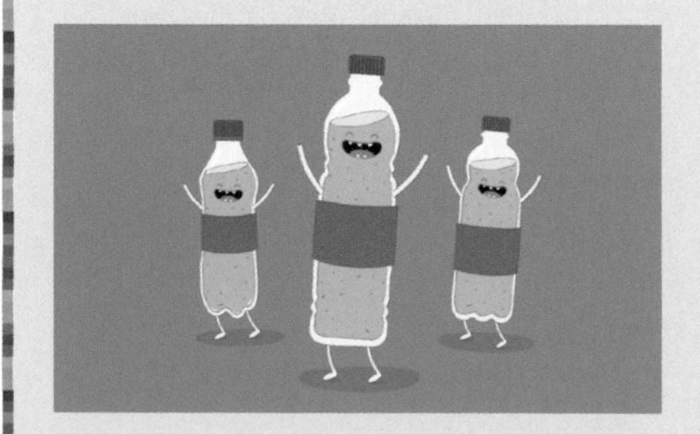

Cuida tu alimentación

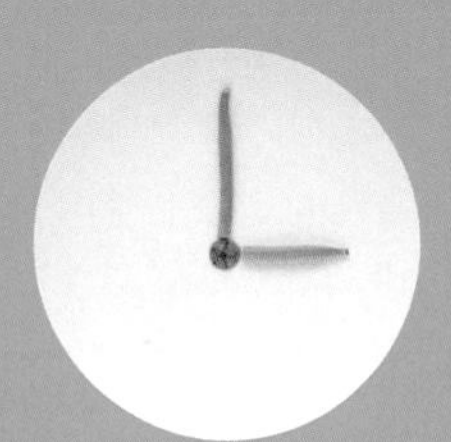

Realiza 4 o 5 comidas diarias (desayuno, almuerzo, comida, merienda y cena), programadas cada 3 horas.

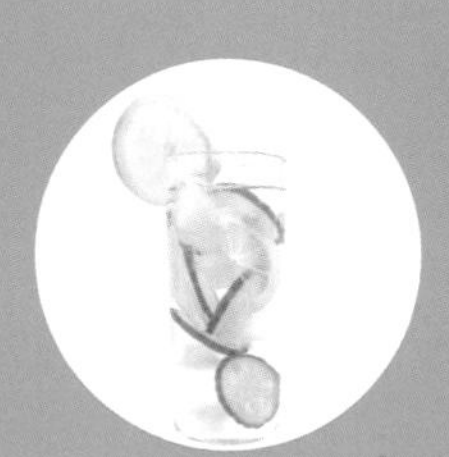

Bebe agua. De 8 a 12 vasos de agua al día. Tómala con hielo, limón y rodajas de pepino; te resultará más agradable.

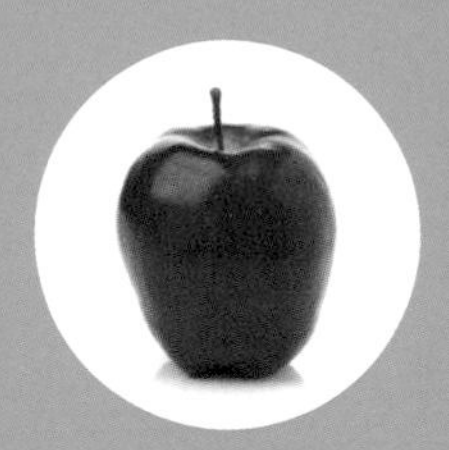

Elije alimentos ricos en hidratos de carbono y fibra (cereales integrales, fruta fresca, verduras y hortalizas y legumbres combinadas con arroz).

Reduce el consumo de grasas saturadas, colesterol, sal y azúcares simples.

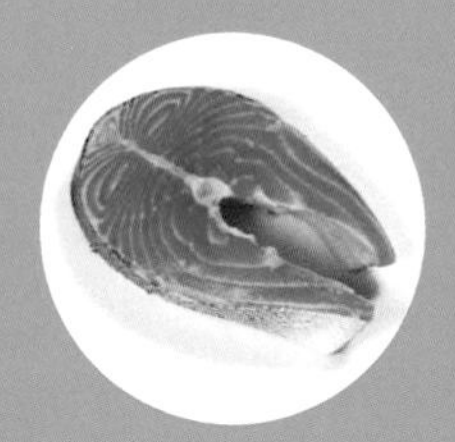

Toma pescados ricos en omega 3, como el pescado azul (salmón).

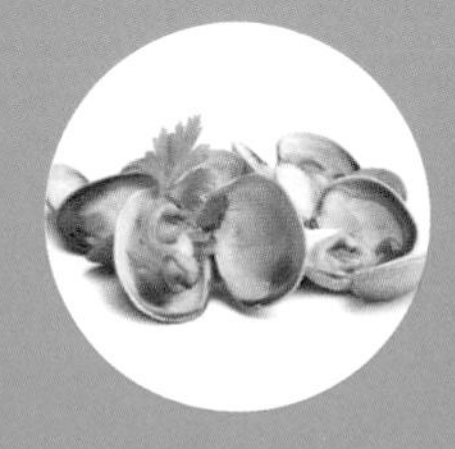

Incluye alimentos ricos en hierro como las almejas, los berberechos, las carnes rojas y de caza (hígado y perdiz).

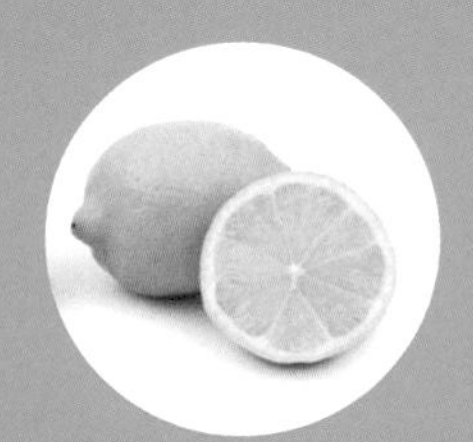

Combínalos con alimentos ricos en vitamina C que favorecen la absorción de hierro: kiwi, cítricos (naranja, limón, pomelo...), pimiento, coliflor, frambuesas, espinacas...

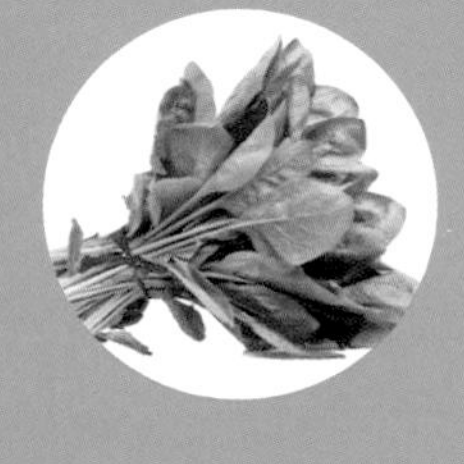

Toma un suplemento de ácido fólico antes y durante el embarazo (consulta a tu médico). Además, consume alimentos ricos en este tipo de vitamina B como vísceras de animales (hígado), verduras de hoja verde (espinacas, acelgas), legumbres y leguminosas (guisantes, judías blancas), levadura de cerveza, frutos secos, pipas de girasol...

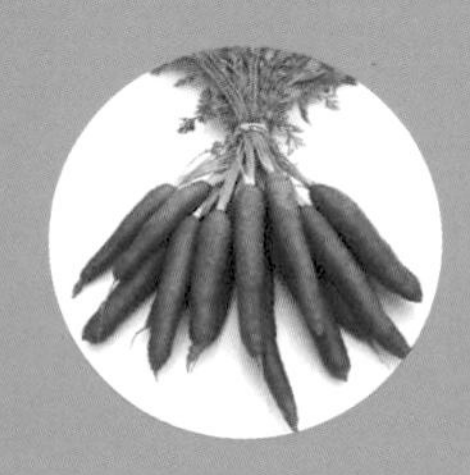

Come alimentos ricos en vitamina A como la zanahoria, las espinacas, la batata, los grelos, el caqui... Ten cuidado de no excederte con esta vitamina porque puede provocar malformaciones en el feto (sobre todo vigila con el hígado y los patés, muy ricos en esta vitamina).

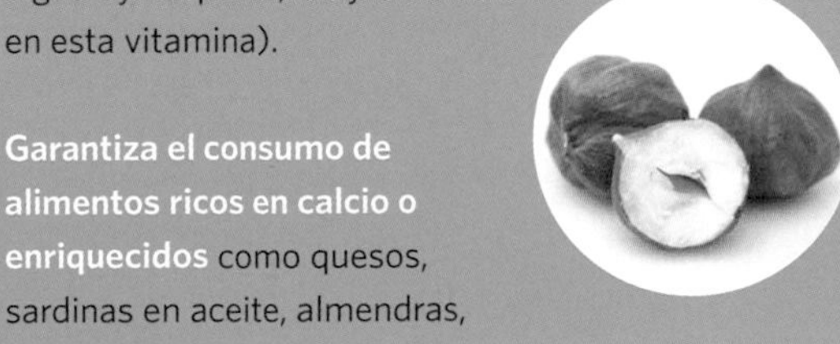

Garantiza el consumo de alimentos ricos en calcio o enriquecidos como quesos, sardinas en aceite, almendras, avellanas, yogur, higos, leche de vaca...

Plan de alimentación para cuidarme y cuidarlo

	LUNES	MARTES	MIÉRCOLES
DESAYUNO	zumo de naranja y limón exprimido .... vaso de leche baja en grasa pasteurizada .... 2 rebanadas de pan integral de centeno .... aceite de oliva virgen extra y tomate triturado	zumo de naranja y limón exprimido .... vaso de leche baja en grasa pasteurizada .... copos de avena con chocolate y manzana verde cortada	zumo de naranja y limón exprimido .... vaso de leche baja en grasa pasteurizada .... 2 rebanadas de pan multicereales .... aceite de oliva virgen extra y tomate triturado
MEDIA MAÑANA	manzana cortada	1 melocotón	1 pera
ALMUERZO	crema de puerros .... ensalada de garbanzos con arroz integral .... biscotte de pan integral fruta variada	ensalada de zanahoria, tomate y pepino aliñado .... lasaña de carne picada de pollo y bechamel .... biscotte de pan integral fruta variada	arroz con curry .... tacos de pollo con pimientos .... biscotte de pan integral .... fruta variada
MERIENDA	zumo de zanahoria y barrita de cereales	macedonia de frutas	zumo de frutos rojos y barrita de cereales con albaricoque
CENA	endivias con tomate natural y queso fresco pasteurizado .... lubina a la sal con pimientos .... biscotte de pan integral lácteo bajo en grasa	coliflor gratinada (queso bajo en grasa) .... merluza al vapor con ajo y limón .... biscotte de pan integral lácteo bajo en grasa	sopa de verduras casera con fideos .... tortilla de calabacines y zanahorias aliñadas .... biscotte de pan integral lácteo bajo en grasa

Advertencia: *Recuerda que tu plan de alimentación debe ser personalizado, y vigilado por un especialista.*

JUEVES	VIERNES	SÁBADO	DOMINGO
zumo de naranja y limón exprimido ········ yogur bajo en grasa con frutas del bosque ········ barrita de cereales con orejones	zumo de naranja y limón exprimido ········ vaso de leche baja en grasa pasteurizada ········ 2 rebanadas de pan integral de centeno aceite de oliva virgen extra y tomate triturado	zumo de naranja y limón exprimido ········ yogur bajo en grasa con frutos rojos ········ galletas integrales y nueces	zumo de naranja y limón exprimido ········ macedonia de frutas ········ 2 rebanadas de pan de avena y centeno
2 ciruelas	1 naranja	gelatina de frutas	1 kiwi
salmorejo ········ tallarines con verdura y carne picada ········ biscotte de pan integral fruta variada	ensalada de patata, apio y cebolla ········ álbondigas de pollo-pavo con salsa de verduras y guisantes ········ biscotte de pan integral fruta variada	aguacate ········ ensalada de pasta integral con atún y aceitunas negras ········ biscotte de pan integral fruta variada	ensalada de espinacas frescas con pimientos cebolla y zanahorias ········ carne de pavo con tomate ········ biscotte de pan integral ········ fruta variada
zumo de zanahoria y pan tostado con aceite	yogur griego con miel	sándwich integral con mermelada de arándanos	queso fresco con fresas
ensalada de lechuga, col rizada, cebolla, tomate, zanahoria, pimiento, pepino y apio ········ acedias fritas con aceite de oliva ········ biscotte de pan integral lácteo bajo en grasa	judías verdes salteadas con tomate natural triturado ········ huevo revuelto con ajetes y gambas ········ biscotte de pan integral lácteo bajo en grasa	crema de zanahoria y patata ········ lomo al horno con salsa de verduras ········ biscotte de pan integral lácteo bajo en grasa	patata cocida con aceite y sal ········ papillote de salmón ········ biscotte de pan integral lácteo bajo en grasa

HÁBITOS SALUDABLES

Si cambias hoy, tu cuerpo te lo agradecerá mañana

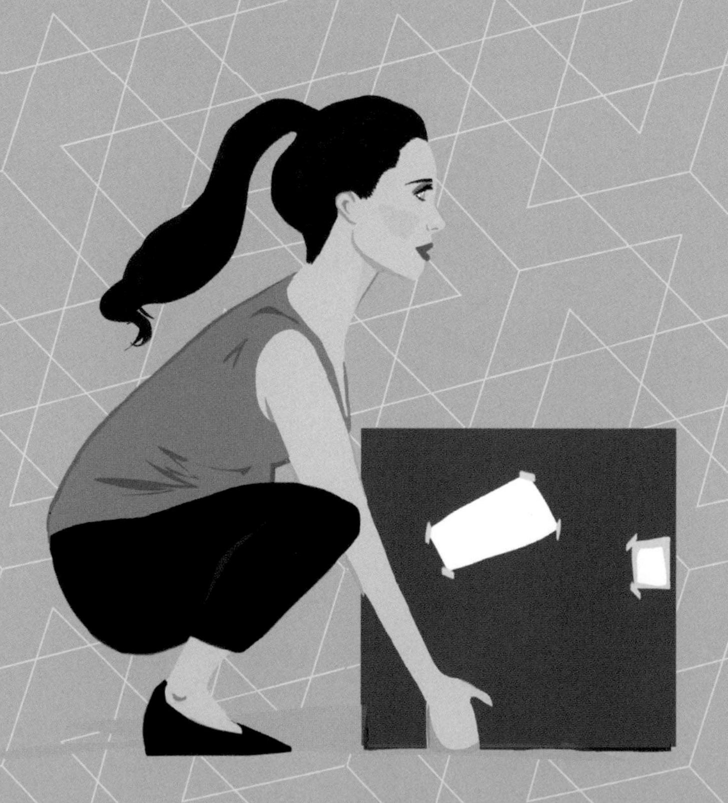

Tu nuevo estilo de vida

Elimina tus hábitos tóxicos: alcohol, tabaco y drogas

La llegada de un bebé implica, ya lo hemos comentado, una serie de cambios en tu estilo de vida habitual. Ya hemos hablado de los cambios en tu dieta, y de la necesidad de controlar según qué alimentos, pero exiten también otros factores que deberás tener en cuenta para que tu embarazo llegue a buen puerto, y uno de ellos es eliminar los hábitos tóxicos que puedas tener.

- ***Alcohol:*** El consumo de **alcohol** durante el período gestacional puede conllevar un bajo crecimiento del bebé, el desarrollo de malformaciones congénitas y síndrome de abstinencia. Como no está comprobado científicamente qué cantidad exacta de alcohol puede repercutir en el bebé, la mayoría de los ginecólogos recomiendan no consumir alcohol durante el embarazo como medida preventiva.

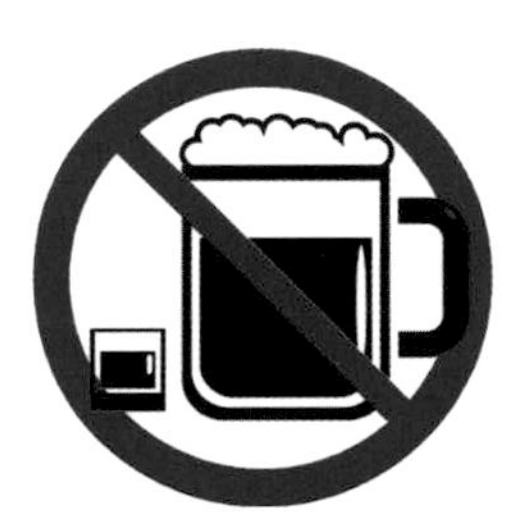

¿No puedo tomar ni una copa durante todo el embarazo?

Siempre he oído que no pasa nada si tomas una cerveza o una copa de vino al día. Pero, como soy una paranoica, quería saber si esto era cierto, así que pregunté a varios expertos. El **doctor Bartha** resolvió mi duda. En general, como no se ha podido establecer una relación dosis-efecto, se recomienda no beber nada de alcohol durante el embarazo. Los tres primeros meses son el período más delicado, tanto para las bebidas alcohólicas como para cualquier otra sustancia potencialmente dañina, pero, en cualquier momento del embarazo, puede resultar perjudicial. El hecho de que una mujer beba durante su primer embarazo y el feto no se vea afectado no significa que en una segunda gestación no surjan problemas. Se recomienda pues no probar el alcohol.

- ***Tabaco:*** Un segundo elemento a evitar es el **tabaco**. El tabaco está compuesto por nicotina, monóxido de carbono y otras sustancias tóxicas que son muy peligrosas para la salud. Muchos estudios ya han probado los efectos negativos que genera el cigarrillo en el cuerpo.

Durante el embarazo, las mujeres que fuman tienen mayores probabilidades de dar a luz a bebés de bajo peso y de menor talla que aquellas que no fuman. El tabaco también genera otros problemas como abortos, desprendimiento prematuro de la placenta, partos prematuros y complicaciones respiratorias en el niño en sus primeros años de vida.

Para las madres fumadoras, a veces, resulta muy difícil dejar el cigarrillo; por eso es recomendable dejar poco a poco el tabaco para no generar estados de ansiedad. En este sentido, es aconsejable buscar la ayuda de un profesional para abandonar el hábito.

Como consejo, evita los ambientes de fumadores, cambia tu marca favorita de cigarrillo por una que contenga menos nicotina, lleva una alimentación rica en verduras y hortalizas, bebe mucha agua y evita cafés y tés.

La **doctora Franco** añade que no existe una dosis aceptable; lo ideal es dejarlo del todo. No es cierto que la ansiedad que produce la abstinencia sea peor para el feto que la nicotina. Es una excusa frecuente de aquellas pacientes que no desean dejarlo.

Y un tercer elemento a erradicar son las **drogas**. El uso de drogas es extremadamente dañino para el feto, ya que las sustancias tóxicas penetran en la placenta. El consumo de drogas durante la gestación puede acarrear problemas de por vida para el bebé.

- ***Marihuana:*** su uso implica un alto riesgo de que el bebé nazca con problemas de atención y aprendizaje, que no serán detectados hasta que llegue a la edad escolar.
- ***Cocaína y heroína:*** la adicción a estas drogas empieza en el vientre materno; por eso, desde las primeras semanas desde que nacen estos bebés presentan síndrome de abstinencia, irritabilidad, disminución de los estados de alerta, temblores y alteraciones del sueño, así como una disminución del flujo de oxígeno y nutrientes. También su cabeza y su cerebro son menores.

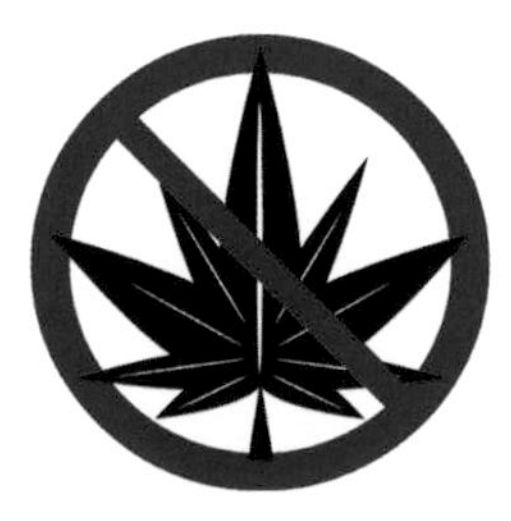

Conoce tu pelvis y tu suelo pélvico

La **pelvis** es la estructura que une el tronco a los miembros inferioresy tiene una función estabilizadora.
Es una estructura ósea compuesta por piezas articuladas entre sí.
En el embarazo, estas articulaciones pélvicas están más flexibles debido al efecto de la hormona de la relaxina.
La relaxina provoca una mayor elasticidad de los ligamentos, la cual, a su vez, hace que todas las articulaciones estén más movibles, sobre todo la pelvis y la columna lumbar.

La pelvis está formada por:

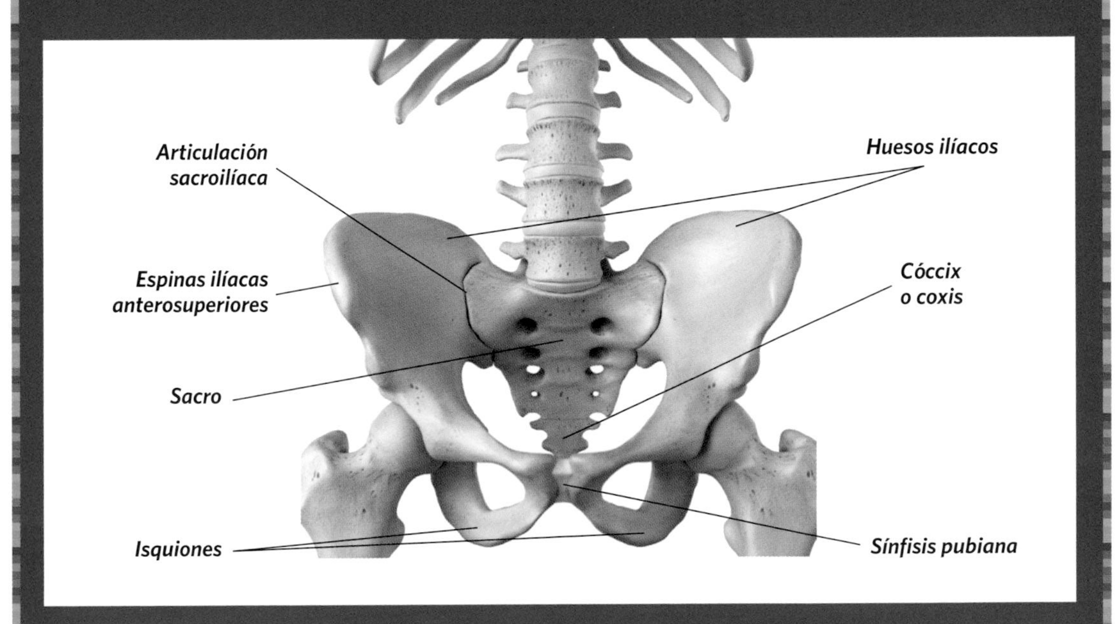

Descubre tu pelvis

- Siéntate y pon las manos bajo el glúteo. Encontrarás dos huesos: son los **isquiones**. Cuando los hayas localizado, permanece sentada sobre ellos, así mantendrás una postura adecuada con la columna recta que te proporcionará una mejor exploración.

- Una vez posicionada correctamente, sube las manos hacia la cintura hasta que encuentres dos topes, uno en el lado derecho y otro en el lado izquierdo. Estos dos huesos son los **ilíacos**, la parte más alta de la pelvis. Ahora toca todo el contorno de los ilíacos hacia delante y cuando notes que acaban encontrarás las **espinas ilíacas anterosuperiores** (EIA). Sigue el camino por la pelvis bajando con las manos hacia la zona del vello; allí localizarás el **pubis**. Regresa con las manos a los huesos ilíacos y llévalas hacia atrás; encontrarás otro hueso en forma de triángulo invertido: es el **sacro**.

- Es importante que conozcas las dimensiones de tu pelvis. Para poder sentir su altura, deja una mano en un isquión y la otra en un ilíaco. ¿Te parece grande? ¿O tal vez pequeña? Por este espacio pasará tu bebé el día del parto. Ahora pon una mano en el pubis y otra en el sacro. Aquí es donde se origina y termina tu **suelo pélvico**, también es la anchura de tu pelvis. Y ahora, ¿qué te parece este espacio? ¿Pequeño?, ¿grande? ¡Es pequeñísimo!, ¿verdad? Es la parte más estrecha de tu pelvis, pero no te preocupes: el día del parto estará bastante elástica gracias a la hormona de la relaxina.

El suelo pélvico es el «amigo» del que nunca debemos olvidarnos: si no lo cuidas, te abandonará y lo echarás de menos.

Para muchas mujeres el suelo pélvico es un gran desconocido. Está formado por un conjunto de músculos y ligamentos que cierran la parte inferior del abdomen, y se extiende desde el sacro hasta el pubis. Desempeña un papel en la sexualidad, la postura, el parto, la sujeción del útero, la vejiga y el recto. También es responsable de la continencia urinaria/fecal.

Descubre tu suelo pélvico

El suelo pélvico no es solo un músculo femenino, los hombres también lo tienen. Su función en ambos sexos es la misma. Por eso es muy importante que tanto hombres como mujeres realicen ejercicios de fortalecimiento. Este libro está enfocado a la mujer, a su período de embarazo y posparto, por lo que nos centraremos en el suelo pélvico femenino.

Los músculos del suelo pélvico están agrupados en tres planos:

Plano superficial: Localizados alrededor de los orificios de salida: uretra, vagina y ano.
Su contracción favorece el cierre de los esfínteres.

Plano medio: Ayudan al soporte de las vísceras junto con los músculos profundos del perineo.

Plano profundo: El elevador del ano es el músculo que hace de soporte y sujeción de las vísceras (útero, recto y vejiga) localizadas en la pelvis menor. Para que las vísceras pélvicas estén perfectamente ubicadas es importante que los músculos del elevador del ano estén con su tono adecuado.

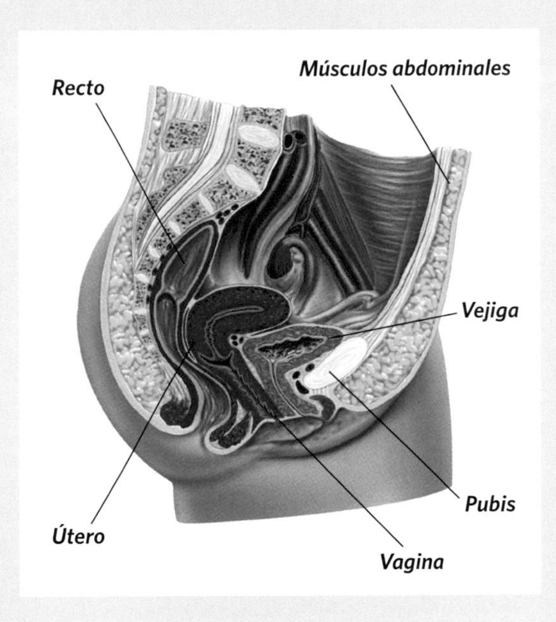

¡NO SABÉIS LO IMPORTANTE QUE ES PARA TODA VUESTRA VIDA, CHICAS!

Una debilidad en cualquiera de estos planos puede provocar problemas como pérdidas de orina, heces o escapes de gases, problemas sexuales, prolapsos (caída de la vejiga, útero, intestino y recto), dolores pélvicos y hasta dolores en la espalda.

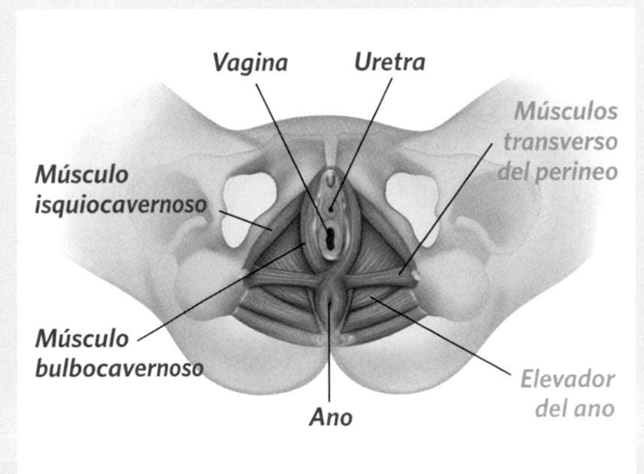

Ejercicios para toda tu vida: suelo pélvico y transverso abdominal

Para que estos músculos funcionen con normalidad es necesaria la práctica de ejercicios que favorezcan su fortalecimiento. Pero, antes de empezar a practicarlos, es importante tomar conciencia de esta parte del cuerpo. Así que primero descubre tu suelo pélvico y el transverso abdominal:

1) Sentada, sopla con fuerza dentro de un **globo**. Sentirás que la parte inferior del abdomen (faja abdominal) se activa junto con la parte inferior de la pelvis (suelo pélvico). Estos músculos trabajan juntos.

2) Sentada, **tose** y observa qué pasa con el suelo pélvico. ¿Qué sientes? ¿El suelo pélvico va hacia arriba o hacia abajo? ¿Hay escape de orina? Si hay escape de orina o el suelo pélvico va hacia abajo, puede que tengas una debilidad en las fibras musculares. Si hay un ascenso, tus fibras están en perfecto estado. Esta simple autovaloración es muy útil para conocer el estado de tu suelo pélvico.

3) En este ejercicio pondrás el perineo en una situación de contacto. Sentada, coge una **toalla** y póntela entre las piernas. Este ejercicio proporciona un mejor reconocimiento de la zona. Con el perineo en contacto con la toalla, imagina tus tres orificios (uretra, vagina y ano). Ahora repite el ejercicio del **globo** y después el de la **tos**. Seguramente ¡sentirás mucho mejor tu suelo pélvico! Tose fuertemente y observa qué pasa con él. ¿Sientes que se contrae?

NOTA: Empezarás los ejercicios de las siguientes páginas tumbada para que no haya acción de la gravedad y te sea más fácil.

Durante la realización de estos ejercicios no debes contraer ningún otro músculo (aductores, glúteos, abdominales). Debes aislar tu suelo pélvico para conseguir una mejor ejecución de su trabajo.

Ejercitando tu suelo pélvico

1. CONTRACCIÓN DERECHA E IZQUIERDA

Postura inicial: Túmbate con las piernas flexionadas.

Acción: Pon una mano en la parte interna de cada isquión. Luego, haz una pequeña contracción del suelo pélvico (cortando las ganas de orinar) e imagina una línea entre una mano y la otra como si quisieras llevarlas hacia el centro del perineo.

Repeticiones: 3 series de 10.

Músculos trabajados: Transverso superficial del suelo pélvico.

Cuando hayas encontrado esta línea imaginaria que une un isquión a otro, sigue los siguientes pasos:

Contracción larga

Acción: Haz una contracción hacia el centro (imagina la línea) y mantén esta contracción durante 5 segundos, después relaja otros 10 y respira profundamente.

Repeticiones: 3 series de 10.

Consejo: Intenta no contraer los músculos de las piernas, abdomen y glúteos.

Músculos trabajados: Elevadores del ano.

Contracción fuerte y rápida

Acción: Ahora haz una contracción fuerte y rápida durante 2 segundos y relaja otros 2. Respira hondo y vuelve a contraer el suelo pélvico.

Repeticiones: 3 series de 10.

2. CONTRACCIÓN CRUZADA

Postura inicial: Tumbada, piernas flexionadas. Imagina una línea entre los isquiones y otra del pubis al coxis formando una cruz.

Acción: El ejercicio consiste en contraer las dos líneas a la vez, intentado acercarlas hacia el centro y en traerlas hacia dentro.

Contracción larga

Acción: Contrae las líneas hacia el centro y hacia dentro, mantén la contracción durante 5 segundos y respira hondo al tiempo que relajas otros 10 segundos.

Repeticiones: 3 series de 10.

Músculos trabajados: Transverso superficial y elevadores del ano.

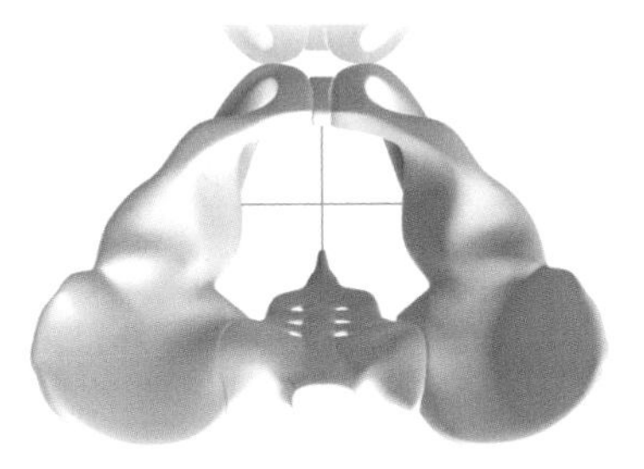

¡SUBIENDO EL NIVEL DE DIFICULTAD!

Después de practicar los ejercicios anteriores, realizarás los que vienen a continuación, en los que harás las contracciones del suelo pélvico en distintas posturas. Recuerda que no debes contraer otros músculos.

3. DE LADO CON LAS PIERNAS FLEXIONADAS

Postura inicial: De lado con las piernas flexionadas y la columna estirada.

Contracción larga

Acción: Imagina las líneas en cruz de las que hablábamos en los ejercicios anteriores. Harás una contracción trayéndolas al centro y hacia dentro (subiendo como si fuera un ascensor). Mantén la contracción de 5 a 8 segundos y relaja mientras respiras hondo. Descansa el doble de segundos que has estado manteniendo la contracción.

Repeticiones: 3 series de 10.

Contracción rápida y fuerte

Acción: Sigue imaginando las líneas en cruz. Haz una contracción fuerte y rápida hacia el centro y hacia dentro. Mantén 2 segundos de contracción y relaja otros 2 respirando hondo.

Repeticiones: 3 series de 10.

4. SENTADA

Postura inicial: Puedes hacer el ejercicio sentada en una silla o en un fitball. Es muy importante que mantengas la columna recta y que estés apoyada sobre los isquiones.

Contracción larga

Acción: Imagina las líneas en cruz de las que hablábamos en los ejercicios anteriores. Harás una contracción trayéndolas al centro y hacia dentro (subiendo como si fuera un ascensor). Mantén la contracción de 5 a 8 segundos y relaja respirando hondo. Descansa el doble de segundos que has estado manteniendo la contracción.

Repeticiones: 3 series de 10.

Contracción rápida y fuerte

Acción: Sigue imaginando las líneas en cruz. Haz una contracción fuerte y rápida hacia el centro y hacia dentro, mantén 2 segundos la contracción y relaja otros 2 respirando hondo.

Repeticiones: 3 series de 10.

5. DE PIE

Postura inicial: De pie, con las piernas separadas a la anchura de la cadera, los hombros relajados lejos de las orejas y abajo, y la barbilla paralela al suelo, mantén la columna lo más estirada que puedas. Aquí trabajaremos los mismos ejercicios descritos anteriormente.

Contracción larga

Acción: Imagina las líneas en cruz de las que hablábamos en los ejercicios anteriores. Haz una contracción trayéndolas al centro y hacia dentro (subiendo como si fuera un ascensor). Mantén la contracción de 5 a 8 segundos y relaja mientras respiras hondo. Descansa el doble de segundos que has estado manteniendo la contracción.

Repeticiones: 3 series de 10.

Contracción rápida y fuerte

Acción: Sigue imaginado las líneas en cruz. Haz una contracción fuerte y rápida hacia el centro y hacia dentro, mantén 2 segundos la contracción y relaja otros 2 respirando hondo.

Repeticiones: 3 series de 10.

El transverso abdominal y su relación con el suelo pélvico

Todas las partes del cuerpo humano están conectadas entre sí. En el caso del suelo pélvico, este se halla conectado con el transverso abdominal, que es la parte más profunda del conjunto de músculos que forman la pared abdominal. El transverso abdominal desempeña la función de faja estabilizando la columna.

Los abdominales sufren modificaciones a lo largo del embarazo. Para que el útero pueda desarrollarse, las fibras musculares se relajan y los rectos abdominales (tableta de chocolate) se separan. Esta separación se denomina **diástasis abdominal**.

Debido a la separación de los músculos abdominales durante el embarazo, y que persistirá durante el posparto, **los ejercicios abdominales tradicionales están contraindicados, pero eso no significa que no debamos trabajar este músculo**. Son varios los ejercicios que pueden hacerse.

Durante el embarazo el objetivo es prevenir dolores lumbares y favorecer el descenso y la salida del bebé en el parto. **Los ejercicios se realizarán usando la respiración y el peso del útero para el fortalecimiento muscular**.

Refuerza tu faja abdominal, tu corsé natural

Durante el embarazo tus abdominales sufren una separación (diástasis). Para que esta diástasis no sea muy amplia y tu recuperación más rápida en el posparto y para prevenir dolores en las lumbares, es importante que durante la gestación mantengas una tonificación correcta de estos músculos. Aquí tienes varios ejercicios específicos para la faja abdominal.

EJERCICIOS PARA TU FAJA ABDOMINAL

1. TUMBADA BOCA ARRIBA

Postura inicial: Túmbate boca arriba, con la columna estirada, los brazos al lado del cuerpo y las piernas flexionadas.

Acción: Inspira al tiempo que relajas el abdomen. Espira contrayendo el suelo pélvico y llevando el ombligo hacia dentro y arriba.

Repeticiones: 10

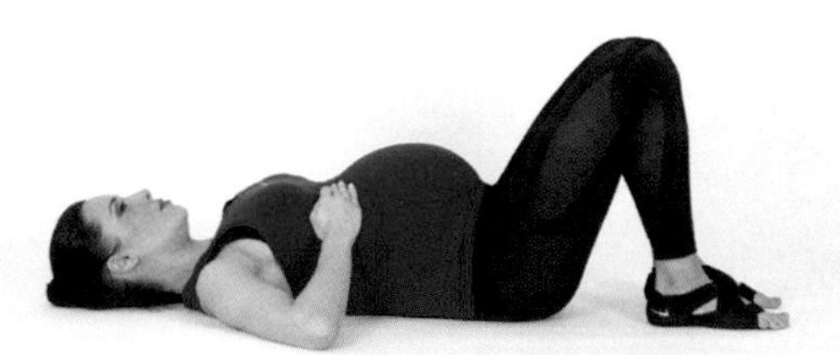

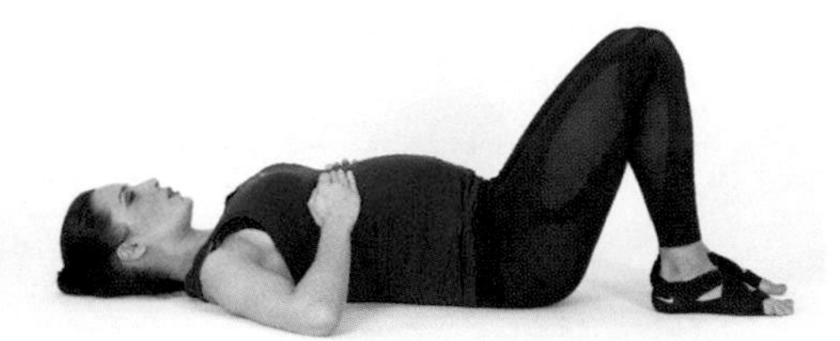

2. A CUATRO PATAS

Postura inicial: A cuatro patas.

Acción: Inspira al tiempo que relajas el abdomen. Espira contrayendo el suelo pélvico y llevando el ombligo hacia dentro y arriba.

Repeticiones: 10

3. SENTADA

Postura inicial: Sentada sobre los isquiones.

Acción: Inspira relajando el abdomen. Espira al tiempo que contraes el suelo pélvico y llevas el ombligo hacia dentro y arriba.

Repeticiones: 10

4. DE PIE

Postura inicial: De pie, con la columna recta y los hombros hacia abajo lejos de las orejas.

Acción: Inspira al tiempo que relajas el abdomen. Espira contrayendo el suelo pélvico y llevando el ombligo hacia dentro y arriba.

Repeticiones: 10

Integra tu suelo pélvico en tu vida diaria

5. TUMBADA CON LOS BRAZOS DETRÁS DE LA CABEZA

Postura inicial: Tumbada boca arriba, flexiona las piernas, coloca los brazos detrás de la cabeza e intenta imaginar que empujas una pared con las manos.

Acción: Coge aire por la nariz y deja que tu abdomen vaya hacia arriba. Espira trayendo el ombligo hacia dentro y hacia arriba, contrae el suelo pélvico a la vez y empuja la pared imaginaria con las manos. Mientras espiras intenta llevar la lengua contra el cielo de la boca.

Repeticiones: 5

6. SENTADA PRESIONANDO LOS MUSLOS

Postura inicial: Siéntate sobre los isquiones, con la columna recta y las manos sobre los muslos.

Acción: Coge aire por la nariz y deja que tu abdomen vaya hacia delante. Espira trayendo el ombligo hacia dentro y arriba a la vez que contraes el suelo pélvico y empuja las manos contra los muslos como si quisieras hacer crecer tu columna. Mientras espiras, lleva la lengua hacia el paladar.

Repeticiones: 5

Después del parto, muchas de nosotras pensamos que nuestra vagina nunca volverá a ser la misma, ¿es cierto?

Doctora Franco: La vagina es un órgano del cuerpo humano en forma de tubo vacío formado por tejido fibromuscular. En el embarazo, tanto el peso del útero como el efecto relajador de las hormonas pueden debilitar las fibras musculares de la vagina, y durante el período expulsivo del parto es cuando sufren la mayor distensión. Tras el parto, la vagina puede quedar muy abierta, por lo que es importante realizar **ejercicios de suelo pélvico** para aumentar el tono muscular. Si los ejercicios se hacen de manera eficaz y a diario, muchas mujeres volverán a tener la vagina igual o prácticamente igual a como la tenían antes de estar embarazadas.

Posturas

Con el embarazo, cada vez te resultará más difícil moverte y convivir con el bebé que se está formando en tu interior. Cosas tan sencillas como sentarse o levantarse, hacer pis o conducir pueden convertirse en un problema. Aquí te dejamos varios consejos para que tu feliz espera sea más sencilla.

Cómo orinar

La micción es controlada por el sistema nervioso autónomo, que es responsable de la contracción de las paredes de la vejiga para que la orina sea expulsada por completo.

A la mayoría de las mujeres nos resulta difícil mantener una postura correcta en el momento de orinar; desde niñas estamos acostumbradas a hacerlo llevando el cuerpo hacia delante y relajando el abdomen. La repetición de esta postura puede provocar el no vaciado completo de la vejiga, lo que conlleva trastornos urinarios. Para evitar este tipo de trastornos, es importante que aprendas cómo tener una correcta micción:

- Evita llevar el tronco hacia delante sobre los muslos y no relajes el abdomen.
- Mantén la columna recta, coloca las manos sobre los muslos, relájate y, a la vez, respira normalmente. Cuando espires, lleva tu ombligo lentamente hacia dentro.

Con este pequeño cambio, podrás prevenir problemas en la vejiga.

Cómo defecar

El acto de defecar es coordinado por el sistema nervioso simpático (responsable de estimular las ganas de ir al baño) y el sistema parasimpático (responsable de inhibir las ganas de ir al baño). Como en la micción, muchas mujeres, en el momento de defecar, no se colocan de una manera fisiológicamente correcta, lo que puede derivar en problemas del suelo pélvico y hemorroides.

Para mantener la postura adecuada, siéntate en el váter, mantén la columna estirada, las manos sobre los muslos, los pies en un taburete o escalón y las rodillas por encima de la cadera. Empezarás haciendo una pequeña apnea, y cuando sientas que las heces empiezan a salir, soltarás el aire por la boca mientras llevas tu ombligo hacia dentro.

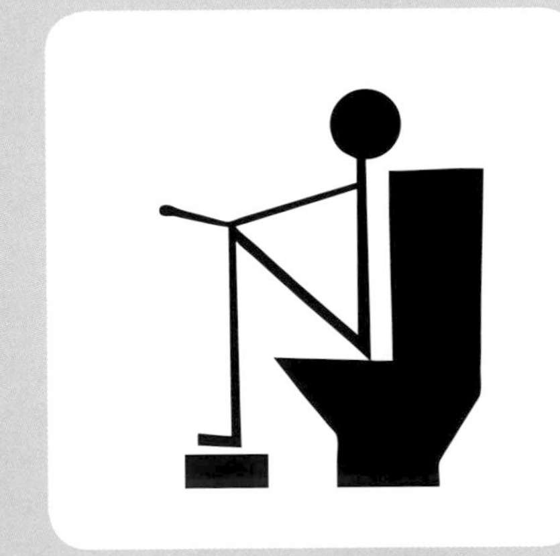

Cómo estar de pie

Para prevenir dolores causados por una mala postura es muy importante saber estar de pie y evitar el arqueamiento lumbar y la rigidez de la cintura escapular (hombros, escápulas, cuello y trapecio).

Para encontrar una buena postura, debes ponerte con los pies separados a la anchura de la cadera, los brazos a cada lado del cuerpo, los hombros hacia abajo y atrás, y la columna estirada. Si debes permanecer mucho tiempo de pie, para no provocar un aumento de tensión en la espalda, es aconsejable apoyar un pie en un taburete o escalón, siempre con cuidado de que la pelvis no vaya hacia delante; también se recomienda pasar el peso de un pie a otro.

Mantener una buena postura ayuda a tener un parto más rápido ya que el feto estará mejor posicionado.

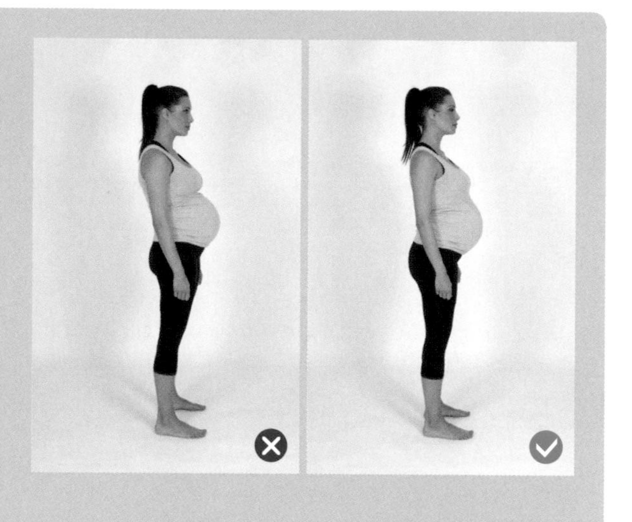

Cómo coger peso

Para levantar peso de manera adecuada sin forzar la espalda, los pies deben estar separados a la anchura de los hombros y las rodillas flexionadas, no la espalda. **Cuando levantes el peso, impúlsate hacia arriba con los muslos y mantén la espalda recta**.

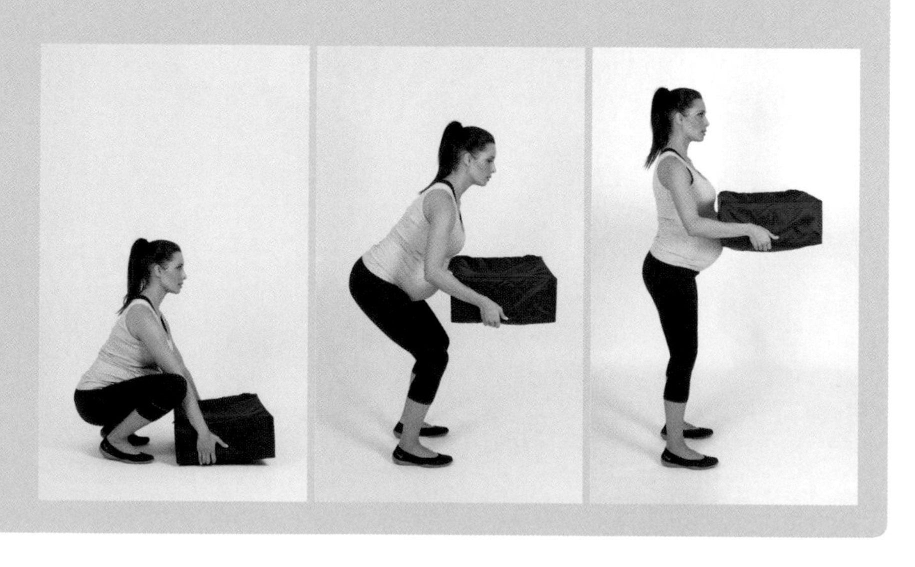

Cómo dormir

Dormir resulta incómodo con el avance del embarazo, ya que el aumento del útero hace difícil encontrar una postura confortable, por eso es aconsejable **tumbarse sobre el costado izquierdo**, evitando así que el peso del bebé comprima la vena cava (el vaso sanguíneo responsable de transportar sangre desde las extremidades hacia el corazón). Para encontrar una mejor posición, puedes ayudarte de almohadas. Debes colocarlas debajo del abdomen, con lo que evitarás una sobrecarga de la espalda, y entre las piernas o debajo de ellas.

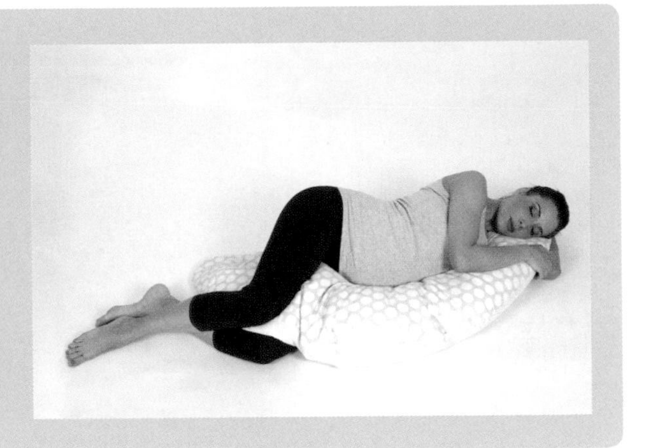

Cómo sentarse, levantarse y mantenerse sentada

Es de extrema importancia saber cómo levantarse, sentarse y permanecer sentada, para proteger la columna y el suelo pélvico, ya que son movimientos que repetimos muchas veces a lo largo del día y una mala ejecución de estas acciones puede generar una sobrecarga en la espalda y un aumento de presión en el abdomen que puede derivar en problemas en el suelo pélvico.

El movimiento de levantarse y sentarse debe partir desde la cadera, inclinando el cuerpo hacia delante y manteniendo la columna estirada.

Cuando nos sentamos, debemos inclinarnos desde la cadera dejando que el peso vaya hacia atrás con la intención de que primero choque con la silla la parte posterior de los muslos y luego el glúteo, así la pelvis estará colocada correctamente.

Para levantarte, haz el movimiento contrario. La columna se inclina rotando sobre la cadera, el peso corporal va hacia delante y las rodillas se estiran.

Cuando estés sentada, debes mantener siempre la alineación de la columna. Para ello, siéntate sobre los isquiones (los huesitos de la pelvis) con los pies apoyados en el suelo o en un taburete, en el caso de que tengas que permanecer mucho tiempo sentada.

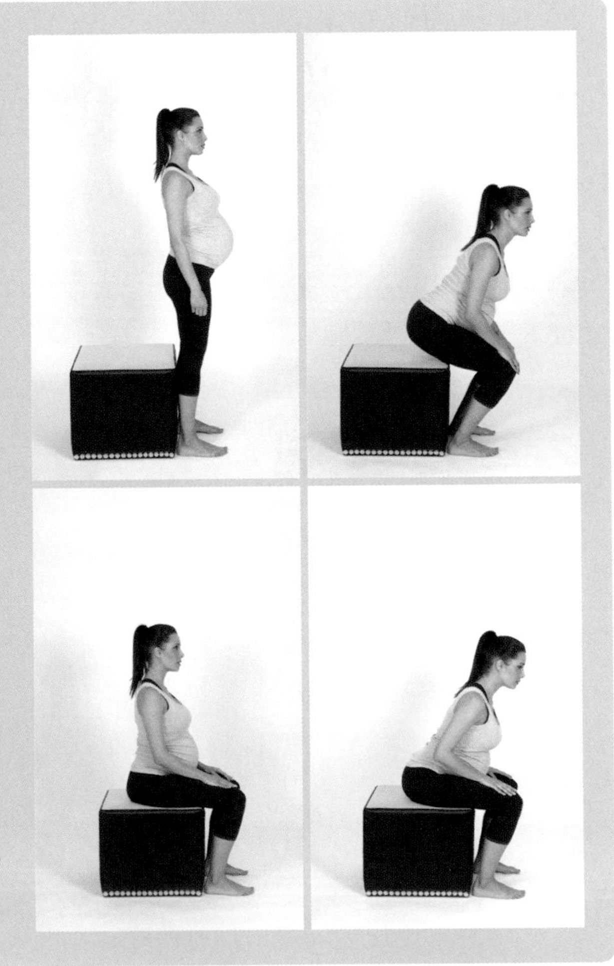

Cómo preservar la espalda mientras haces las tareas de la casa

La embarazada debe evitar:

- Permanecer largos períodos de pie
- Subir escaleras o sillas para coger algún objeto
- Cargar peso (por ejemplo, empujar muebles)
- Movimientos repetidos

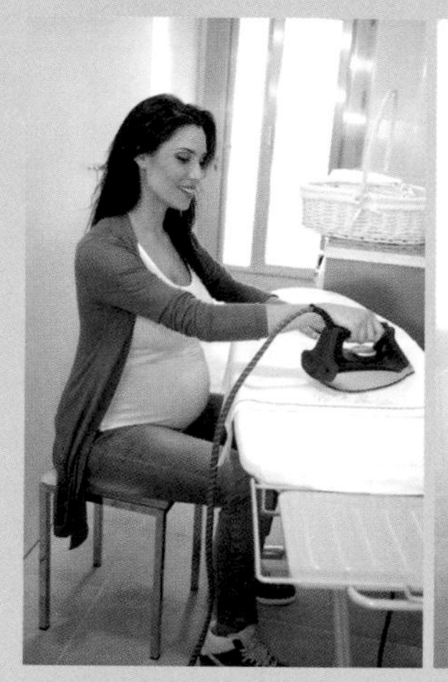

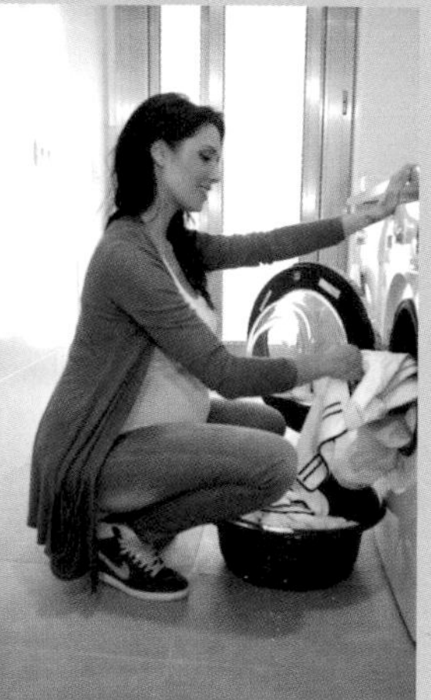

Cuando barras o friegues el suelo **evita doblar la espalda**. Para la escoba y la fregona, elige palos largos o extensibles, que te permitan mantener la columna recta.

Intenta planchar sentada para evitar estar mucho tiempo de pie, pero si prefieres hacerlo de pie te recomendamos que apoyes un pie sobre un pequeño taburete; de este modo disminuyes la carga en las lumbares. Para planchar senta-da, tu columna debe estar recta y tus pies apoyados en el suelo. Coloca la tabla de planchar bajo tu pecho.

Para poner o sacar la ropa de la lavadora, agáchate manteniendo las piernas separadas y la columna recta.

¿Cuál es la mejor manera de conducir?

Con el cambio de nuestro cuerpo mes a mes, debemos tomar algunas medidas de seguridad mientras conducimos. Debido al aumento de la barriga, **es recomendable el uso de un cinturón de seguridad específico para este período**. ¡Muy importante, chicas!

La mejor manera de conducir es:

- La banda inferior del cinturón tiene que estar debajo de la barriga a la altura de las ingles. Nunca sobre nuestra barriguita, porque en caso de accidente podría ocasionar graves daños al feto.
- La banda superior debe estar sobre el hombro, entre el pecho y alejada del cuello.
- La distancia entre el asiento y el volante debe ser mayor.
- El volante tiene que estar a la altura del pecho.

Cambios en tu vida sexual

Tu vida sexual puede verse alterada

Durante el embarazo, muchas mujeres sienten un gran deseo sexual; en estos casos (salvo recomendación médica contraria) se pueden mantener relaciones sexuales hasta el último momento, no hay contraindicación alguna, e incluso puede ayudar a que la mujer se sienta bien y segura con sus cambios físicos.

En otros casos, hay parejas que no quieren mantener relaciones sexuales por miedo a que le ocurra algo al bebé, por ejemplo. Aunque estos miedos no tienen fundamento científico, se puede hablar sobre ello con el profesional sanitario, y si se descarta el coito, las caricias, los masajes y la intimidad siguen siendo importantes.

Recurrimos a dos especialistas para saber más.

¿Es bueno practicar el sexo en un embarazo normal y sin complicaciones?

Pedro Villegas Suárez, sexólogo y médico de familia: La penetración no es mala en ningún momento del embarazo. Al contrario, es buenísimo en una gestación normal. Ahora, a los 21 días del coito, podemos saber si la mujer está embarazada o no, pero antiguamente nuestras abuelas, hasta que no les crecía la barriga o tenían una o varias faltas en el período, no sabían si estaban embarazadas y seguían manteniendo relaciones sin problemas.

La penetración profunda va hasta el fondo del saco de la vagina; el feto queda por encima, en el útero y con un tapón mucoso. El tapón mucoso es una estructura gelatinosa que cierra el cuello del útero evitando así la comunicación entre la vagina y el útero. En humanos, se forma entre la cuarta y la sexta semana de embarazo por la secreción de las células del cérvix uterino, y su desprendimiento indica la proximidad del trabajo de parto. Su función es proteger el interior del útero y evitar que penetren bacterias en el mismo.

¿Qué siente el feto cuando su mamá está haciendo el amor?

Doctora Sánchez Sánchez: No es que los bebés sientan nada físico, pero sí que creemos que reciben las hormonas a través de la placenta. Si la mujer llega al orgasmo segrega endorfinas y oxitocina. Así como varios estudios han demostrado que le llegan las hormonas del estrés, podemos inferir que también le llegan las hormonas del placer. Mientras la mamá esté feliz, positiva y relajada, el bebé estará bien. Hacer el amor no es solo la penetración, a lo mejor hay mujeres que en el embarazo están incómodas y no quieren practicar el coito, prefieren abrazos, caricias o masturbación o cualquier otro tipo de práctica sexual... Lo importante es que la mujer esté relajada.

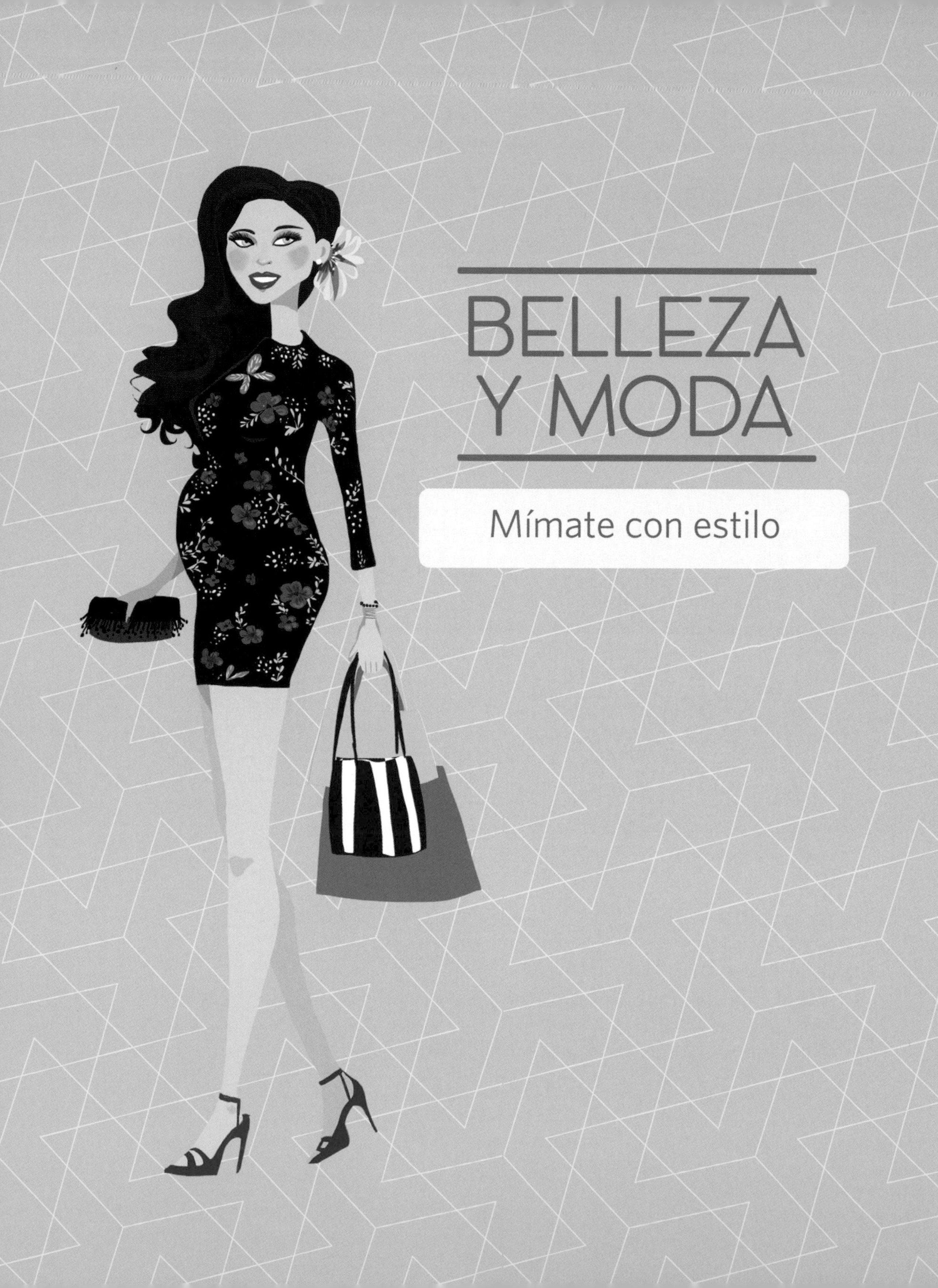

BELLEZA Y MODA

Mímate con estilo

Cambios en la piel durante el embarazo

Durante estos nueve meses, la mujer embarazada experimenta cambios hormonales que pueden afectar a la piel. El **doctor Daniel Nieto Rodríguez residente de Dermatología, Hospital La Paz, Madrid**, explica cuáles son y cómo pueden aliviarse.

- **Pigmentación:** En general, durante el embarazo, se produce un incremento de la pigmentación, que se debe al aumento de estrógenos y progesterona que ocurre durante el mismo, ya que puede aparecer desde el primer trimestre. Se oscurece sobre todo la línea alba (que pasa a llamarse línea nigra), el pubis, la areola, el pezón, la parte interna de los muslos, genitales y región perineal. Además, también pueden oscurecerse las cicatrices, las pecas, los lunares y estrías de embarazos anteriores.
- **Cloasma** (lo que se conoce como «paño» o «paños»). Es un aumento de coloración que aparece hasta en el 75 % de las mujeres embarazadas y que suele centrarse en mejillas, frente, labio superior y barbilla. El cloasma también se debe al aumento de la pigmentación que se produce en el embarazo, y a cambios hormonales.
- **Varices:** Es bastante frecuente que se produzca la aparición de varices, así como un aumento de líquido en las extremidades inferiores. Esto se debe sobre todo a que el crecimiento del útero puede dificultar que la sangre de las piernas suba hacia arriba, y, al quedarse en esa zona del cuerpo, favorece la dilatación de las venas y la aparición de varices.
- **Estrías del embarazo** (o estrías gravídicas): Aparecen fundamentalmente en el abdomen, en el pecho y en los muslos, aunque también en muchas otras partes del cuerpo, como los glúteos. Las estrías se deben sobre todo a la disminución de elastina (una proteína de la piel que ayuda a que esté más tersa) y a la distensión que se produce en el abdomen debido al crecimiento del útero.
- **Picor:** El picor es un síntoma muy frecuente que aparece en las embarazadas, y en el 20 % de los casos no está relacionado con ninguna enfermedad de base. Suele aparecer en el cuero cabelludo, en el ano, en la vulva y, a partir del tercer trimestre, también en la región del abdomen. Si el picor se hace muy intenso, se extiende por todo el cuerpo y se torna en algo insoportable, debes acudir al ginecólogo puesto que hay una enfermedad propia del embarazo (la colestasis intrahepática del embarazo) que provoca prurito y que puede aliviarse con tratamiento.
- **Vello y pelo:** Suele producirse un aumento de vello en la cara, piernas y brazos debido a una mayor cantidad de andrógenos producidos por los ovarios. En cuanto al cabello, durante el embarazo, crece más rápido y con mayor volumen. Sin embargo, en la etapa del posparto (de 1 a 5 meses) se nos cae el pelo y recuperamos nuestra anterior melena.
- **Uñas:** Las uñas suelen crecer más rápido, y a veces pueden aparecer en ellas algunas líneas transversales, o alteraciones en la forma, pero se trata de algo inespecífico y que no es indicativo de ninguna enfermedad.
- **Acné:** En algunas embarazadas es frecuente que, debido a los cambios hormonales, aparezcan brotes de acné. En este caso, el tratamiento con determinados antibióticos orales como la doxiciclina, o el tratamiento con retinoides (bien orales o tópicos) está prohibido porque pueden provocar malformaciones fetales.

Tratamientos estéticos

¿Se pueden realizar intervenciones estéticas en el momento del parto? ¿Plicatura muscular del abdomen, abdominoplastia, retoques de pecho, hernias...?

Doctora Franco: No es el momento ideal y no está recomendado. Durante la gestación se produce un aumento de vascularización de todos los tejidos, de modo que cualquier intervención conlleva un mayor riesgo de hemorragias y de infecciones. Además, los cambios hormonales del embarazo producen una serie de cambios en todo el organismo, por lo que es más conveniente esperar a que todos los tejidos recuperen biológicamente su forma y posición para saber de forma precisa cuánto hay que corregir.

¿Son lo mismo tratamientos médico-estéticos que tratamientos estéticos?

Doctora María José Crispín Alonso, Medicina Estética y Nutrición, Clínica Menorca: Los tratamientos médico-estéticos son más invasivos que los puramente estéticos realizados en salones de belleza, pero menos que los tratamientos quirúrgicos llevados a cabo por cirujanos.

Al hablar de tratamientos médico-estéticos, nos referimos muchas veces a inyectables (mesoterapia, carboxiterapia, aqualyx, alidya, hilos tensores...) y también a aparatología de uso médico (radiofrecuencia médica, criolipolisis con coolsculpting, láseres médicos para depilación, para moldear contornos, etc.). En general, no recomiendo tratamientos médico-estéticos para una mujer embarazada porque prima evitar cualquier efecto secundario, por pequeño que sea, y no interferir para nada en el curso del embarazo.

¿Qué tratamientos médico-estéticos debemos evitar cuando estamos embarazadas?

Doctora Paloma Castaño, coordinadora médica en la Clínica Gaztambide, Madrid, y vicepresidenta de la Asociación de Medicina Estética de Madrid (AMEM): El embarazo pone guapa y aunque los tratamientos médico-estéticos con los que se trabaja actualmente son muy seguros, hay que tener paciencia esos meses y evitar tratamientos fotosensibilizantes o inyectables que no tengan estudios probados de seguridad en embarazadas.

En esos meses, conviene respetar la naturalidad del proceso de gestación y no exponerse ni a peelings agresivos ni a rellenos ni a toxina botulínica... Incluso hay que tener precaución con algunos cosméticos tópicos, que pueden resultar fotosensibilizantes o penetrar en la piel con riesgo de afectación al feto. Algunos tratamientos médicos o estéticos deben evitarse en el embarazo, como las corrientes o la radiofrecuencia.

¿Qué tratamientos son seguros en el período de gestación?

Doctora Castaño: Afortunadamente, hay muchas alternativas seguras a las que la mujer puede seguir recurriendo con tranquilidad durante esos meses, ya que en ocasiones, durante el embarazo, pueden surgir problemas incómodos como brotes de acné, rojeces, ojeras oscuras, manchas...

Como alternativa eficaz frente a estos cambios cutáneos, existen fórmulas especiales de peelings para esos meses. La mesoterapia o el dermapen con productos homeopáticos también se pueden utilizar con tranquilidad para mantener una piel equilibrada, homogénea, disminuir el riesgo de pigmentaciones, acné o secuelas del mismo. Eso sí, siempre es importante que un profesional oriente sobre los cuidados y cosméticos más adecuados en ese momento.

Dudas sobre belleza

Cuando estás embarazada o te planteas estarlo, te asaltan dudas sobre cosas tan habituales como teñirse el pelo o tomar el sol. ¿Esto podría afectar a mi bebé? Para despejar posibles dudas, hemos recurrido a los expertos.

¿Es aconsejable meterme en una sauna o baño turco?

Doctora Castaño: No, no es recomendable porque el calor excesivo está contraindicado ya que puede interferir en el desarrollo del feto.

¿Qué tratamientos de cabina puedo hacer?

Doctora Castaño: Como tratamientos de cabina son muy recomendables los masajes relajantes y de drenaje, siempre que se trabaje con productos adecuados para el embarazo. Si se usan aceites esenciales, debemos evitar los de hinojo, tomillo y albahaca.

¿Una mujer embarazada puede hacerse la depilación láser?

Doctora Crispín: No lo recomiendo para mujeres embarazadas. Aunque no existe una contraindicación absoluta, normalmente recomiendo suspender la depilación láser durante el embarazo y la lactancia y retomarla después. Es para evitar posibles complicaciones como, por ejemplo, manchas, que pueden producirse como efecto secundario del láser, pero también debido a los cambios hormonales durante el embarazo. Mejor no arriesgarse.

¿Puedes hacerte la manicura permanente que seca las uñas con LED?

Doctor Nieto: Lo cierto es que no he encontrado ningún sitio donde aparezca contraindicado. Sin embargo, yo me andaría con mucho ojo con todas las sustancias químicas que pueden llevar estos productos, porque inspirar algunas de ellas podría tener efectos tóxicos sobre el feto. Además, durante el parto es necesario tener a la embarazada monitorizada y el pulsioxímetro que se utiliza en el dedo no capta señal si se llevan las uñas pintadas, por lo que, en caso de que te pusieras de parto y tuvieras que quitártelas, sería más costoso.

Doctora Franco: Volvemos a lo mismo, no hay estudios realizados acerca de la seguridad de los productos de cosmética utilizados para la manicura permanente durante la gestación, pero, en cualquier caso, la cantidad y la superficie corporal donde se aplican es muy pequeña, por lo que la parte que se absorbe e hipotéticamente pase al feto es prácticamente nula. El hecho de secarlas bajo una lámpara LED no presenta ningún problema para el feto.

¿Las embarazadas pueden tatuarse?

Kat Von D, tatuadora y artista:

Cuando te tatúas, tu cuerpo produce catecolaminas y es como subirse a una montaña rusa: alcanzas niveles de estrés muy elevados. Obviamente, la probabilidad de causar un daño irreversible a tu bebé es realmente baja; sin embargo, nadie quiere atribuir ningún nivel de estrés al proceso del embarazo, sobre todo cuando se trata de algo que ni siquiera puedes controlar, porque, aunque no te duela en absoluto, tu cuerpo va a producir catecolaminas en el transcurso de las primeras horas. Así que no es recomendable tatuarse durante el embarazo.

¿Se pueden tomar rayos UVA? ¿Y el sol?

Doctor Nieto: Realmente no hay ningún estudio que demuestre que los rayos UVA vayan a tener un efecto dañino sobre el feto, pero hasta donde yo sé no es muy recomendable utilizarlos. De entrada, porque si ya de por sí el embarazo predispone a aumentar la pigmentación en determinadas zonas del cuerpo, si le añades rayos UVA, esto podría acentuarse más. Por otra parte, hay estudios que sostienen que diez o más sesiones de bronceado al año con radiación UVA pueden aumentar el riesgo de melanoma, y es de los pocos tumores que pueden producir metástasis en la placenta.

Doctora Franco: Exponerse al sol durante períodos breves y en las horas de menor intensidad es un hábito saludable puesto que ayuda a producir vitamina D (necesaria para la absorción de calcio) y mejora el estado de ánimo. Se debe utilizar siempre crema solar con factor de protección adecuado a la piel de cada embarazada para evitar las manchas. Los rayos ultravioletas (UVA) tienen los mismos efectos que el sol, por lo que, si se toma alguna sesión, hay que protegerse adecuadamente.

¿Se puede usar autobronceador?

Doctor Nieto: En principio no hay problema con utilizar autobronceador durante el embarazo. Es como un tinte de la piel que no conlleva riesgos para el feto.

Doctora Franco: Parece seguro utilizar productos cosméticos. Podría ser tóxico en grandes cantidades, pero la absorción a través de la piel de estos productos es mínima. Al igual que con los tintes para el cabello, para las embarazadas muy agobiadas por la seguridad de su bebé es mejor evitarlo en el primer trimestre.

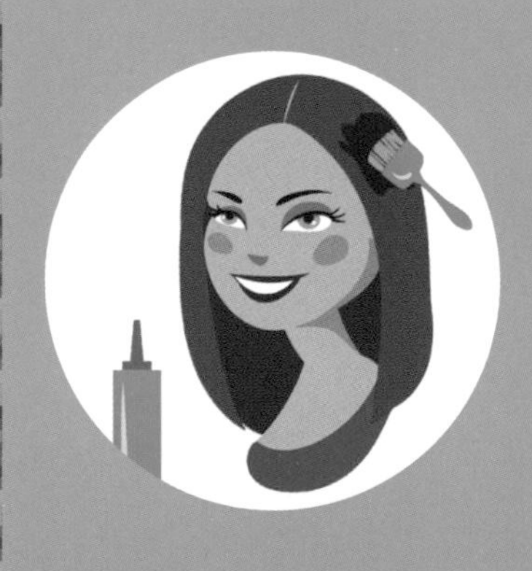

¿Se puede teñir el pelo?

Doctor Daniel Nieto Rodríguez, residente de Dermatología en el Hospital Universitario La Paz: Aunque tradicionalmente los médicos no permitían a las embarazadas teñirse el pelo, actualmente no son tan estrictos. Lo más importante es utilizar siempre tintes que no contengan amoníaco, formalina o sales de plomo, sustancias que al ser inspiradas o absorbidas por el organismo pueden resultar tóxicas para el feto. Lo mejor es comprobar bien los ingredientes que presentan, o recurrir a tintes naturales.

Doctora Franco: No hay estudios sobre el uso de productos para el cabello durante el embarazo. Si aplicas tinte sobre el cuero cabelludo, la parte de producto que va a pasar a la sangre es muy limitada, a menos que la piel del cuero cabelludo esté comprometida por alguna enfermedad (por ejemplo, quemaduras). Por lo tanto, es poco probable que cause efectos adversos sobre el feto. Aun así, si utilizas tintes vegetales sin amoníaco y evitas aplicártelos las primeras doce semanas estarás minimizando al máximo los riesgos.

Y en cuanto a cremas, ¿qué se puede utilizar?

Doctora Crispín: Yo desaconsejo usar cremas anticelulíticas durante el embarazo porque casi todas contienen cafeína que podría ser absorbida por los capilares y llegar al bebé. Si la mujer embarazada quiere usar una crema anticelulítica tiene que estar totalmente segura de que no contiene cafeína. Por el contrario, las cremas reafirmantes y antiestrías, así como las hidratantes corporales y faciales y las cremas de protección solar, son especialmente recomendables en el embarazo. En general, durante el embarazo y la lactancia se busca evitar todos los riesgos derivados de un tratamiento con fines estéticos, por pequeños que sean. Los objetivos son mantener la piel bien hidratada y nutrida, y prevenir la aparición de estrías y de manchas; y, por supuesto, todo ello sin efectos secundarios.

¿En qué trimestre hay que empezar a aplicarse cremas preventivas de estrías?

Doctor Nieto: A pesar de que las estrías gravídicas (o estrías del embarazo) son una manifestación cutánea que aparece muy frecuentemente en las embarazadas, hay pocos estudios médicos al respecto. Realizando una revisión de los escasos estudios publicados, para darte una respuesta más rigurosa, hay muy pocos que evalúen la efectividad de los tratamientos, y ninguno que diga en qué momento hay que empezar a utilizarlos y hasta cuándo habría que seguir usándolos.

Lo cierto es que al ser algo preventivo, en caso de usarse, debería hacerse lo antes posible (incluso desde el momento del diagnóstico de embarazo) para evitar que aparecieran estrías, pero no se ha realizado aún ningún estudio comparativo que demuestre que las prevenga o reduzca la gravedad de las mismas. Cierto que, al ser algo que no supone un riesgo más que estético, muchas veces estos estudios no se realizan, con lo cual el hecho de que no haya evidencia de que no prevengan la aparición de estrías no quiere decir que no lo hagan.

Doctora Franco: Cuando el útero y el abdomen crecen, se produce una gran distensión de la piel, lo cual provoca una rotura de las fibras de colágeno cutáneo y aparecen las conocidas estrías, un problema estético frecuente entre las mujeres embarazadas. Suelen aparecer entre el sexto y el séptimo mes de gestación, y no hay ningún método probado para prevenir su aparición o su desaparición una vez han salido; eso dependerá sobre todo de tu tipo de piel. Una medida fundamental es llevar una dieta equilibrada para evitar cambios bruscos y exagerados de peso y mantener la piel hidratada de forma continua desde el inicio, para que sea más elástica y resista mejor la tensión.

¿Se pueden usar todas las cremas antiestrías o hay algunas con componentes/principios activos contraindicados?

Doctor Nieto: La mayor parte de las cremas antiestrías se pueden utilizar sin problemas puesto que llevan componentes «naturales» que no tendrán efecto sobre el feto (aceite de oliva, aceite de almendra, manteca de cacao, vitamina E, alfatocoferol...). Lo que sí se ha demostrado eficaz para el tratamiento (no prevención) de las estrías, pero que está totalmente PROHIBIDO durante el embarazo, son los retinoides. Los retinoides son sustancias que se utilizan también para el tratamiento del acné y son altamente teratogénicos, lo que significa que pueden producir malformaciones en el feto, así que durante el embarazo están totalmente contraindicados.

Cómo evitar las estrías

Yo tenía un miedo enorme a que me salieran estrías, así que desde el principio me tomé muy en serio las pautas recomendadas para preparar la piel: beber más de dos litros de agua al día, seguir una alimentación equilibrada e hidratar constantemente la zona del pecho, tripa, glúteos y muslos.

En cuanto supe que estaba embarazada, empecé a probar cremas y aceites, y aquello de «cuídate por dentro y por fuera» parece que me ha funcionado. Hay decenas de fórmulas antiestrías en el mercado. Pregunta a tus amigas, a tu ginecólogo, al dermatólogo y luego comprueba cuáles te funcionan mejor.

Lo que recomiendo es aplicar las cremas por la mañana y al mediodía, y el aceite, que es más «pringoso», por la noche.

Estas son las que yo he utilizado y he ido alternando:

Línea completa MAMA MIO
ACEITE DE ALMENDRAS DULCES
Crema antiestrías ESTRYSES
PREVAGE de Elizabeth Arden
LATA AZUL NIVEA

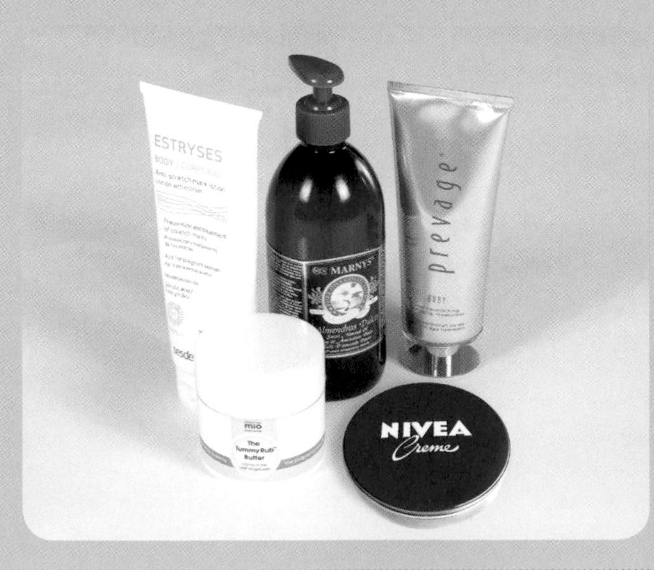

¿Existen cremas o sustancias contraindicadas que puedan pasar al feto?

Doctor Nieto: Todas las cremas que encuentres que lleven altas dosis de vitamina A o retinoides están contraindicadas durante el embarazo, porque, si estas sustancias se absorben y pasan al feto, pueden llegar a producirle malformaciones.

Asimismo, algunos cosméticos contienen determinadas sustancias (amoníaco, formalina, sales de plomo, parabeno en altas dosis, acetona...) que también pueden producir abortos prematuros, malformaciones fetales o cambios hormonales. En esta línea, ante cualquier duda, es recomendable acudir siempre al ginecólogo.

Como las mujeres embarazadas suelen tener retención de líquidos y celulitis, ¿se pueden usar cremas anticelulíticas?

Doctor Nieto: En principio deberían evitarse aquellas cremas anticelulíticas que contengan cafeína (que suelen ser bastantes) puesto que esta puede pasar al feto y es una sustancia estimulante. Creo que en el mercado existen cremas anticelulíticas sin cafeína que pueden ser igual de útiles.

¿Cómo evitar o controlar la retención de líquidos y la celulitis durante el embarazo?

Doctora Castaño: Como en el caso de la mujer no embarazada, los buenos hábitos diarios respecto a la dieta y a un ejercicio físico adecuado controlarán tanto la retención de líquidos como el aumento de peso.

En muchas ocasiones los famosos **antojos** pueden ser debidos a ciertas carencias que el cuerpo tiene y que de manera innata demanda para suplir esa necesidad; por eso, una dieta ordenada también es útil para evitar la compulsión por comer.

El exceso de azúcares refinados, cereales industriales, refrescos, lácteos... favorece mucho la retención de líquido. El aumento de la ingesta de vegetales frescos, frutos secos, azúcares completos, etc., mejora el aporte de nutrientes fundamentales en el embarazo y disminuye la tendencia a comer con ansiedad y la retención de líquidos. Asimismo, controlar el correcto aporte de nutrientes durante la gestación ayuda a prevenir la llamada **«depresión posparto»**, que en muchos casos está relacionada con un desequilibrio de ciertos transmisores cerebrales, y que puede corregirse con un adecuado aporte de aminoácidos en la dieta.

Ejercicios en descarga y relajantes, como la natación, el yoga o el pilates, adaptado al embarazo, son herramientas fantásticas para mantener el cuerpo y la mente equilibrados. La mujer se encontrará mejor preparada para afrontar de manera tranquila los meses de gestación y el posparto.

Al fin y al cabo, cuidarse siempre es positivo, y aprovechar un momento tan bonito como es el embarazo para conocerse y cuidarse más ayudará a tener un posparto más feliz y tranquilo.

Desde que la mujer se queda embarazada debe saber que habrá ciertas contraindicaciones, es decir, ciertas cosas que no deberá tomar o hacer durante unos meses, ya que de alguna manera son perjudiciales, tanto para ella como para el feto.

Y es que desde el momento en que sabe que va a ser madre, debe concienciarse de que su cuerpo va a cambiar y de que una vida crecerá en su interior, por lo que deberá adaptarse a esta nueva situación. Sin embargo, eso no significa que no pueda llevar una vida normal, sino que tendrá que tener en cuenta ciertas cuestiones.

Baños termales, saunas y problemas de piel

Aunque la mujer sea asidua a los baños termales o saunas, deberá cambiar esta rutina, ya que el calor excesivo está contraindicado, puesto que podría afectar al desarrollo del pequeño. Lo mismo sucede con la aromaterapia: a pesar de que tiene algunos efectos psicológicos positivos (aunque científicamente no se ha probado ninguno de sus efectos), algunos aceites esenciales de la aromaterapia, como el tomillo, el hinojo o la albahaca, pueden ser perjudiciales para una mujer embarazada.

Por último, cabe destacar que, con los cambios hormonales que sufre el cuerpo durante el embarazo, también se producen alteraciones en la piel, como la aparición de manchas o acné, y habrá que ser cuidadosas con esta cuestión ya que no todos los tratamientos dermatológicos son adecuados.

Así, mientras que los tratamientos faciales con componentes naturales no provocarán efectos negativos, los tratamientos faciales con corriente galvánica, especialmente en los tres primeros meses, no son recomendables, como tampoco el uso de productos que contengan Retin-A, otros retinoides y ácido salicílico.

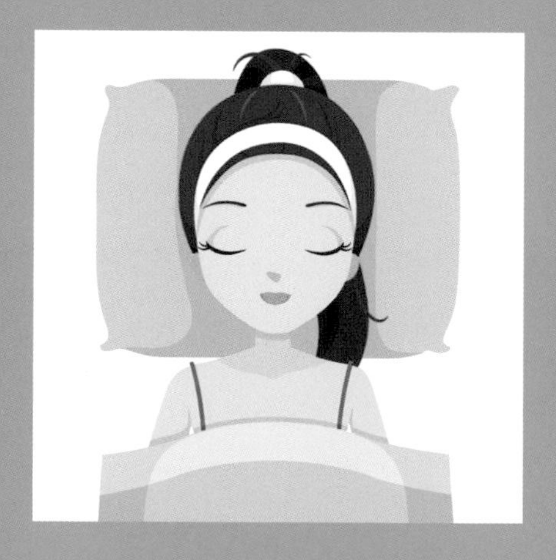

¿Puedo viajar?
¿Puedo seguir utilizando mis cosméticos?

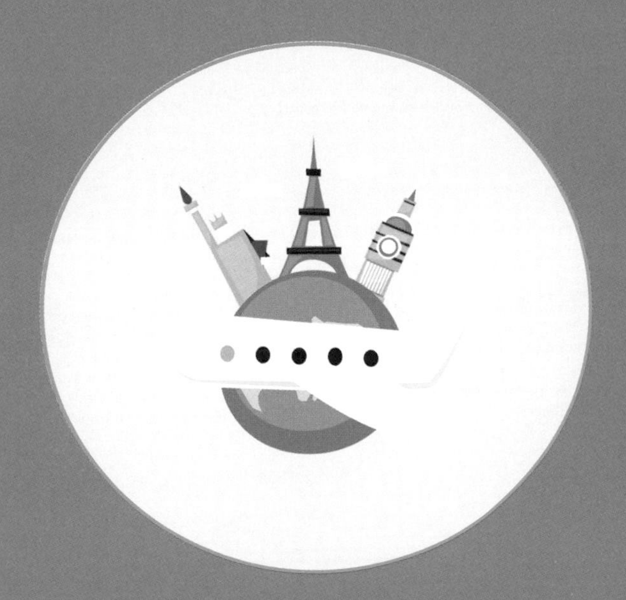

Son muchas las mujeres que se preguntan si pueden viajar durante el embarazo. Lo cierto es que no está contraindicado, aunque sí es verdad que deberá evitarse en embarazos de riesgo, en los que se requiere reposo. Asimismo, deben evitarse los trayectos largos y seguidos en mujeres embarazadas que tengan antecedentes de trastornos venosos. Por lo demás, si a la mujer le gusta viajar, podrá hacerlo si toma las precauciones necesarias.

En cuanto a los perfumes y cosméticos, algunos estudios indican que no son aconsejables durante este período. Por ello, se recomienda el uso de productos neutros o específicos para embarazadas. Además, ante la hipersensibilidad del olfato que desarrollan a veces las mujeres gestantes, los especialistas indican que deben evitarse los olores fuertes, ya que podrían provocar náuseas y molestias.

¿Y qué me pongo ahora?

Una de las preguntas que nos hacemos cuando nos quedamos embarazadas es «¿qué ropa me voy a poner para no parecer una mesa camilla?».

Recuerdo, hace ya unos quince años, que estaba en una tienda de ropa y en el probador de al lado había una chica embarazadísima que no paraba de probarse vestidos ajustados. Me chocó, porque tenía la idea de que las embarazadas iban a tiendas premamá a comprarse la ropa, no a tiendas normales de chicas. No os imagináis lo divina que estaba esa chica con los vestidos elásticos y su «bombo» en primer plano; su figura era sexy, tierna y poderosa a la vez. Me encantó y la imagen se me quedó grabada. En ese momento me dije: «Si alguna vez (que no creo) me quedo embarazada, no pienso ponerme ropa ancha para disimular mi barriga».

Aquí, debería hacer una puntualización antes de que algunas chicas y marcas de ropa premamá se me tiren al cuello. Cuando me refiero a «ropa premamá», quiero decir ese tipo de ropa de unos años atrás que hacía que las embarazadas parecieran más gordas y mayores porque su único cometido era tapar la barriga. Afortunadamente, hoy en día la ropa premamá piensa más en favorecer la figura de la mujer y se preocupa del diseño, no solo de la funcionalidad. Aun así, en mis dos embarazos me he resistido a comprarme ropa exclusiva para la época de gestación. Siempre he intentado «aguantar» con mis looks hasta que la cintura me lo ha permitido. De hecho, hasta el cuarto mes no he cambiado de talla. A partir de la semana 21, ponerme un vaquero normal era impensable, y también, debido al aumento de pecho, tuve que cambiar la talla de sujetador, pero, por lo demás, todo resultó bastante «adaptable». No hay que volverse loca, ni cambiar el armario entero ni gastarse un dineral en ropa, ¡tranquilas, chicas!

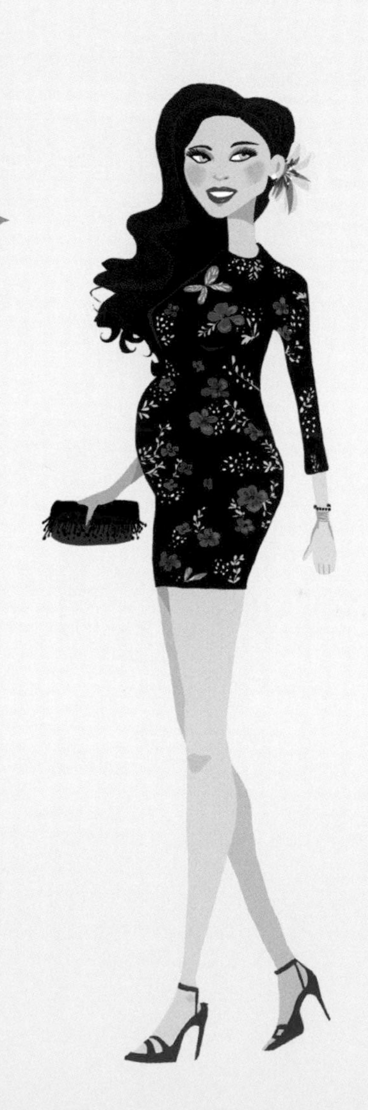

Lo único que me he comprado durante el embarazo son:

- Vaqueros con pieza para la barriguita (de 10 € a 40 €)
- Leggins de algodón con pieza para la barriguita (unos 15 €)
- Sujetadores de lactancia (de 10 a 30 €)
- Abrigo con pieza desmontable para embarazadas
- Vestidos elásticos de colores (de 20 € a 90 €)

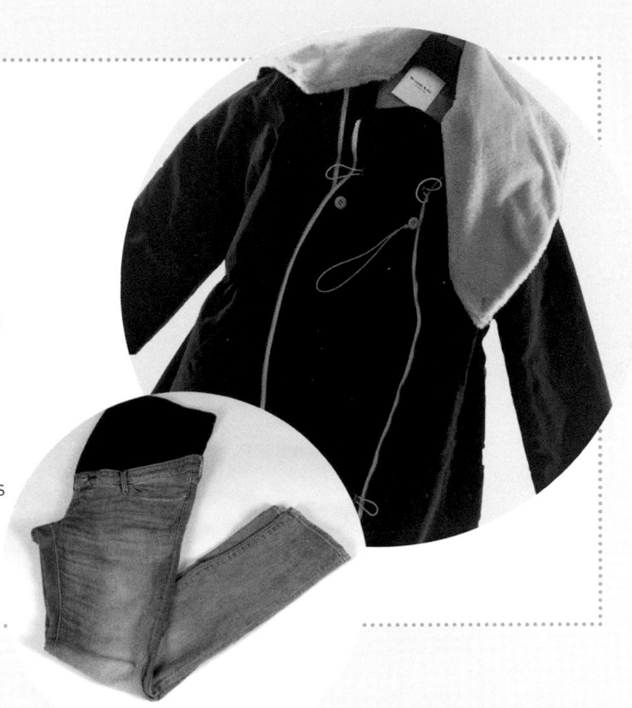

Podéis pasar estos meses con unos pocos básicos; el secreto está en combinarlos con complementos para no aburrirte.

Y ¿sabéis lo mejor? Que después del embarazo he cortado la parte extensible de los vaqueros y me los sigo poniendo. Vamos, a esto se le llama «amortizar una prenda». Y, por supuesto, los vestidos ajustados se adaptan a mi talla 38 de siempre.

Otra cosa a tener en cuenta: en general se aconseja evitar el uso de ropa sintética —ropa interior, entiendo—, sobre todo cuando hay infecciones de repetición, especialmente infecciones por hongos (micosis o candidiasis de repetición), y también —y altamente recomendable— en el caso de padecer de dolor crónico en la vulva (vulvodinia) o picor.

Durante el embarazo, los genitales están más congestionados, se tiene una mayor predisposición a las micosis, aumenta el flujo vaginal y varios factores pueden volver más sensible la zona, por lo que suele recomendarse evitar la ropa interior sintética. Sin embargo, no existen demasiadas evidencias al respecto, y, de hecho, la mayoría de las mujeres siguen usando la ropa interior que más les gusta o con la que se encuentran más cómodas.

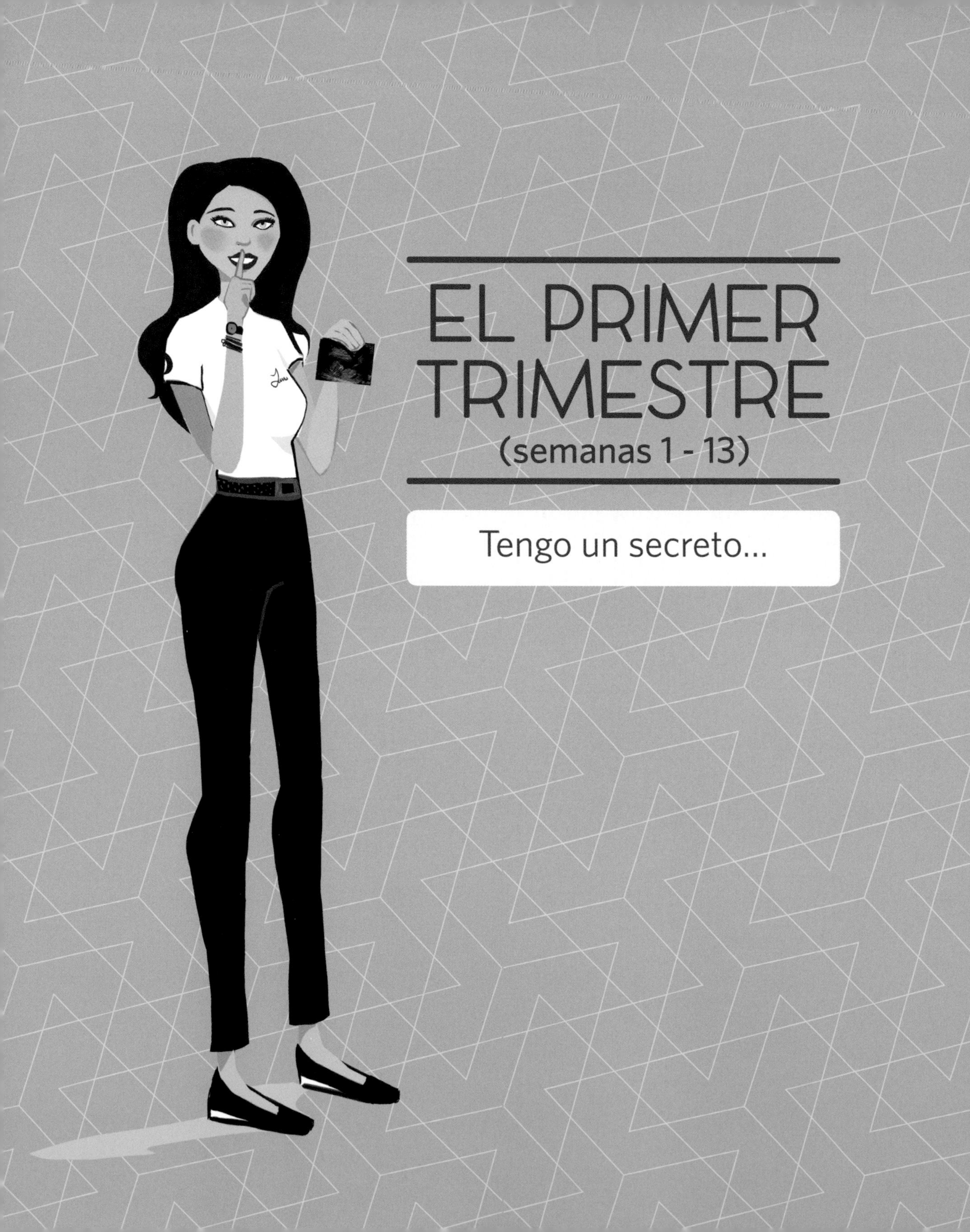

EL PRIMER TRIMESTRE

(semanas 1 - 13)

Tengo un secreto...

Cómo cambiará mi cuerpo

A lo largo de las primeras 13 semanas de embarazo es probable que no se produzcan cambios físicos externos; sin embargo, sí sufrirás cambios internos. Tus tasas hormonales subirán, lo que provoca alteraciones emocionales, mareos, náuseas y vómitos.

Síntomas y cambios físicos

- **Semanas 1-4:** No hay alteraciones físicas en el cuerpo de la mujer, pero el bebé ya empieza a desarrollarse; el cerebro y la médula espinal están formados.
- **Semanas 5-9:** En estas semanas, la mujer suele descubrir que está embarazada porque no tiene la menstruación. La sensación de fatiga es mayor, y los sentidos del olfato y del gusto se agudizan. Asimismo, el pecho está más sensible e hinchado.
- **Semanas 10-13:** Las ganas de orinar aumentan y pueden producirse desmayos y mareos, principalmente con los cambios de postura, debido a las alteraciones de la presión sanguínea. La aparición de granos también es frecuente a causa de los cambios hormonales. En la semana 13 se completa el primer trimestre, disminuye la posibilidad de un aborto espontáneo y los mareos y las náuseas desaparecen.

Psicología del primer trimestre

Durante el primer trimestre se suele experimentar ansiedad, estrés e inestabilidad emocional por el miedo de no saber qué pasará con tu vida desde el momento en que descubres que estás embarazada. Estas emociones al principio son normales, sobre todo si es tu primer embarazo, ya que tu vida cambiará radicalmente: ahora tu hijo será una pieza clave en tu vida.

Toda esta inestabilidad emocional desaparecerá a medida que vayas tomando conciencia de los cuidados que debes tener durante el embarazo y de la responsabilidad que supone ser madre. Por eso es muy importante que recibas apoyo emocional tanto de tu pareja como de tus familiares, así como asesoramiento psicológico.

En este trimestre los cambios físicos son mínimos. Seguirás usando la misma talla; nadie se dará cuenta de que estás embarazada. Puede que aumentes de peso pero porque tu apetito será mayor. Sin embargo, tu cuerpo sufre muchos cambios hormonales, por lo que tal vez te sientas cansada, mareada, con falta o aumento del apetito, o con ganas de vomitar y cambios de humor.

En este período el riesgo de aborto espontáneo es mayor, ya que tu cuerpo aún está acostumbrándose a los cambios. Así que estate alerta a sangrados, y, en caso de que los tengas, consúltalo con tu ginecólogo.

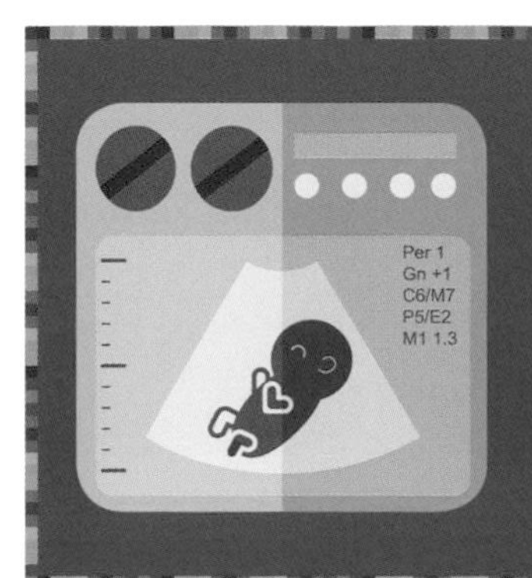

¿Por qué el primer trimestre del embarazo es el más crítico?

En este período se está produciendo la embriogénesis, es decir, se están formando todos los órganos del bebé; por lo tanto, debemos esforzarnos en llevar una vida más saludable. Por otra parte, entre el 10 % y el 20 % de los embarazos acaban en aborto espontáneo clínico y casi el 85 % de ellos ocurren en el primer trimestre. Las doce primeras semanas de gestación son las de mayor riesgo de tener un aborto y la embarazada debe ser consciente de ello.

Los cambios psicológicos según los profesionales

Diana Sánchez, psicóloga perinatal y fundadora de la AEPP, nos habla de los cambios psicológicos que se producen en el primer trimestre:

Se ha demostrado que un estado emocional materno caracterizado por presencias altas de cortisol puede llegar a ser perjudicial en el desarrollo de la actividad fetal y producir a veces un parto prematuro o efectos adversos en el desarrollo endocrino del bebé. Si la predisposición es mayor, puede provocar el desarrollo de trastornos de conducta y problemas emocionales en niños y adolescentes. Según el mismo estudio, la presencia de ansiedad en la madre se ha relacionado con problemas de hiperactividad y déficit de atención en niños de entre cuatro y siete años. Sin embargo, estamos hablando de mujeres que han vivido acontecimientos vitales muy estresantes.

Las mujeres que han vivido acontecimientos muy estresantes en el primer trimestre de su embarazo también pueden tener algún tipo de trastorno.

El estrés negativo (porque hay uno positivo y otro negativo; tú puedes tener estrés pero estar feliz) en el embarazo puede tener consecuencias en el desarrollo psicomotor y cognitivo del bebé entre los 3 y los 18 meses de vida y alterar el vínculo afectivo entre la mamá y el recién nacido.
Las conclusiones de las investigaciones vienen a confirmar que es necesario apoyar a la madre y darle sostén durante el embarazo y el posparto: acompañarla, que se sienta segura de sus tomas de decisiones, que no se la ponga todo el rato en duda... porque los efectos a largo plazo del apoyo perinatal se han demostrado significativos en el desarrollo y el estado de salud de los niños y de las madres.

Recomendaciones

- Es deseable que el profesional del parto dé una asistencia constante y continuada, cuidando la relación humana y estableciendo un buen vínculo terapéutico con la madre; es decir, es fundamental que esta, cuando visite a su ginecólogo o matrona, sienta que se la escucha y que sus preocupaciones son tenidas en cuenta.

- Sería recomendable que hubiera programas en los que el psicólogo perinatal y la matrona trabajasen conjuntamente para detectar psicopatologías.

- Sería aconsejable que en las unidades de ginecología y obstetricia hubiera un psicólogo prenatal y perinatal para, en caso de que sea necesario, pueda aportar su ayuda a la matrona o al ginecólogo.

Cómo hacer frente a las molestias más corrientes en este trimestre

Náuseas y vómitos

Son quizá las principales molestias que se sufren durante el primer trimestre del embarazo. Sus causas pueden ser muchas, entre ellas el aumento de las tasas hormonales y/o emocionales.

Con algunas pautas, estos síntomas pueden verse aliviados, así que durante este período debes evitar los alimentos con olor fuerte y de difícil digestión (como pastas). Tampoco es aconsejable quedarse mucho tiempo sin comer o comer demasiado. Se recomienda hacer comidas fraccionadas (no estar más de tres horas sin comer).

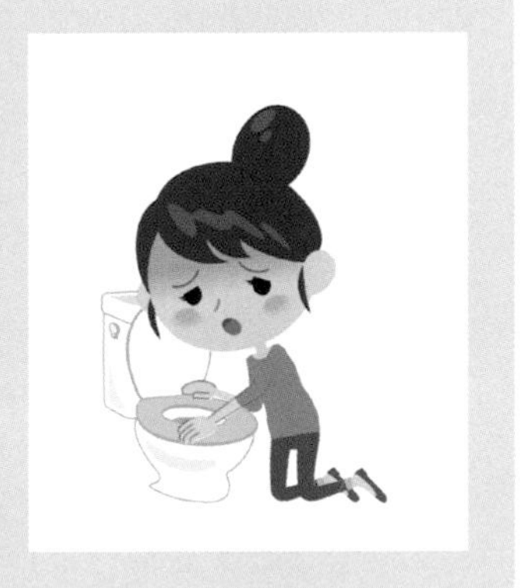

Salivación excesiva

Suele pasar en el primer semestre; la saliva presenta un sabor amargo, la lengua está más espesa y las mejillas se hinchan, todo ello provocado por unas glándulas salivales mayores. La reducción del consumo de leche y de almidón puede mejorar los síntomas. La fruta, los caramelos y chicles de menta, las comidas ligeras y las galletas también ayudan a reducir la cantidad de saliva. Prueba a cepillarte los dientes con pasta mentolada o a aclarar la boca con líquido mentolado. Chupa limón o caramelos de limón.

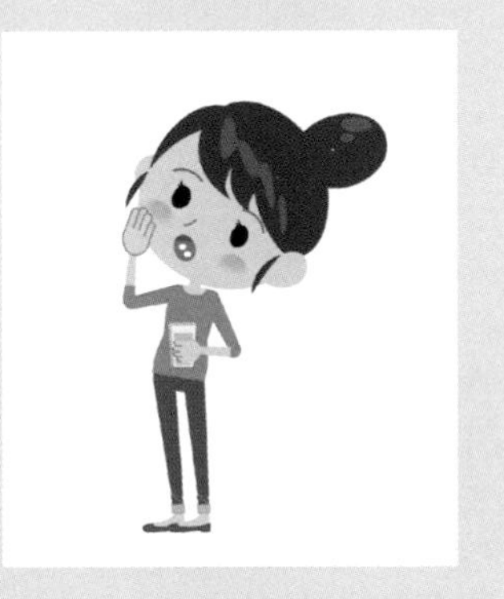

Fatiga

Durante el primer trimestre muchas mujeres se sienten agotadas; no es más que un efecto secundario del cambio hormonal que sufre el cuerpo en este período.

Durante estos meses, descansa, aliméntate adecuadamente y evita dulces y cafeína, que momentáneamente harán que te sientas con energía pero luego, cuando baje el nivel de azúcar, te dejarán mucho más cansada que antes.

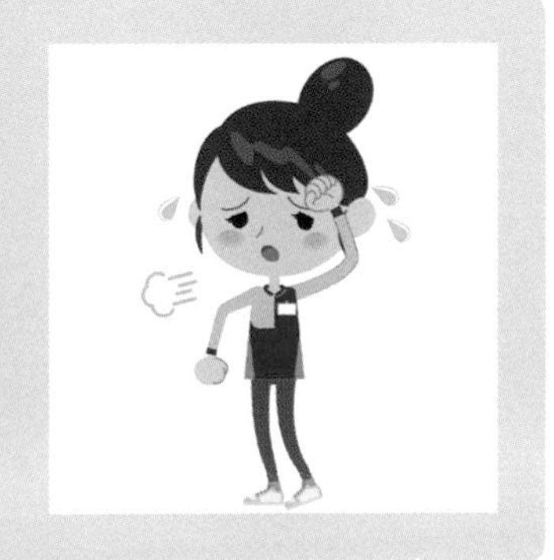

El papel de la pareja

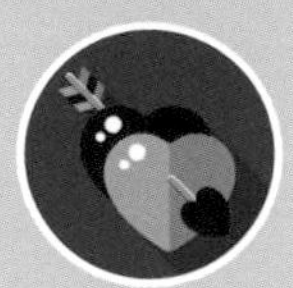

Aunque aquí hablo de «padre», quiero hacer extensible este capítulo a todas las parejas, ya sean heterosexuales u homosexuales. Porque el amor y el apego no están reñidos con la sexualidad de cada uno.

El primer trimestre es un tiempo de sorpresa y adecuación a la nueva situación. En muchas ocasiones, y sobre todo si el padre es primerizo, tal vez tenga sentimientos encontrados: alegría por la noticia, miedo a lo que pueda venir, a los posibles cambios en la pareja...

El padre a veces siente que es un mero espectador, incluso en ocasiones se olvida del embarazo. Su vida no cambia porque no tiene molestias físicas, pero su papel ya es sumamente importante. Es recomendable que acompañe a la madre a las revisiones, que se implique en la toma de decisiones (qué tipo de parto, dónde parir, etc.) y que también se informe de lo que ocurre en cada trimestre. No toda la información que circula por internet es fiable, por eso **Diana Sánchez** recomienda que esté también en las citas con la matrona o el ginecólogo. A veces, la embarazada tiene molestias (náuseas, mal cuerpo, etc.) o experimenta cambios emocionales, y es importante que el padre esté al tanto de todo lo que ocurre, y que ambos hablen sobre ello para que no haya malentendidos. Su ayuda y su compresión son necesarias; aunque no lleve al bebé dentro, es parte de la familia y no debe obviar su papel.

Cierto que no es muy común, pero algunos padres experimentan náuseas y mareos durante el embarazo de su mujer; es el llamado síndrome de Couvade.

¿No crees que a veces las mujeres se obsesionan demasiado y el único tema que tienen de conversación es el embarazo?

Soraya Arranz, directora de Be Water: Sí, hay que tener cuidado con la calidad de la comunicación. No hay que estar todo el día hablando de tu embarazo; no debes olvidar tu papel de pareja y de mujer, es muy importante. Tienes que seguir siendo la amante y la mujer aunque estés embarazada, y debes compartir con la pareja tus nuevas emociones. Con tus «estoy feliz», «qué alegría tener un hijo», estás mandando información que podéis compartir.

OBJETIVO:
Que mi marido me cuide y seamos cómplices en este embarazo

Curiosidades del feto

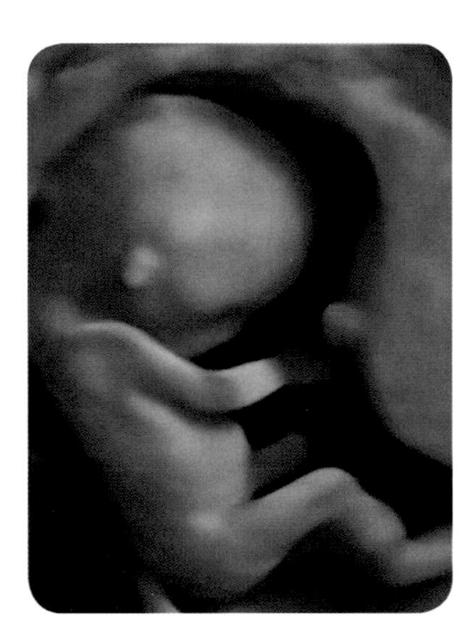

¿Cómo respira?

Durante el período gestacional los pulmones no ejercen su función principal, que sería el intercambio gaseoso (respiración); es la placenta la que se convierte en la responsable de la función respiratoria del feto.

El cordón umbilical es el conducto por donde pasa la sangre oxigenada de la placenta al feto y por el que sale la sangre del feto para ser oxigenada en la placenta.

¿Cómo se nutre?

El feto se alimenta de los nutrientes que están en el líquido amniótico, principalmente la glucosa y los aminoácidos.

¿Adónde van su orina y sus heces?

El feto secreta la orina en el líquido amniótico y cada tres horas la madre reabsorbe este líquido, por lo que se renueva.

No hay eliminación de heces por parte del feto. Como los nutrientes están en un medio líquido y el intestino tiene un gran poder de absorción, no se producen suficiente heces para que haya eliminación. En caso contrario —es decir, si el feto hace heces—, sería indicativo de sufrimiento fetal.

EL SEGUNDO TRIMESTRE
(semanas 14 - 27)

¡Creo que he notado una patada!

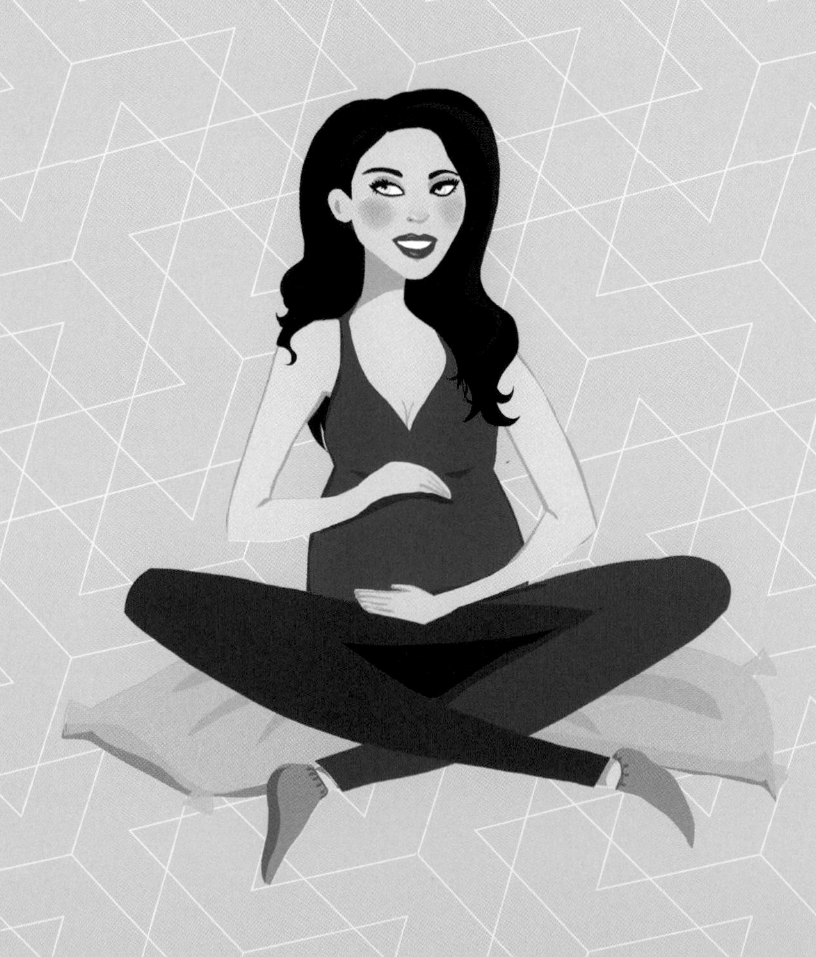

Y siguen los cambios...

En este trimestre, muchas de las molestias que has experimentado durante el primero ya habrán desaparecido. Empezarás a notar que estás embarazada, tu barriga crecerá, sentirás los movimientos de tu bebé. Engordarás entre 4 y 5 kilos. Es el período en el que quizá te sentirás más animada y dispuesta; así que aprovecha este estado de ánimo para hacer ejercicio.

- **Semana 14-17:** Puede que sufras de estreñimiento, caracterizado por un aumento en el tiempo del tránsito intestinal, resultado del efecto inhibitorio de la progesterona sobre el intestino. Es probable que las ropas ya te queden un poco más apretadas y percibirás los primeros movimientos del bebé.

- **Semana 18-22:** A lo largo de estas semanas son comunes los cambios en la pigmentación de la piel en la zona areolar, cara y cuello. Son debidos al aumento de la hormona hipofisaria (progesterona) que estimula a los melanocitos en la producción de melanina; un aumento de producción se convertirá en melasma. Notarás que tus uñas crecen más rápido: eso se debe a que el metabolismo está acelerado y el riego sanguíneo ha aumentado. Tu útero estará justo debajo del ombligo.

- **Semana 23-27:** En estas semanas tu útero estará más o menos a la altura de tu ombligo. Con el aumento del útero, el estómago y el intestino son desplazados hacia arriba. Este dislocamiento de las vísceras, junto con la relajación que sufren por efecto de la hormona de la progesterona, pueden provocarte reflujo esofágico o acidez estomacal. Es probable que empieces a sentir molestias como el cuerpo hinchado o dolores de espalda.

Falso mito

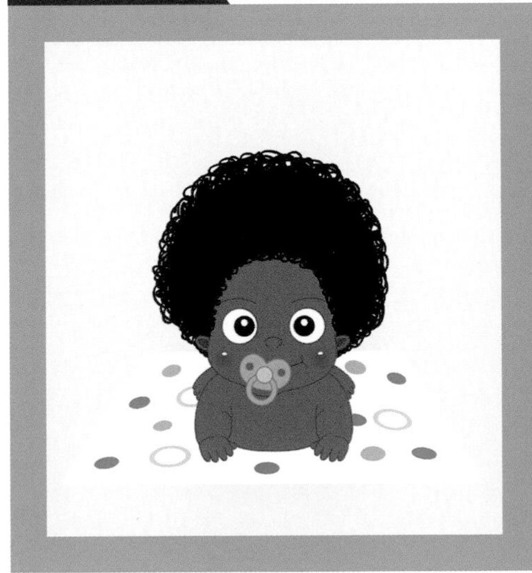

Si tienes ardores de estómago es porque tu bebé nacerá con mucho pelo.

Lo cierto es que mis dos hijos han nacido con una considerable melena, pero mis ardores no tenían nada que ver con esto.

Aunque es un dicho muy extendido, es totalmente falso. No hay ninguna relación científica entre la cantidad de pelo de tu bebé y tus ardores. Así que, como siempre recomiendo, haz caso a los profesionales. Los ardores de estómago durante la gestación están provocados por los cambios fisiológicos que hemos comentado más arriba.

Cómo hacer frente a las principales molestias

Durante el embarazo, es probable que tengas molestias con las que deberás aprender a convivir. A continuación te damos varios consejos sobre las más habituales para que durante este período tu vida sea más llevadera.

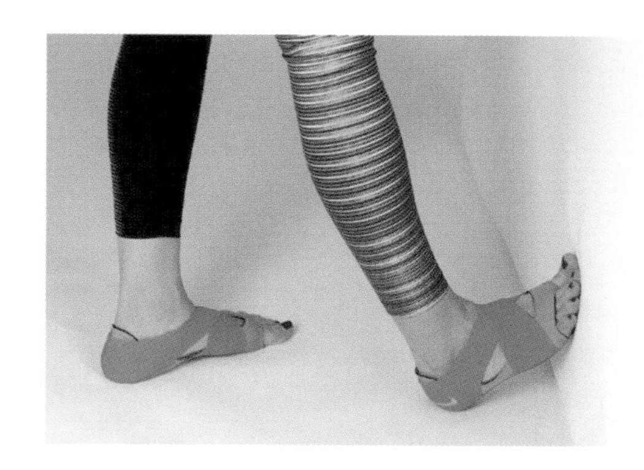

Calambres

Son muy frecuentes en el embarazo, principalmente en el final del segundo y último trimestre. Se desconocen las causas exactas, aunque se cree que los calambres están relacionados con el descenso de los niveles de magnesio y calcio durante la gestación. Otra hipótesis apunta a la mala circulación y a la acumulación de líquidos al final del día.

El síntoma característico es un espasmo muscular y un dolor intenso de aparición brusca que suele localizarse en la zona de los gemelos y en la fascia plantar.

La mejor forma de hacer frente a los calambres son los estiramientos, tanto de los gemelos como de la fascia plantar. Para que los estiramientos resulten más eficaces es ideal que te los haga otra persona. Los masajes también son muy buenos, porque mejoran la circulación.

«Yo, durante el tercer trimestre de mis embarazos, sufrí calambres casi todas las noches; me despertaba muchas veces gritando de dolor. Lo que hacía era intentar estirar mi gemelo y al ratito se me pasaba.»

Medida inmediata para los calambres: estiramiento de gemelos

- ***Postura inicial:*** Boca arriba con la pierna estirada.
- ***Acción:*** Con la pierna totalmente estirada, trae los dedos del pie hacia ti y presiona tu rodilla hacia abajo. Mantén la postura hasta que se te pase el calambre.
- ***Consejos:*** Puedes hacer este estiramiento de pie ayudándote de la pared, o en la cama antes de dormirte.

Acidez

Debido al aumento de las tasas de progesterona y estrógenos en el embarazo, la digestión y el tránsito intestinal son más lentos, lo que provoca estreñimiento y una relajación de toda la musculatura lisa del cuerpo, incluido el tracto gastrointestinal. La acidez está relacionada con el relajamiento del anillo muscular que separa el estómago del esófago, lo que impide que los ácidos estomacales y la comida circulen correctamente, y provoca que refluyan hacia el esófago.

Normalmente la acidez estomacal (ardor de estómago) se presenta al final del segundo trimestre y puede que persista hasta el posparto. Resulta incómoda y muchas veces dolorosa.

El crecimiento uterino es otro factor que contribuye a la sensación de ardor estomacal, ya que presiona el estómago hacia arriba.

- ***Consejos:***
- Las comidas ligeras y frecuentes alivian la presión en el estómago.
- Mantén la espalda recta mientras comes.
- Evita el exceso de alimentos picantes, los excitantes (café, chocolate, té) y las bebidas gaseosas.

- Come galletas cuando estés con acidez; es bueno porque neutraliza los gases.
- Cuando te tumbes, procura que tu cabeza no quede demasiado elevada respecto del cuerpo.
- Evita acostarte inmediatamente después de comer; espera al menos una hora.
- No uses ropa demasiado ajustada.

Medida preventiva: autoestiramiento del diafragma

Debido al crecimiento uterino y a la acción hormonal, en el embarazo puede generarse una distensión del anillo muscular que conecta el esófago con el estómago, lo que produce un reflujo gástrico.

La presión que el útero ejerce sobre el diafragma hace que este tire del estómago hacia arriba irritándolo; puede llegar a provocar una hernia de hiato.

Te sugiero el siguiente estiramiento:

- ***Postura inicial:*** Túmbate boca arriba con las piernas flexionadas.
- ***Acción:***
- Inspira y con las dos manos intenta agarrar las costillas.
- Espira sin mover las manos.
- Vuelve a inspirar e intenta meter más los dedos hacia dentro; cuando te provoque molestias, para.
- Espira recorriendo las costillas con los dedos.
- ***Consejo:*** Las respiraciones deben ser lentas.

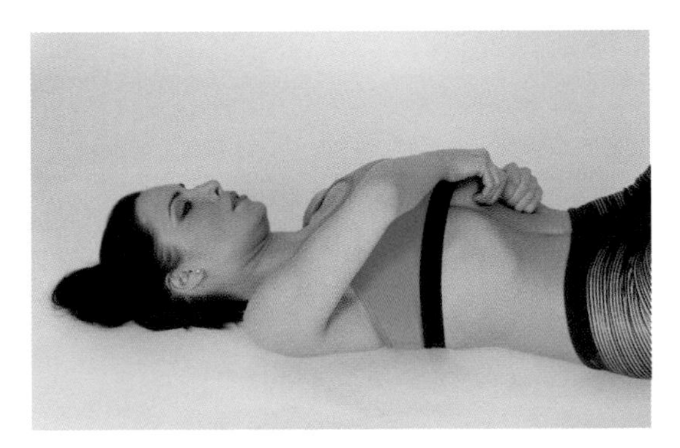

Dolor en los ligamentos del útero

Durante el segundo y el tercer trimestre es común que aparezca un dolor agudo en la parte baja del abdomen o cerca de las ingles. El dolor aumenta cuando la mujer camina con rapidez o está mucho tiempo de pie y disminuye al tumbarse, ya que en esta postura los ligamentos se relajan.

Automasaje

- ***Postura inicial:*** Túmbate de lado, con la pierna de arriba estirada y la de abajo flexionada. Apoya una mano por encima de la cadera (cresta iliaca) y pon la otra bajo la cabeza.
- ***Acción:*** Inspira, y cuando espires lleva al bebé hacia ti (es decir, hacia arriba) mientras deslizas la mano desde la cintura muy despacio en dirección al pubis (debes sentir que estiras la piel). Detén el movimiento al llegar cerca del pubis, inspira y sigue estirando la piel.
- ***Repeticiones:*** 4.

Estreñimiento

El estreñimiento suele aparecer en el primer trimestre y a finales del segundo. Es debido principalmente a factores hormonales: el aumento de la progesterona genera una relajación del intestino, y esta, una deficiencia en la fuerza propulsora de las heces; paralelamente, otra hormona, la motila, que es la responsable del movimiento del estómago y del intestino, disminuye.

El hierro consumido por la embarazada puede ser otro factor causante, junto con el bajo consumo de líquidos e ingestión de fibras. También el aumento del útero influye ya que provoca una compresión en el recto, lo que dificulta la salida de las heces.

- ***Consejos:***
- Consume alimentos ricos en fibras.
- Bebe más de 2 litros de agua al día.
- Practica ejercicio físico.
- Fíjate un horario diario para ir al baño.
- Posiciónate correctamente en el momento de evacuar. (véase página 53)

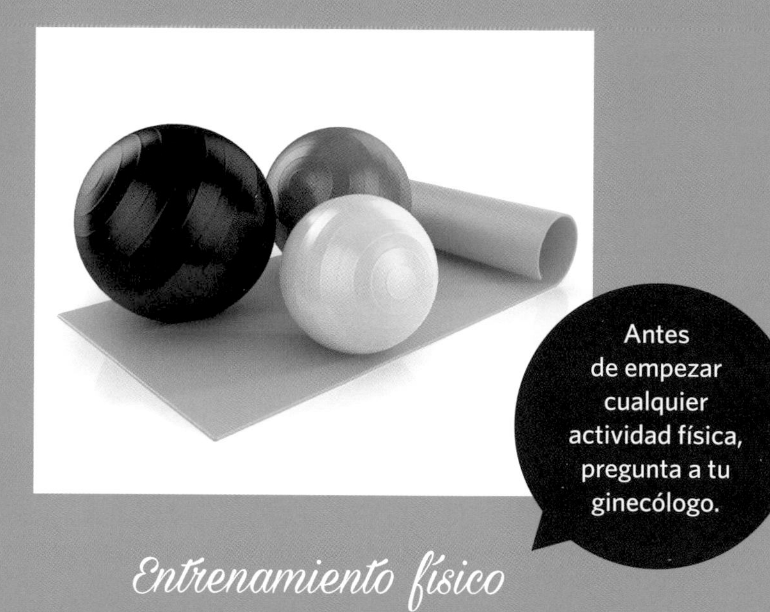

Antes de empezar cualquier actividad física, pregunta a tu ginecólogo.

Entrenamiento físico

Durante el primer trimestre, el ejercicio físico que puede hacerse dependerá de los hábitos y del estado físico de la mujer, porque en este período la probabilidad de aborto es mayor ya que es el momento en el que el embrión se adapta en el cuerpo de la mujer. Por ejemplo, si hasta ahora has llevado una vida sedentaria, no es aconsejable hacer ejercicio durante el primer trimestre, espera al segundo. Pero si siempre has hecho deporte, y si tu ginecólogo está de acuerdo, podrás seguir con ello.

Tal como explica la doctora Franco, «las mujeres sanas con embarazos sin complicaciones deben seguir realizando ejercicio durante el embarazo en todos los trimestres. El ejercicio aeróbico regular mantiene o mejora la condición física, ayuda a controlar el peso y mejora el bienestar psicológico. También es muy importante para minimizar los síntomas del embarazo, como el estreñimiento, la distensión abdominal, la hinchazón o el dolor de espalda».

El ejercicio en la mujer embarazada no aumenta el riesgo de parto prematuro. En el segundo y sobre todo en el tercer trimestre, las articulaciones son más laxas y existen mayores probabilidades de caerse. Por lo tanto, la única precaución que debe tenerse es evitar actividades en las que una pueda caerse más fácilmente.

Durante el embarazo, no debe practicarse ejercicio si hay dificultad para respirar o sensación de mareo, si hay contracciones, pérdida escasa de sangrado por la vagina o si los movimientos fetales están disminuidos.

En el segundo trimestre te sientes más dispuesta, empiezas a notar los primeros movimientos de tu bebé y la barriga crece sin provocar molestias, por eso es la mejor época para practicar ejercicio. Así, prevendrás dolores articulares y musculares, al tiempo que mantienes el tono muscular.

Las mujeres que hacen ejercicio durante la gestación disfrutan de partos más cortos y tienen menos probabilidades de desarrollar diabetes gestacional.

La combinación perfecta para tener un embarazo saludable, afrontar con fuerza el momento del parto y una mejor recuperación posparto es:

- Ejercicio aeróbico moderado
- Ejercicios específicos de tonificación
- Corrección postural

Pilates: principios y ejercicios básicos

Joseph H. Pilates fue el creador de este método de entrenamiento físico-mental. Son ejercicios posturales que coordinan la respiración y la concentración para sacar más partido a tus músculos y articulaciones.
El pilates está orientado tanto a entrenamiento físico como terapéutico. Mejora la postura y previene dolencias fortaleciendo tu cuerpo de una manera integral.

Por eso, debes realizar todos los ejercicios que te propongo en este libro estando muy concentrada e integrando la respiración a cada movimiento de tu cuerpo.

¡Toma consciencia de tu cuerpo y siéntelo!

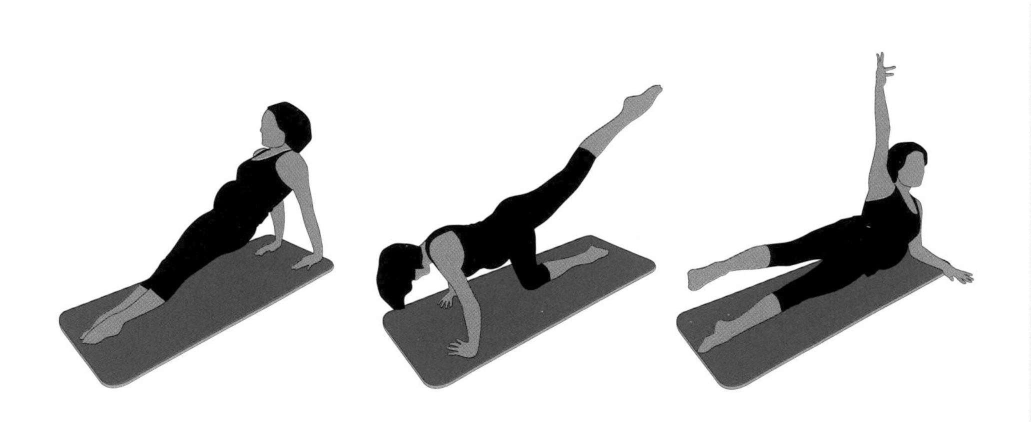

1. RESPIRACIÓN

Postura inicial: Túmbate boca arriba con las piernas separadas a la anchura de la cadera y flexionadas. Los hombros alejados de las orejas, las manos en las costillas y la columna estirada (ten la sensación de que creces).

Acción: Respira lentamente, inspira por la nariz, espira por la boca mientras contraes el suelo pélvico llevando el ombligo hacia dentro y arriba.

Repeticiones: 10.

Músculos trabajados: Transverso abdominal y suelo pélvico.

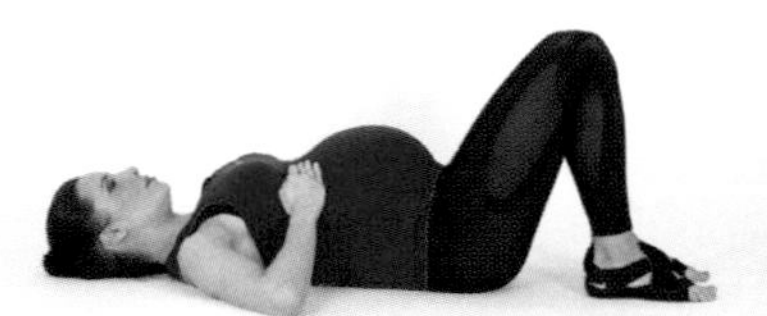

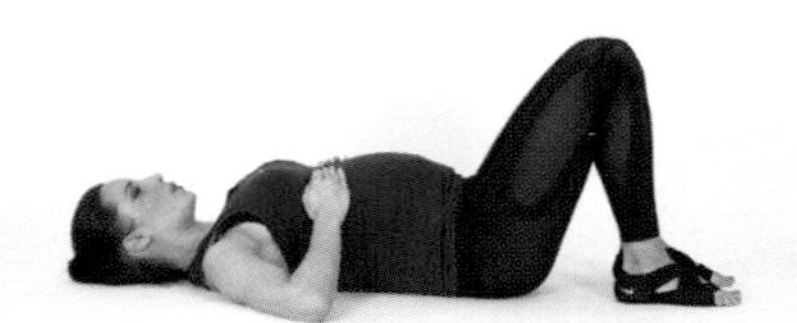

CONSEJOS PARA TU RUTINA DE EJERCICIOS: cuando espires, contrae el suelo pélvico y lleva el ombligo hacia dentro y hacia arriba como si quisieras ponerte un pantalón ajustado.

2. CÍRCULOS CON LOS BRAZOS

Postura inicial: Túmbate boca arriba con las piernas separadas a la anchura de la cadera y flexionadas. Los hombros alejados de las orejas, las manos a los lados del cuerpo y la columna estirada (ten la sensación de que creces).

Acción: Inspira al tiempo que elevas los brazos estirados hacia el techo en la línea de los hombros. Espira mientras llevas los brazos hacia atrás haciendo un círculo hacia la cadera.

Repeticiones: 10.

Músculos trabajados: Estabilizadores de las escápulas y transverso abdominal.

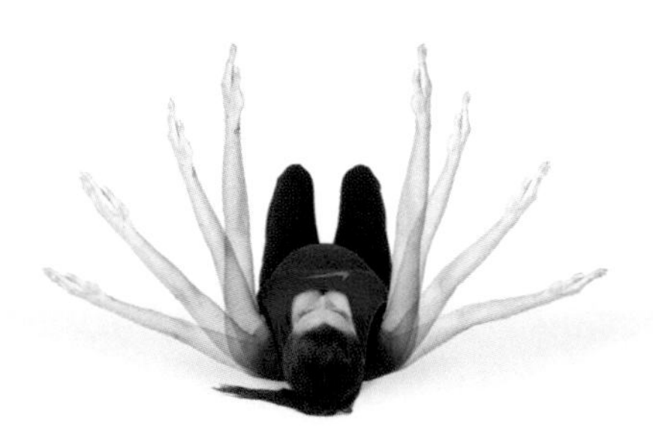

3. CAÍDA DE LAS ESCÁPULAS (OMÓPLATOS)

Postura inicial: Túmbate con las piernas flexionadas y separadas a la anchura de la cadera y los brazos estirados hacia el techo y perpendiculares al suelo.

Acción: Inspira al tiempo que llevas los brazos hacia arriba (imagina que quieres tocar el techo). Espira mientras llevas los hombros hacia abajo intentando tocar el suelo (no juntes las escápulas). Los brazos siguen estirados hacia el techo.

Repeticiones: 10.

Músculos trabajados: Estabilizadores escapulares.

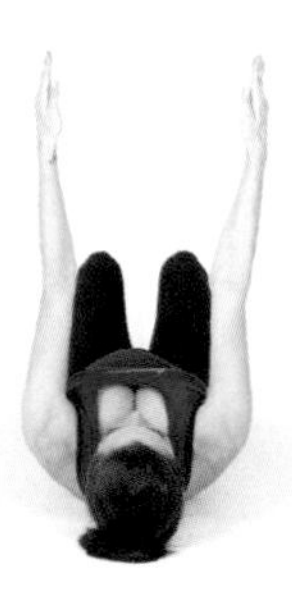

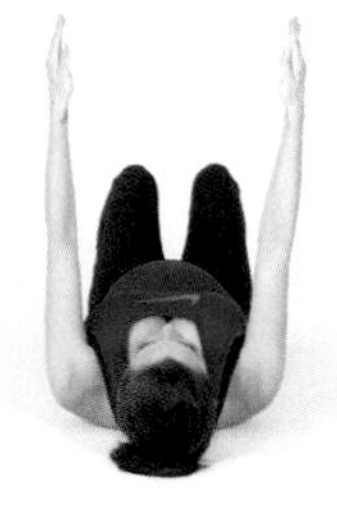

4. ESTIRAMIENTO DE UNA PIERNA HACIA DELANTE

Postura inicial: Túmbate boca arriba con las piernas separadas y flexionadas a la anchura de la cadera, los hombros hacia abajo (imagina que quieres tocar los talones con las manos) y la columna estirada.

Acción: Inspira al tiempo que llevas una pierna estirada hacia el techo. Espira y contrae el suelo pélvico activando tu centro, mientras bajas la pierna hacia el suelo sin despegar las lumbares de la colchoneta. Inspira regresando a la postura inicial.

Repeticiones: de 8 a 10 con cada pierna.

Consejo: Procura que la pierna que está apoyada en la colchoneta no se vaya hacia el lado (mantén la pelvis en posición neutra).

Músculos trabajados: Suelo pélvico, transverso abdominal, recto del abdomen, flexores de cadera.

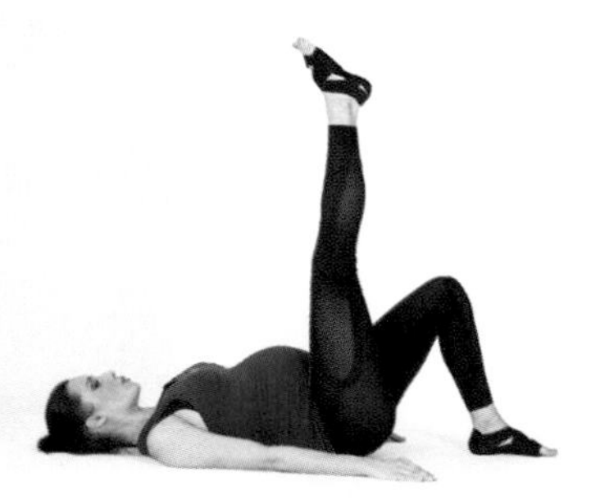

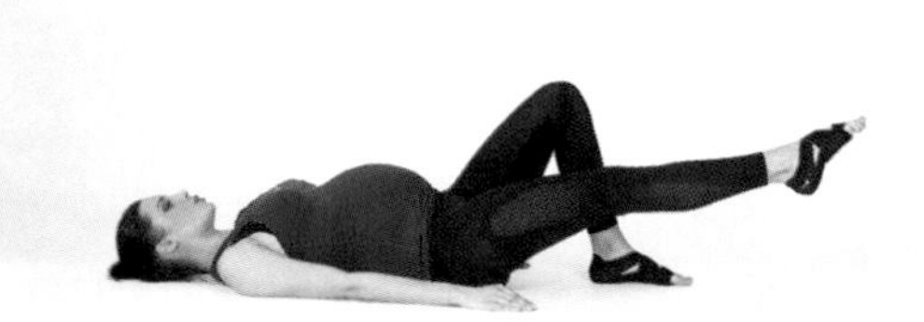

5. CÍRCULOS EN EL TECHO

Postura inicial: Túmbate boca arriba, con las piernas flexionadas y separadas a la anchura de la cadera, los hombros hacia abajo (imagina que quieres tocar los talones con las manos) y la columna estirada.

Acción: Inspira y estira una pierna hacia el techo mientras dejas la otra apoyada en la colchoneta. Mantén la pierna estirada, espira dibujando la mitad de un círculo e inspira dibujando la otra mitad. Evita que la pelvis se mueva de un lado a otro y, al espirar, lleva el ombligo hacia dentro y contrae el suelo pélvico a la vez.

Repeticiones: 4 con cada pierna.

Consejo: Cuando consigas más estabilidad en la cadera, dibuja círculos más grandes.

Músculos trabajados: Transverso abdominal, suelo pélvico, abductores y aductores.

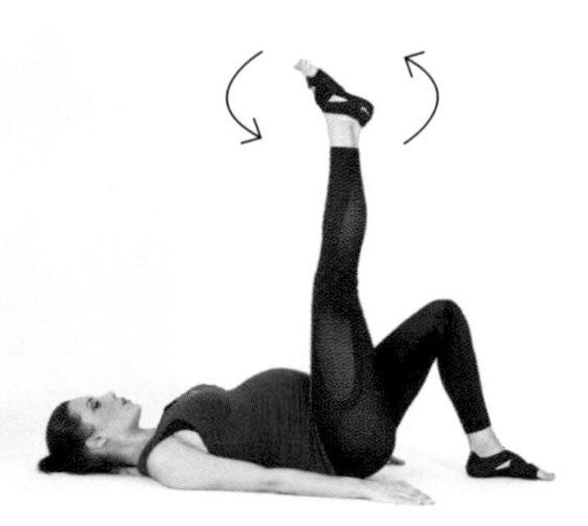

6. PUENTE

Postura inicial: Túmbate boca arriba, con las piernas separadas a la anchura de la cadera, los hombros hacia abajo (imagina que quieres tocar los talones con las manos) y la columna estirada.

Acción: Inspira manteniendo la postura inicial y espira, lleva el ombligo hacia dentro basculando la pelvis; a la vez, contrae el suelo pélvico y ve subiendo vértebra a vértebra hasta quedarte apoyada sobre los hombros. Inspira manteniendo la posición y elongación de la columna. Después, espira rotando vértebra a vértebra hacia abajo, contrayendo el suelo pélvico, hasta apoyar la pelvis en la colchoneta.

Repeticiones: De 8 a 10.

Consejos:

- Eleva la columna hasta que el peso recaiga sobre las escápulas.
- No dejes de contraer el abdomen para que la lumbar no caiga hacia abajo.
- Mantén los hombros hacia abajo.

Músculos trabajados: Transverso, recto y oblicuos del abdomen, suelo pélvico y extensores de cadera.

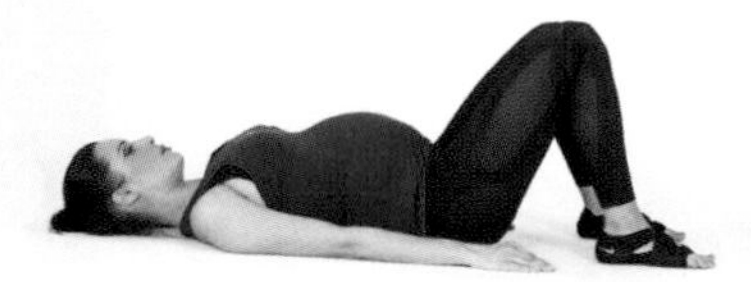

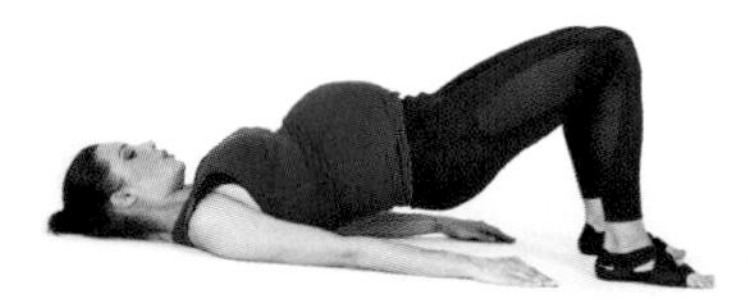

7. ESTIRAMIENTO DE PIERNA SOBRE EL LATERAL: ARRIBA Y ABAJO

Postura inicial: Túmbate de lado, mantén la columna recta y la cabeza apoyada sobre el brazo estirado en la colchoneta; el otro brazo estará apoyado hacia delante o a lo largo del cuerpo. Flexiona la pierna de abajo para ayudar a mantener el equilibrio.

Acción: Inspira y eleva la pierna superior. Espira activando el suelo pélvico seguido del abdomen, mientras bajas la pierna (imagina que tienes un muelle entre ellas).

Repeticiones: De 8 a 10 con cada pierna.

Consejos:

- Mantén la columna estirada tirando de la coronilla hacia el brazo que está apoyado en la colchoneta.
- Eleva la pierna totalmente extendida solo hasta donde te resulte cómodo y mantén el tronco estable, sin moverlo.
- Tira suavemente de la pierna hacia fuera como si quisieras sacarla de la cadera.
- No cargues el peso en los hombros al elevar y descender la pierna. Trabaja desde el abdomen.

Músculos trabajados: Transverso abdominal, abductores, erectores espinales, multífidos y estabilizadores de las escápulas.

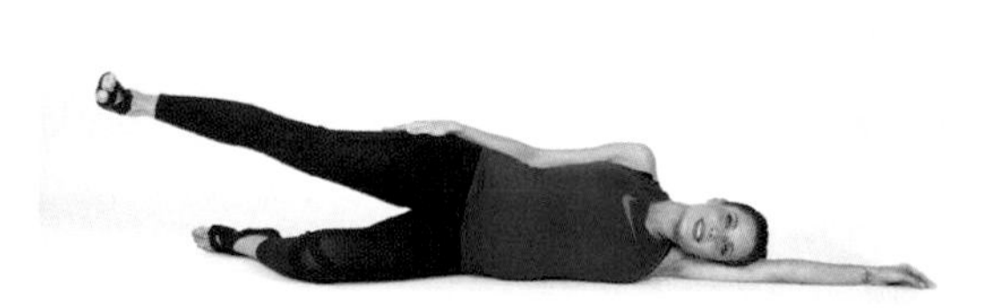

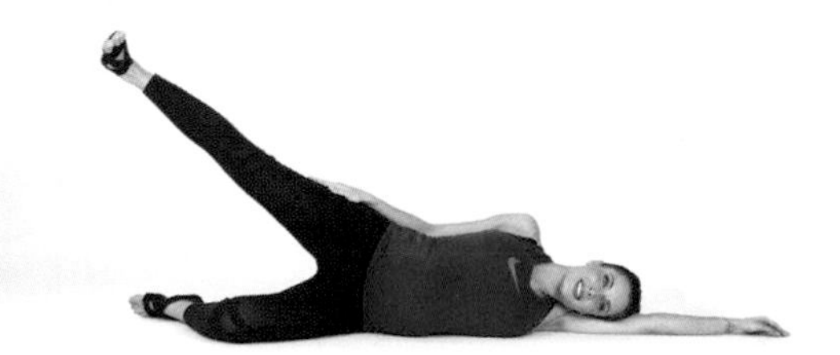

8. ESTIRAMIENTO DE PIERNA SOBRE EL LATERAL: HACIA DELANTE

Postura inicial: Túmbate de lado y mantén la columna recta y la cabeza apoyada sobre el brazo estirado en la colchoneta; el otro brazo estará apoyado hacia delante a lo largo del cuerpo. Flexiona la pierna de abajo para ayudarte a mantener el equilibrio.

Acción: Inspira y sube la pierna hasta la altura de la cadera. Después, espira y con los pies en flex lleva la pierna hacia delante activando el suelo pélvico y tu centro (abdomen). Inspira mientras llevas la pierna a la postura inicial con los pies en punta.

Repeticiones: De 8 a 10 con cada pierna.

Consejos:

- Para realizarlo correctamente, sigue los últimos 3 consejos del ejercicio anterior

Músculos trabajados: Transverso abdominal, fibras profundas del suelo pélvico, oblicuos, flexores y extensores de la cadera, abductores y estabilizadores escapulares.

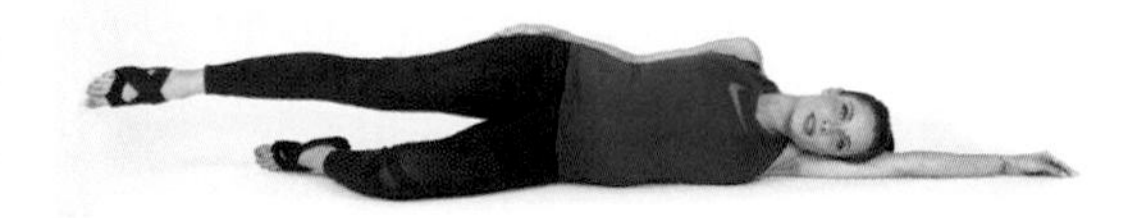

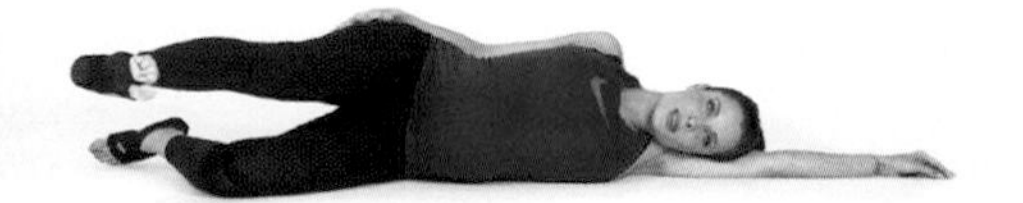

9. EL GATO

Postura inicial: Ponte a cuatro patas, con los brazos estirados, las manos debajo de los hombros (mantenlos lejos de las orejas) y las piernas separadas a la anchura de la cadera con las rodillas debajo de ella, formando un ángulo de 90°. La columna tiene que estar recta (imagina una mesa).

Acción: Inspira manteniendo la columna estirada. Al espirar, lleva el ombligo hacia la espalda y la cabeza hacia dentro, mientras mantienes los brazos estirados y llevas la columna hacia el techo y la pelvis hacia dentro (postura de gato enfadado). Inspira llevando un poco más la columna hacia el techo y espira volviendo a alargar la columna vértebra a vértebra a su posición neutral, alargando sacro, lumbares, dorsales y cervicales.

Repeticiones: De 5 a 6.

Consejos:

- Mantén contraído el abdomen (ombligo hacia dentro) durante todo el ejercicio para evitar la hiperlordosis lumbar.
- No dejes caer la cabeza, mantenla alineada con la columna.
- Al final del ejercicio, haz movimientos circulares con las muñecas para no sobrecargarlas.

Músculos trabajados: Recto mayor del abdomen, oblicuos, transverso abdominal, músculos dorsales y lumbares.

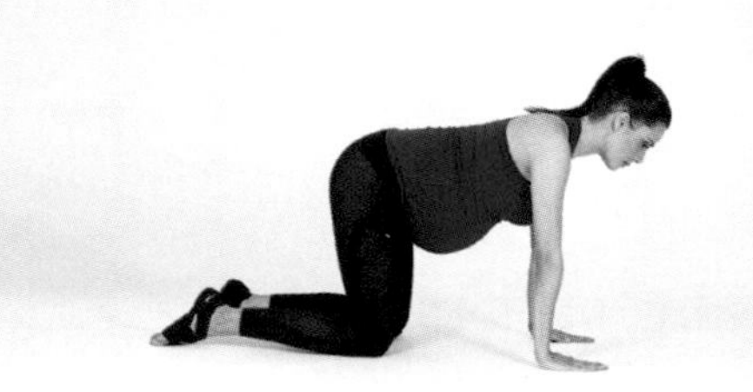

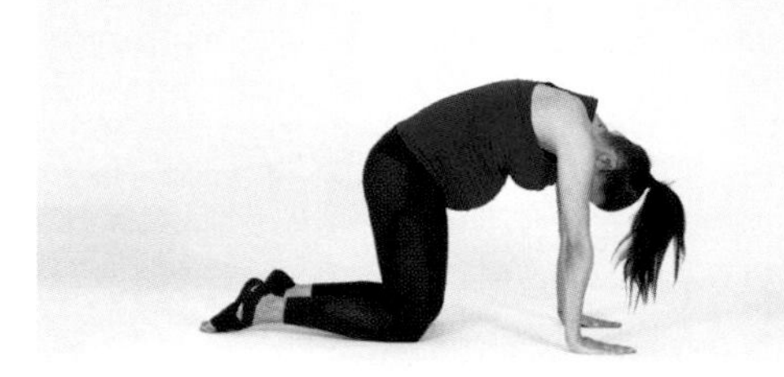

10. SUPERMAN: PIERNA Y BRAZO CONTRARIO

Postura inicial: Ponte a cuatro patas, con los brazos estirados, las manos debajo de los hombros (mantenlos lejos de las orejas) y las piernas separadas a la anchura de la cadera con las rodillas debajo de ella, formando un ángulo de 90°. La columna tiene que estar recta (imagina una mesa).

Acción: Manteniendo la columna estirada, espira contrayendo el suelo pélvico y tu centro. Mientras, eleva la pierna estirada hasta la altura del glúteo (NUNCA POR ENCIMA) y el brazo contrario hasta la altura del hombro. Inspira volviendo con la pierna y el brazo a la postura inicial. Haz lo mismo con la pierna y el brazo contrarios.

Repeticiones: De 8 a 10 con cada pierna, alternando.

Consejos:

- Para realizarlo correctamente, sigue los 2 primeros consejos del ejercicio anterior.

Músculos trabajados: Transverso y oblicuo abdominal, estabilizadores de las escápulas, deltoides, glúteo y estabilizadores de la cadera.

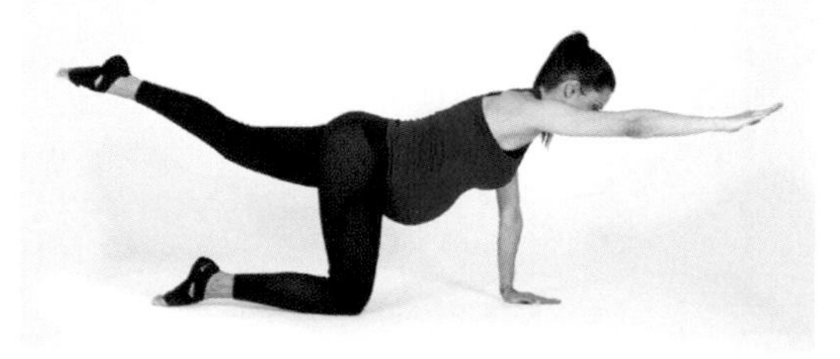

Entrenamiento con banda elástica

La banda elástica es una herramienta muy útil y económica. No ocupa espacio, por lo que puedes llevarla siempre contigo para usarla en cualquier momento. Debido a mi trabajo, tengo que viajar mucho, así que adapto mis entrenamientos al lugar donde estoy. Por eso siempre llevo en mi maleta una banda elástica, que me permite entrenar en una habitación de un hotel, en un parque, en un plató, en un camerino...

Cuando vayas a comprar una, ten en cuenta que las hay de distintas resistencias. Te aconsejo que empieces con una resistencia de leve a moderada. La banda elástica trabaja con la resistencia sobre tus músculos fortaleciendo tu cuerpo. Puedes sacarle mucho provecho. ¡Anímate!

Te propongo un entrenamiento completo y sencillo, con el que trabajarás todo tu cuerpo. Su duración aproximada es de 45 a 60 minutos.

1. RESPIRACIÓN

Postura inicial: Túmbate boca arriba, con las piernas flexionadas y separadas a la anchura de la cadera, los hombros hacia abajo (mantenlos lo más lejos posible de las orejas) y la pelvis en neutro.

Acción: Inspira y luego espira llevando el ombligo hacia dentro mientras contraes el suelo pélvico. Concéntrate en llevar el ombligo hacia dentro y en contraer el suelo pélvico a la vez; notarás que la parte inferior del abdomen se pone dura.

Repeticiones: De 8 a 10.

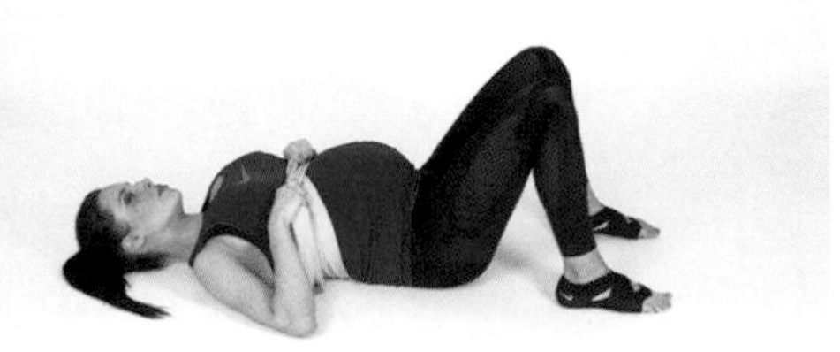

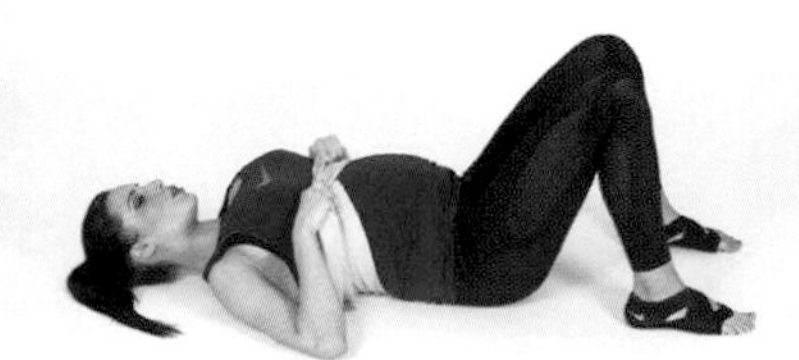

2. APERTURA DE BRAZOS

Postura inicial: Túmbate boca arriba con la banda elástica debajo de las escápulas. Pásala por las costillas de manera que puedas sujetar las puntas con las manos. Los brazos estirados hacia el techo (mantén los hombros lejos de las orejas), las piernas flexionadas y separadas a la anchura de la cadera, la pelvis en neutro y la columna estirada. Respira lentamente, y cuando espires intenta dejar la parte inferior del abdomen dura (lleva el ombligo hacia dentro) y contrae el suelo pélvico (imagina un ascensor e intenta llevarlo hacia arriba).

Acción: Inspira y abre lentamente los brazos hacia los lados (en cruz), mantén la columna estirada y, sin moverla, espira mientras vuelves a cerrar los brazos dejándolos estirados y separados a la anchura de los hombros. Debes concentrarte en contraer la parte inferior del abdomen y del suelo pélvico.

Repeticiones: De 8 a 10.

Consejo: Mantén las escápulas estabilizadas (sensación de la «V»), los hombros relajados hacia abajo y la columna estirada.

Músculos trabajados: Transverso abdominal, fibras profundas del suelo pélvico, estabilizadores de las escápulas y pectorales.

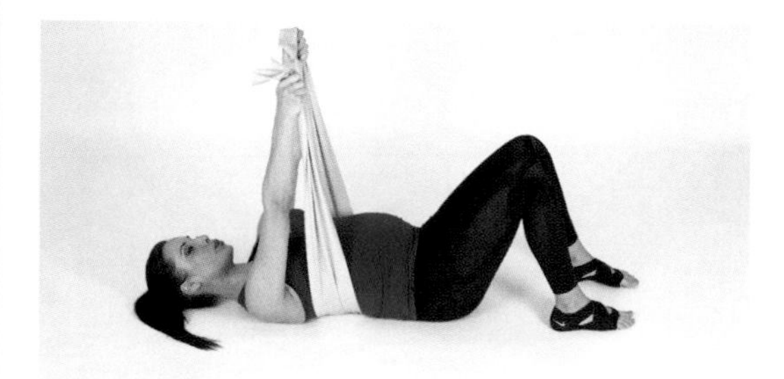

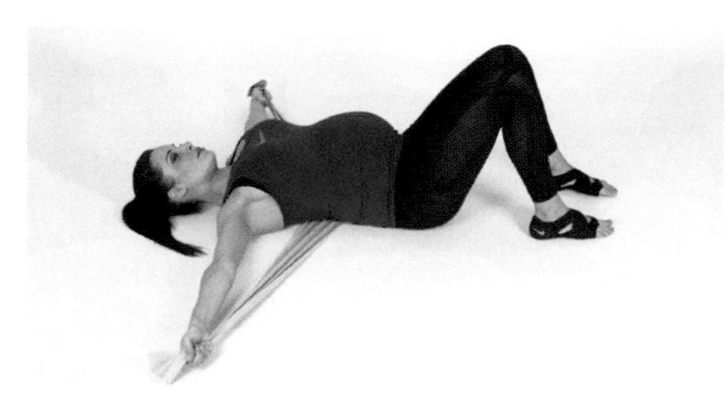

3. ESTIRAMIENTO DE LOS GRANDES DORSALES (BRAZO ATRÁS)

Postura inicial: Túmbate boca arriba con los brazos estirados y separados a la anchura de los hombros, sujetando la banda elástica como si fuera un bastón. Mantén los hombros hacia abajo y las escápulas estabilizadas. Respira lentamente y, mientras espiras, contrae el suelo pélvico y el abdomen.

Acción: Inspira y cuando espires lleva los brazos estirados lentamente hacia atrás hasta la altura de las orejas. Mantén contraído el abdomen mientras estiras los brazos. Inspira mientras regresas a la postura inicial.

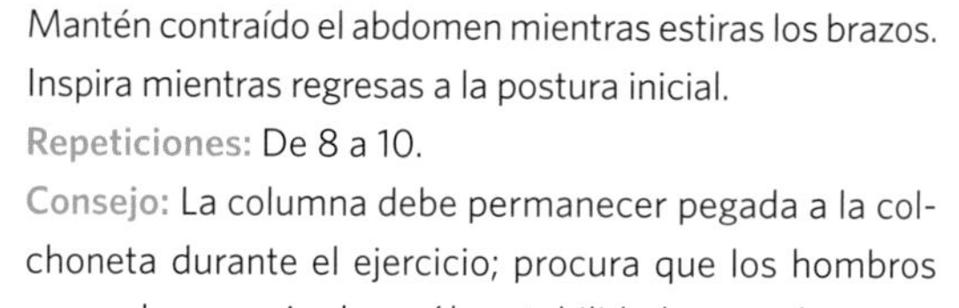

Repeticiones: De 8 a 10.

Consejo: La columna debe permanecer pegada a la colchoneta durante el ejercicio; procura que los hombros no se eleven y pierdas así la estabilidad escapular.

Músculos trabajados: Transverso abdominal, dorsal ancho, estabilizadores y escapulares.

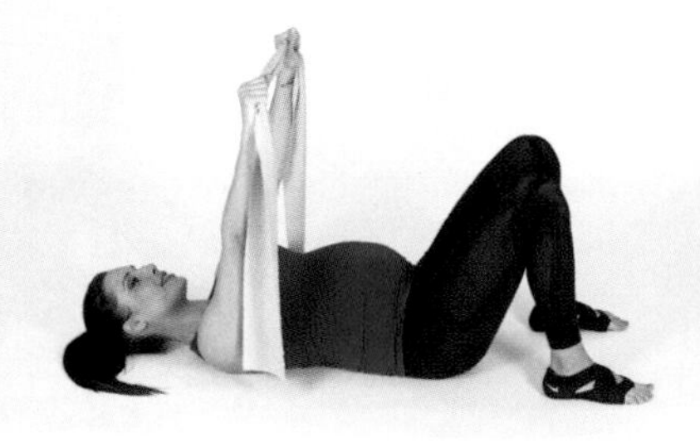

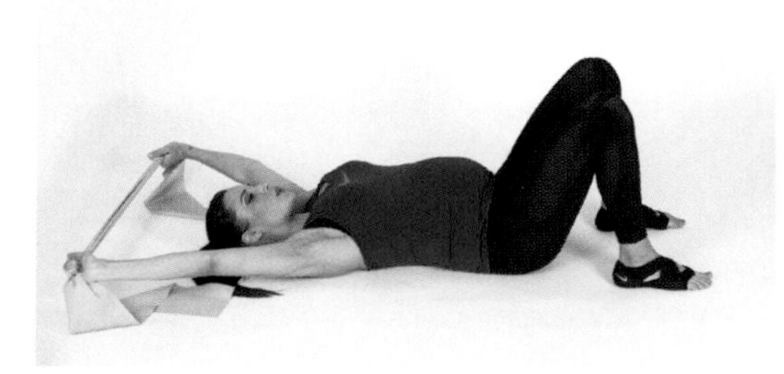

4. PUENTE SOBRE HOMBROS

Postura inicial: Túmbate boca arriba con las piernas flexionadas y separadas a la anchura de la cadera y los hombros hacia abajo. La banda elástica pasa por debajo de los muslos y las puntas se cruzan hacia delante. La columna debe permanecer estirada.

Acción: Inspira manteniendo la postura y espira llevando el ombligo hacia dentro, mientras basculas la pelvis y subes vértebra a vértebra hasta quedarte apoyada sobre los hombros. Inspira manteniendo la posición. Espira rotando vértebra a vértebra hacia abajo, hasta apoyar la pelvis en la colchoneta. Repite este ejercicio 10 veces, y en la última repetición mantén tu cuerpo arriba. Abre las piernas mientras espiras y ciérralas cuando inspires. Repite 8 veces y en la última baja vértebra a vértebra hasta la colchoneta.

Consejo: Eleva la columna hasta que el peso recaiga sobre las escápulas; procura mantener contraído el abdomen y los hombros hacia abajo.

Músculos trabajados: Transverso abdominal, fibras profundas del suelo pélvico, glúteos, estabilizadores de las escápulas.

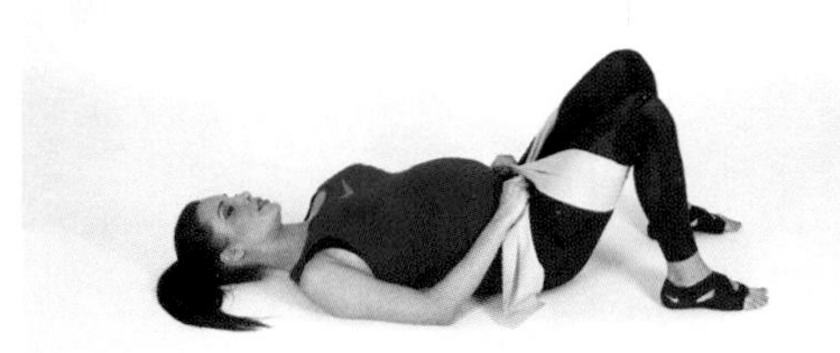

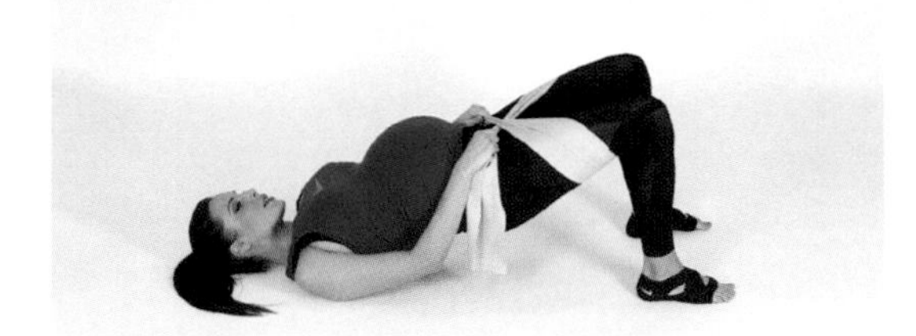

5. ESTIRAMIENTO DE PIERNA EN LATERAL: ARRIBA Y ABAJO

Postura inicial: Ponte de lado, mantén la columna recta y la cabeza apoyada sobre el brazo estirado o plegado; el otro brazo estará apoyado hacia delante del cuerpo. Átate la banda elástica a los tobillos.

Acción: Inspira y eleva la pierna superior y con el pie en punta. Espira contrayendo tu centro y el suelo pélvico mientras bajas la pierna colocando el pie en flex. Opón resistencia al bajarla, como si tuvieras un muelle entre las piernas.

Consejos:

- Mantén la columna estirada durante todo el ejercicio tirando de la coronilla hacia el brazo estirado, como si crecieras.
- No ates las piernas con mucha fuerza para que puedas ejecutar correctamente el movimiento.
- Asegúrate de mantener una leve rotación externa de la cadera para no sobrecargar el cuádriceps.
- Eleva la pierna solo hasta donde te resulte cómodo mantenerla totalmente extendida para mantener el tronco estable, sin apenas moverlo.
- Tira suavemente de la pierna hacia fuera como si quisieras sacarla de la cadera.
- No cargues el peso en los hombros al elevar y descender la pierna. Trabaja desde el abdomen siempre contraído.

Músculos trabajados: Transverso abdominal, abductores y aductores de la cadera.

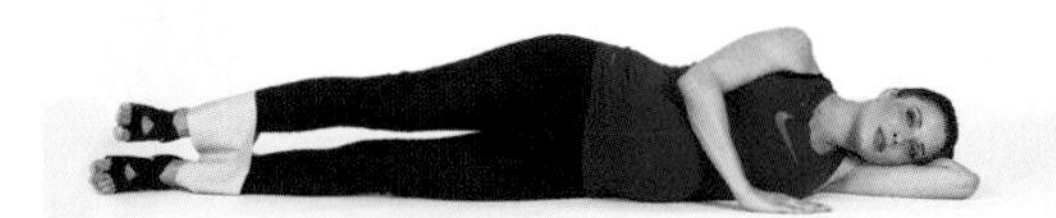

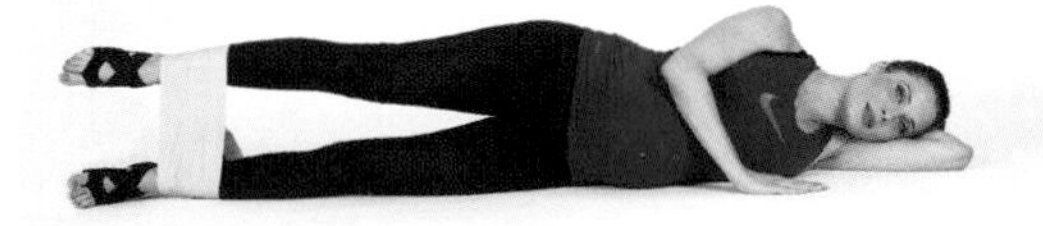

6. CÍRCULOS PEQUEÑOS

Postura inicial: Túmbate de lado, mantén la columna recta y la cabeza apoyada sobre el brazo estirado o plegado; el otro brazo estará apoyado hacia delante de tu cuerpo. Extiende bien la pierna de arriba con el pie metido en la banda elástica.

Acción: Espira contrayendo el suelo pélvico y el abdomen mientras dibujas la mitad de un círculo e inspira dibujando la otra mitad. Haz 5 círculos para cada lado.

Repeticiones: De 8 a 10 con cada pierna.

Consejos: Procura que la pelvis y la columna no se muevan.

Músculos trabajados: Abductores, cuádriceps y aductores.

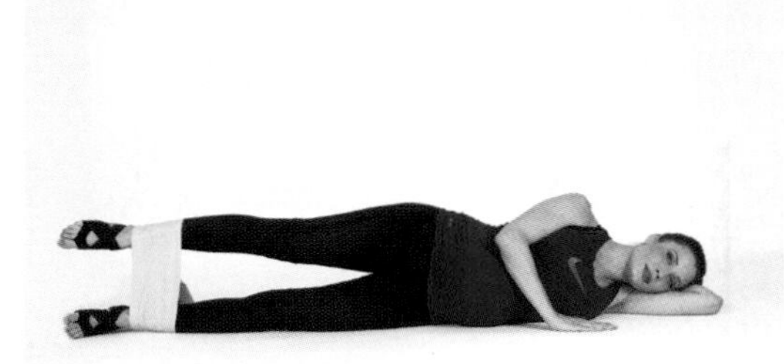

7. ROMBOIDES

Postura inicial: Siéntate sobre los isquiones manteniendo la columna recta y cruza las piernas. Sujeta la banda elástica con las dos manos como si fuera un bastón en horizontal, hacia delante. Los codos y los hombros deben estar en una misma línea recta. Relaja el cuello y los hombros.

Acción: Mantén los brazos rectos hacia delante y espira abriendo el elástico. Inspira regresando a la posición inicial.

Repeticiones: De 8 a 10.

Consejo: Mantén los hombros relajados hacia abajo y la columna recta.

Músculos trabajados: Transverso abdominal, erectores de la columna y estabilizadores de la escápula.

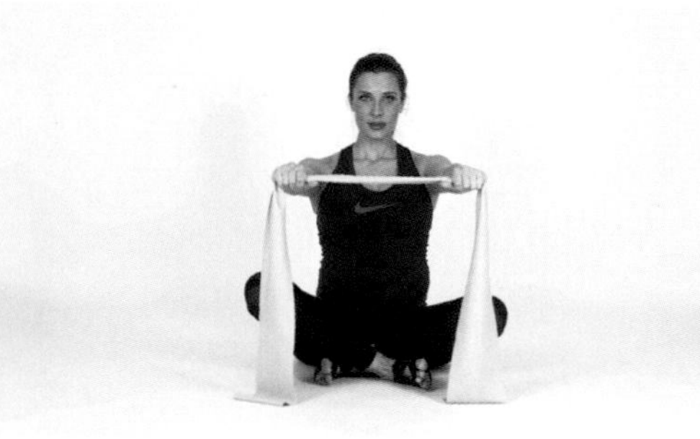

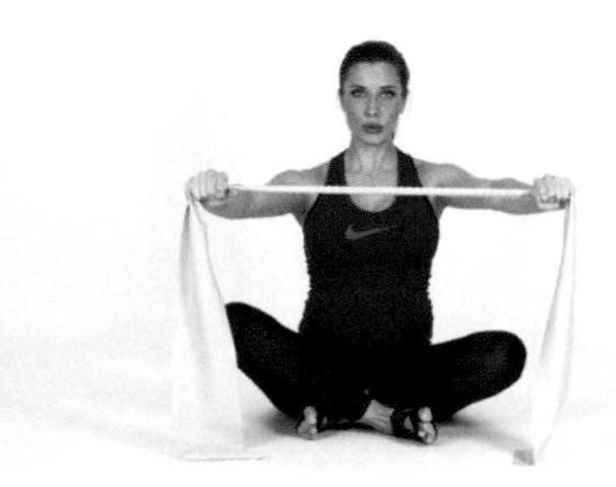

8. ESTIRAMIENTO DE BRAZOS HACIA DELANTE

Postura inicial: Ponte de pie con las piernas separadas a la anchura de la cadera y pisa la banda elástica. Sujeta las extremidades de la banda con las manos, los pulgares mirando hacia arriba. Mantén los hombros relajados lejos de las orejas y los brazos pegados a los costados.

Acción: Espira contrayendo el abdomen y el suelo pélvico y tira de los brazos hacia delante. Mantén los brazos rectos. Súbelos todo lo que puedas sin sobrepasar la altura de los hombros. Mantén la columna recta (siente que creces) y los hombros relajados.

Repeticiones: De 8 a 10.

Consejos:

- Mantén siempre la columna y los codos estirados.
- Recuerda que la fuerza tiene que salir del abdomen mientras recoges el suelo pélvico.

Músculos trabajados: Transverso abdominal, deltoides, grande dorsal y suelo pélvico.

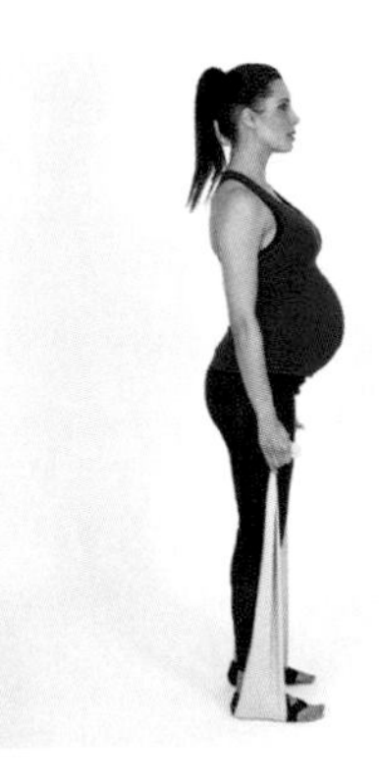

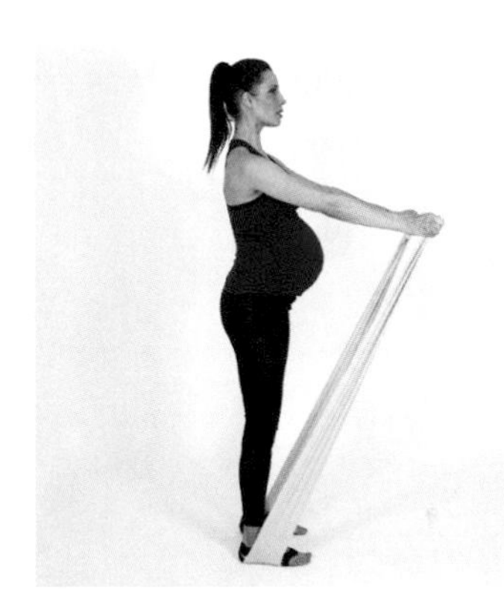

9. TRÍCEPS

Postura inicial: Ponte de pie con las piernas separadas a la anchura de la cadera. Coge la banda elástica por la espalda.

Acción: Espira contrayendo el abdomen y el suelo pélvico. Lleva la mano hacia el techo estirando el codo e inspira flexionando lentamente el codo para regresar a la postura inicial.

Repeticiones: De 8 a 10 con cada brazo.

Consejo: Asegúrate de no subir el hombro cuando hagas la extensión de codo.

Músculos trabajados: Transverso abdominal y tríceps.

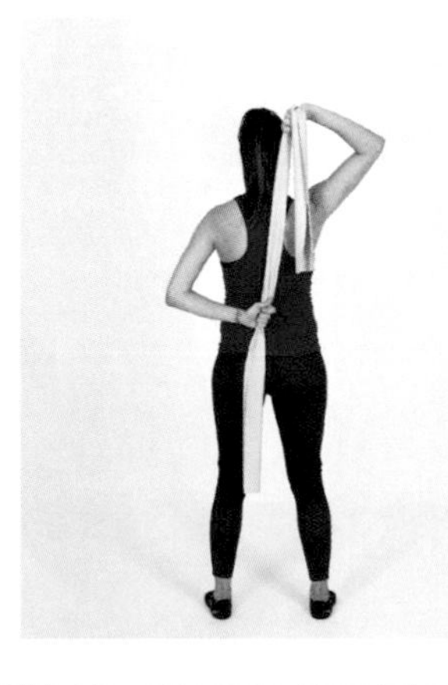

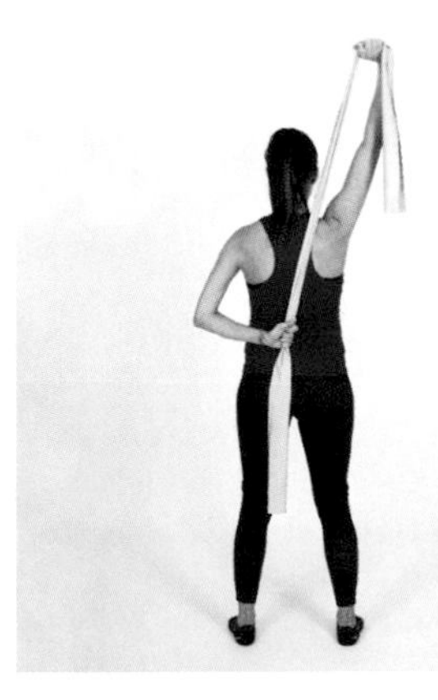

10. BRAZOS HACIA LOS LATERALES

Postura inicial: Ponte de pie con las piernas separadas a la anchura de la cadera y pisa la banda elástica. Sujeta las extremidades de la banda con las manos, los pulgares mirando hacia arriba. Mantén los hombros relajados lejos de las orejas y los brazos pegados a los costados.

Acción: Espira contrayendo el abdomen y el suelo pélvico y tira de los brazos hacia los laterales.

Repeticiones: Repite de 8 a 10 veces.

Consejos:

- Ten cuidado de no subir los hombros, mantén siempre la columna y los codos estirados.
- Recuerda que la fuerza tiene que salir del abdomen mientras recoges el suelo pélvico.

Músculos trabajados: Transverso abdominal, deltoides fibras medias y supraespinoso.

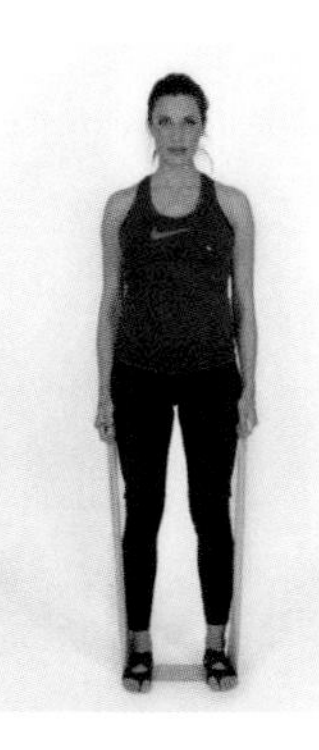

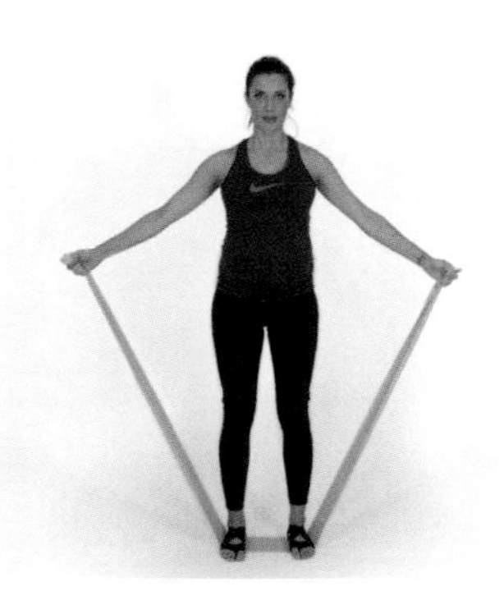

11. BÍCEPS

Postura inicial: Ponte de pie con las piernas separadas a la anchura de la cadera y pisa la banda elástica. Sujeta las extremidades de la banda con las manos, los pulgares mirando hacia a los lados y las palmas mirando hacia delante. Mantén los hombros relajados lejos de las orejas y los brazos pegados a los costados.

Acción: Inspira y espira mientras flexionas los codos y tiras de la banda elástica hacia arriba. Mantén los brazos pegados al cuerpo. Inspira estirando los codos y regresa a la postura inicial.

Repeticiones: De 8 a 10.

Consejos:

- Intenta mover solo el codo.
- Recuerda que la fuerza del ejercicio sale del abdomen (¡OMBLIGO HACIA DENTRO Y HACIA ARRIBA!)

Músculos trabajados: Transverso abdominal y bíceps.

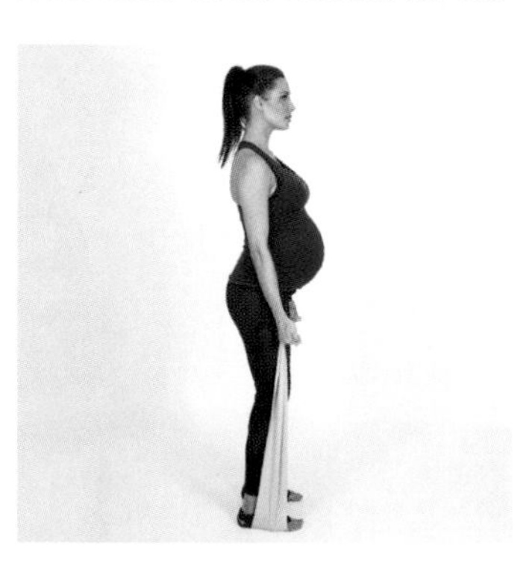

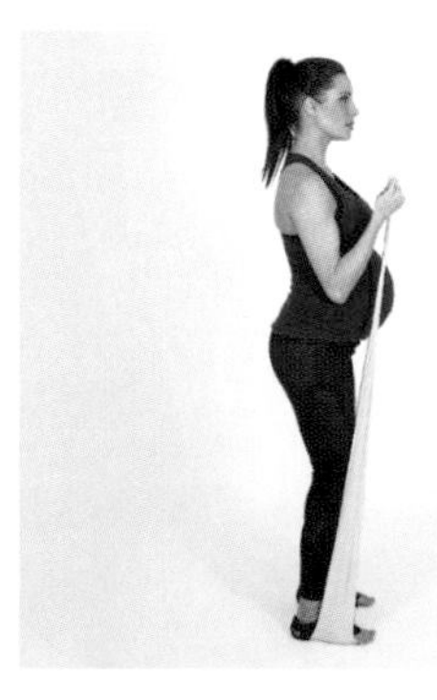

Estiramientos

1. ESTIRAMIENTO HACIA DELANTE

Postura inicial: Siéntate sobre los isquiones con las piernas estiradas hacia delante y separadas a la anchura de la cadera. Mantén los hombros relajados, con los brazos rectos hacia delante y la columna lo más estirada que puedas.

Acción: Espira al tiempo que llevas la columna hacia delante e inspira regresando vértebra a vértebra a la posición inicial.

Repeticiones: De 8 a 10.

Consejo: En caso de que no consigas mantener la pelvis y la columna alineadas, siéntate sobre un cojín.

Músculos trabajados: Transverso abdominal, estabilizadores de las escápulas y rectos del abdomen.

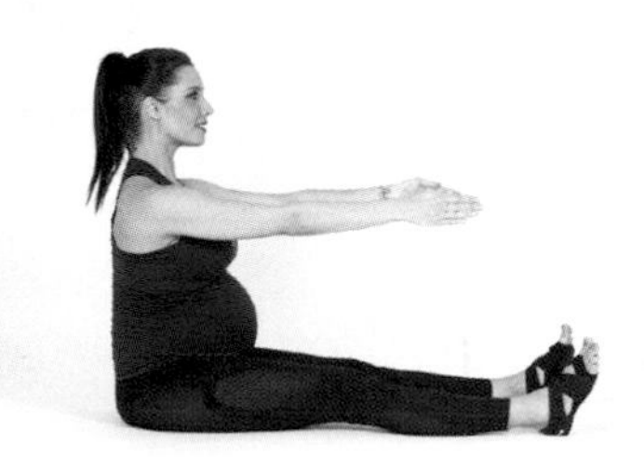

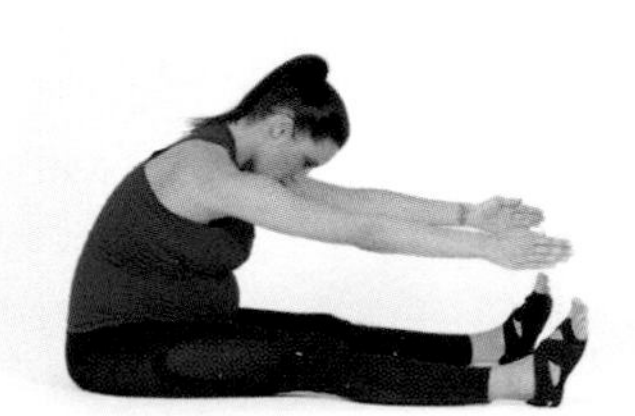

2. ESTIRAMIENTO DEL CUELLO

Postura inicial: Siéntate sobre los isquiones con las piernas cruzadas, la columna estirada y los hombros relajados.

Acción: **1.** Pon las dos manos en la nuca y lleva el mentón hacia el pecho. **2.** Pon la mano derecha sobre el lado izquierdo de la cabeza. Lleva la cabeza hacia el hombro derecho, mantén la posición algunos segundos y regresa lentamente al centro. Repite lo mismo hacia el lado contrario. **3.** Dirige el mentón hacia el hombro; hazlo a ambos lados.

Repeticiones: 30 segundos en cada posición.

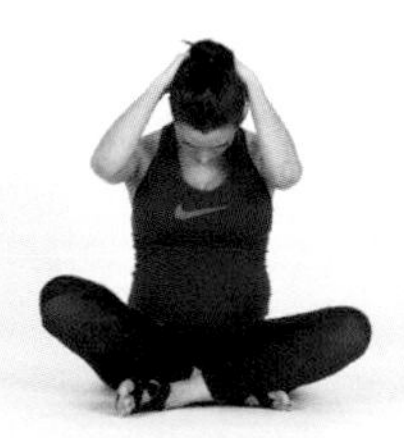

1

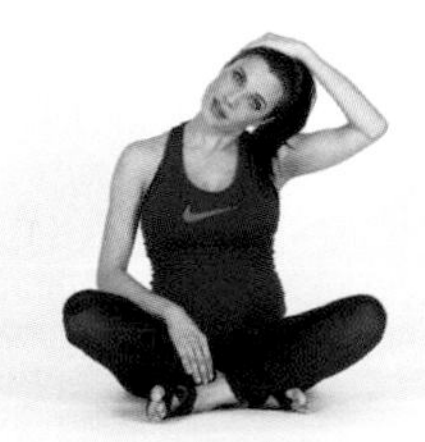

2

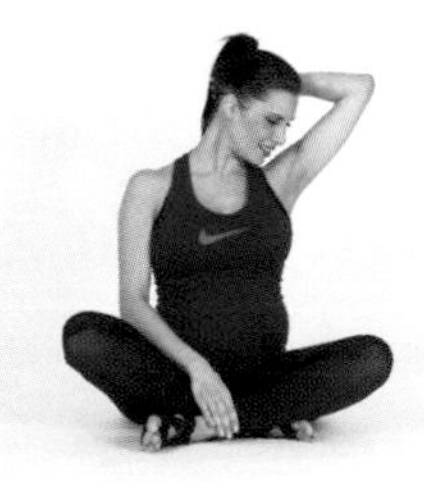

3

3. ESTIRAMIENTOS DEL PSOAS

Postura inicial: Túmbate boca arriba y pon un cojín o una toalla enrollada debajo de la cadera, de modo que las lumbares estén relajadas.

Acción: Trae una pierna hacia el pecho sujetándola con las dos manos mientras mantienes la otra estirada. Mantén la posición unos segundos y cambia de pierna.

Repeticiones: 30 segundos en cada posición.

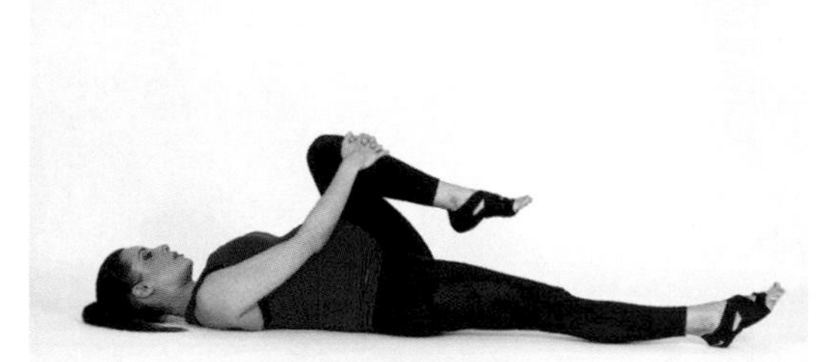

El papel de la pareja

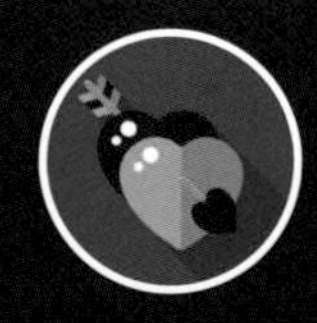

En el segundo trimestre, el padre ya puede tomar contacto con el bebé a través del vientre materno. Puede hablarle, comunicarse con él para ir estableciendo un vínculo afectivo con el nuevo miembro de la familia. Si lo hace a menudo, cuando el bebé nazca, este reconocerá esa voz como familiar, aunque los bebés prefieren las voces agudas. A veces, los padres cambian el tono de voz al hablarle al bebé sin darse cuenta de ello.

El padre debe seguir acompañando a la madre durante todo el proceso, y, si es posible, hacer alguna actividad juntos, como asistir a grupos de preparación al parto, canto prenatal o yoga. También debería acudir con ella a las visitas al ginecólogo y decidir conjuntamente sobre aspectos relacionados con el futuro bebé (alimentación, cuidados, organización, etc.). Según Diana Sánchez, es importante que todos estos temas sean abordados conjuntamente para que, llegado el momento, no surjan conflictos entre ambos.

Gadgets para el embarazo

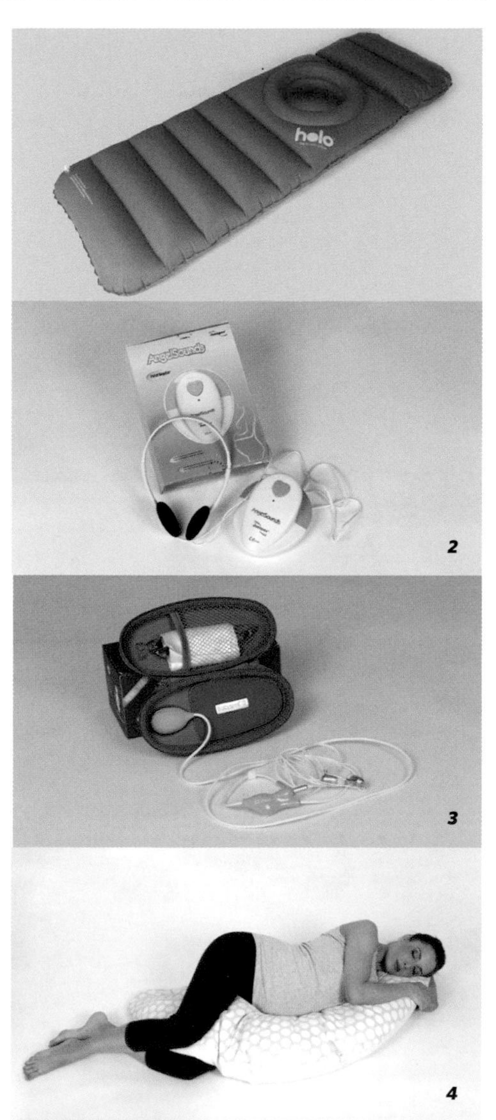

2

3

4

***1.* Colchoneta con agujero para la barriguita**
Colchoneta inflable con un agujero para poder tumbarte boca abajo y no aplastar tu barriguita. Antes, cuando una mujer llegaba a un estado avanzado de gestación y su barriga era ya prominente, se desaconsejaba esta posición. Uno de los usos más comunes es en la playa para tumbarte en la arena (aunque mejor debajo de la sombrilla), o para meterla en el mar. En casa también puedes utilizarla para relajarte.

***2.* Detector de latidos fetales**
A partir de la semana 12 de embarazo podemos escuchar los latidos del corazón del bebé. Además, nos ofrece la posibilidad de grabarlos.

***3.* Reproductor de música vía vaginal**
Es un dispositivo que estimula al bebé mediante la música. Se introduce en la vagina para que el sonido llegue más claro.

Tanto Carol como yo aconsejamos que se utilice tumbada para que el peso del altavoz no tire del suelo pélvico hacia abajo.

***4.* Cojín de descanso y lactancia**
Sin duda uno de los mejores regalos que puedes hacerle a una embarazada. Puedes usarlo para dormir porque tu tripa reposa de una manera muy favorable, y también sirve para apoyarte cuando das el pecho o el biberón a tu bebé.

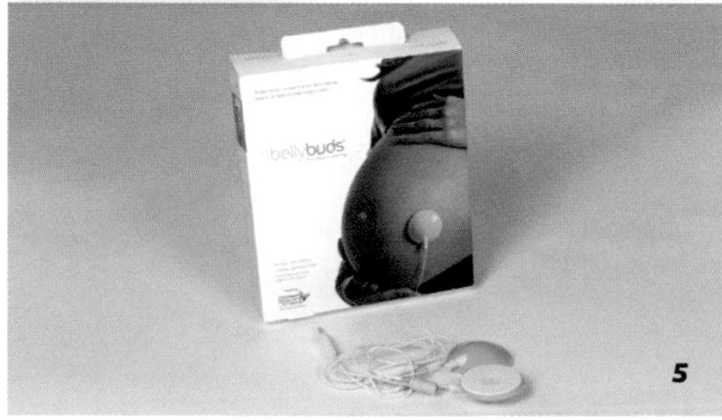

5

***5.* Auriculares para la barriguita**
Estos auriculares se pegan a la tripa y se conectan a un reproductor musical. Así, se supone que tu bebé puede oír música, aunque tal vez no la oiga debido a la barrera acuática que existe entre él y el aparato.

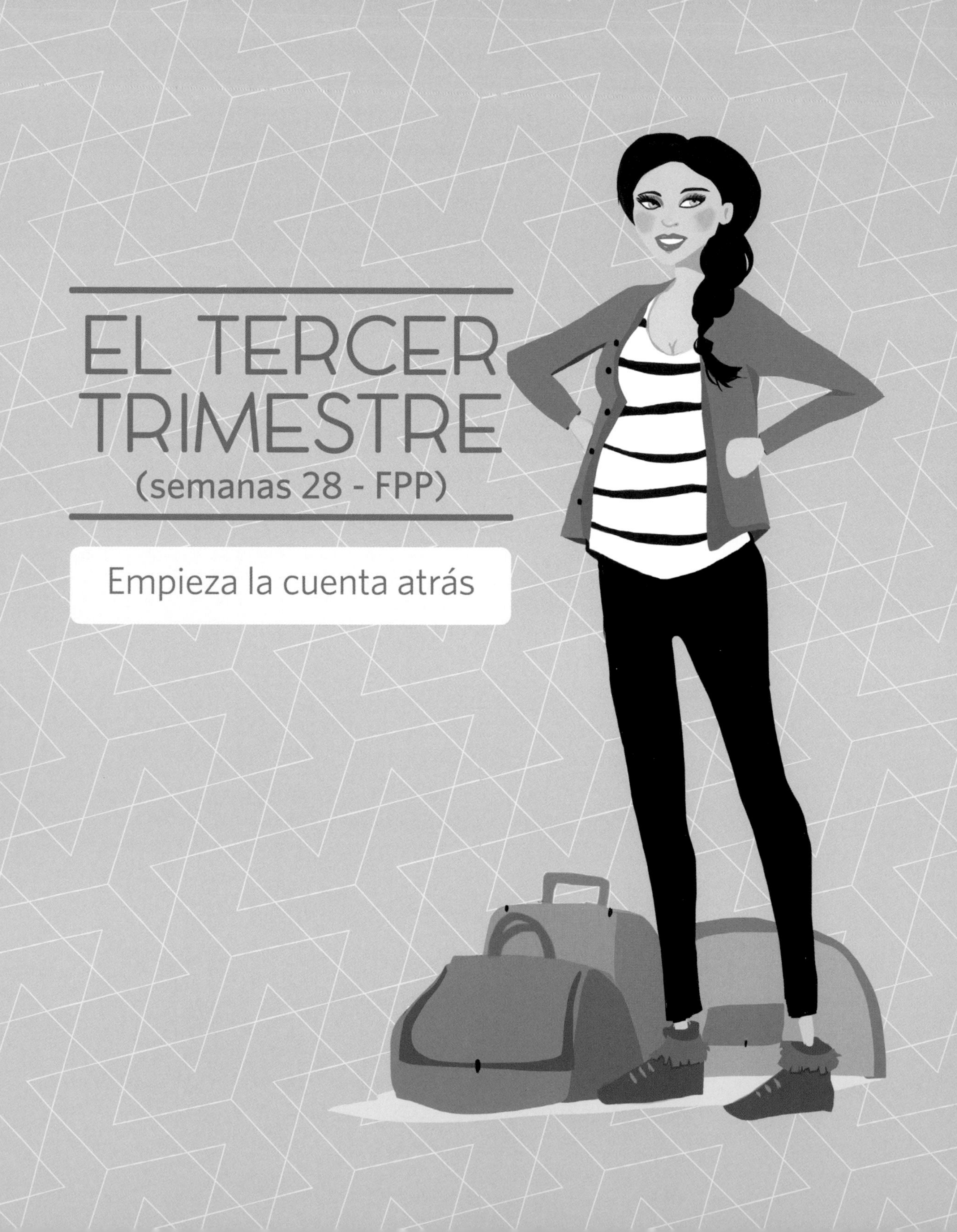

EL TERCER TRIMESTRE

(semanas 28 - FPP)

Empieza la cuenta atrás

Las principales molestias y cómo aliviarlas

Es probable que sufras algunas molestias comunes a este trimestre. Con los consejos que te damos a continuación, podrás hacer frente a los síntomas.

Pubalgia

Aparece con frecuencia en el tercer trimestre y puede que la embarazada adopte una marcha muy particular, llamada «marcha de pato». Aunque se desconoce su causa real, tal vez esté relacionada con el cambio postural, el desequilibrio muscular, la presión fetal y la hormona de la relaxina.

Normalmente provoca dolor al caminar y al subir o bajar escaleras, además del cambio postural. El dolor se localiza en el pubis y se irradia hacia las ingles, piernas y cadera. **Se alivia fácilmente con reposo, frío local, estiramientos de la cadena posterior del cuerpo, relajación de los glúteos y estiramientos y fortalecimiento de los aductores**.

Estiramiento de los isquiotibiales

- ***Postura inicial:*** Túmbate boca arriba con las rodillas flexionadas y los pies apoyados en la colchoneta.
- ***Acción:*** Pon una banda elástica en un pie y lleva la pierna hacia arriba.
- ***Duración:*** 30 segundos.

Estiramiento de los aductores

- ***Postura inicial:*** Siéntate con la columna apoyada contra la pared y junta las plantas de los pies dejando las piernas abiertas.
- ***Acción:*** Debes sentir el estiramiento en los aductores. Si quieres potenciar aún más el estiramiento, echa tu cuerpo hacia delante.
- ***Duración:*** 30 segundos.

Relajación de los glúteos

- ***Postura inicial:*** Túmbate boca arriba con las rodillas flexionadas y los pies apoyados en la colchoneta.
- ***Acción:*** Pon una pelotita dura (por ejemplo, de tenis) debajo de uno de tus glúteos y empieza a moverte para que esta se deslice por el glúteo haciendo un masaje. Repite lo mismo con el otro glúteo.
- ***Duración:*** 30 segundos.

Fortalecimiento de los aductores

- ***Postura inicial:*** Túmbate boca arriba con las rodillas flexionadas y los pies apoyados en la colchoneta.
- ***Acción:*** Pon una almohada entre tus piernas y haz fuerza con las piernas contra la almohada unos 5 segundos. Después relaja.
- ***Repeticiones:*** 3 series de 10.

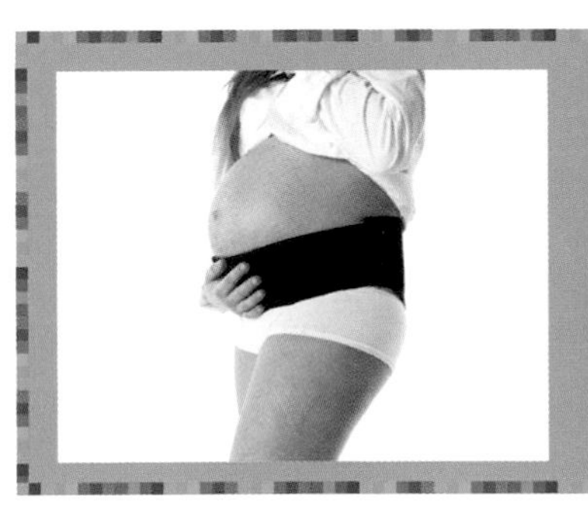

El cinturón pélvico

En caso de mucho dolor se aconseja el uso del cinturón pélvico. El cinturón pélvico ayuda aliviar los síntomas porque estabiliza las articulaciones pélvicas. Se coloca alrededor de la cadera.

Síndrome del túnel carpiano

Normalmente ocurre en el tercer trimestre, cuando hay un mayor acúmulo de líquido que provoca una compresión nerviosa que genera hormigueo y falta de fuerza en las muñecas.

Para aliviar el dolor, es aconsejable colocarse una bolsa de hielo 3 o 4 veces al día y evitar la hiperflexión de la muñeca.

ESTIRAMIENTO DE LOS FLEXORES DE LA MANO

Posición inicial: Con el brazo derecho estirado. La muñeca estará en extensión con los dedos de la mano apuntando hacia arriba.
Acción: Con la mano contraria lleva la mano del brazo derecho hacia ti, haciendo una extensión de la muñeca.
Duración: Mantén el estiramiento durante 30 segundos y cambia de brazo.

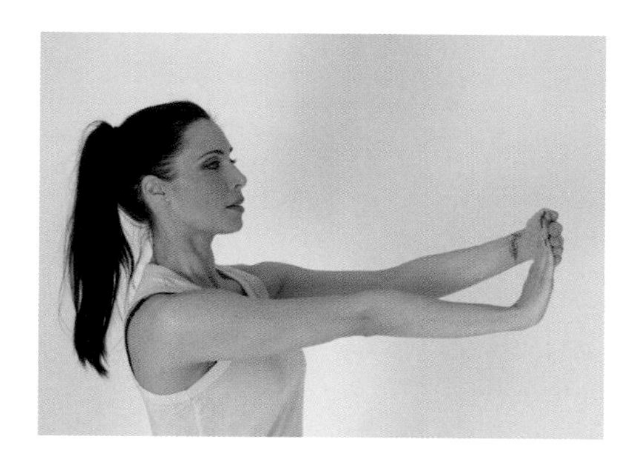

ESTIRAMIENTO DEL PULGAR

Posición inicial: Con el brazo estirado. La muñeca estará en extensión con los dedos de la mano apuntando hacia abajo.
Acción: Con la otra mano tira del pulgar hacia ti.
Duración: Mantén el estiramiento durante 30 segundos y cambia de brazo.

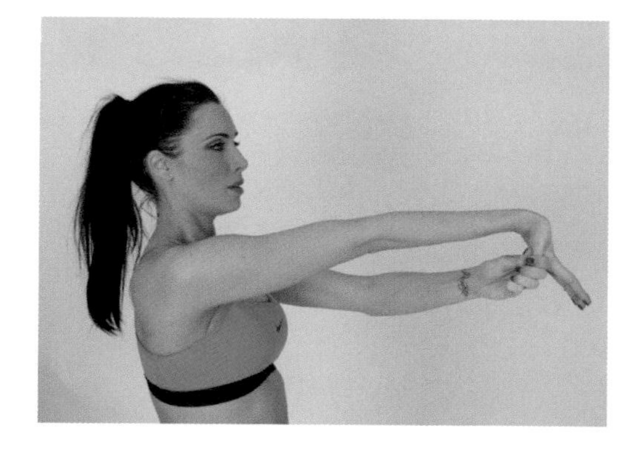

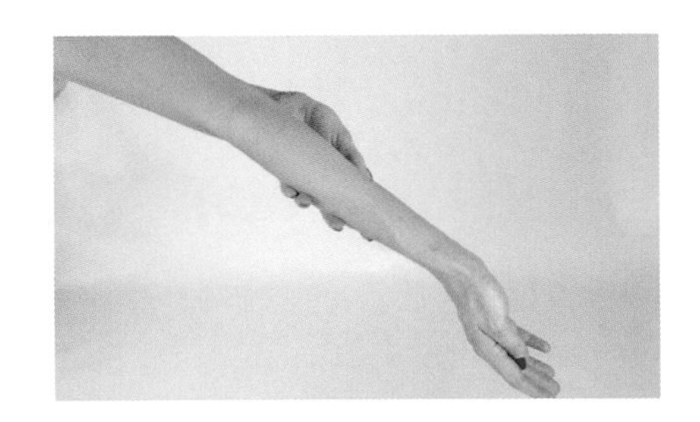

MASAJE SOBRE LOS MÚSCULOS FLEXORES DE LA MANO Y LOS DEDOS

Posición inicial: Con el brazo estirado y con la palma de la mano mirando hacia arriba.

Acción: Con la otra mano desliza lentamente el pulgar sobre el antebrazo estirado.

Duración: Repite el estiramiento 5 veces y cambia de brazo.

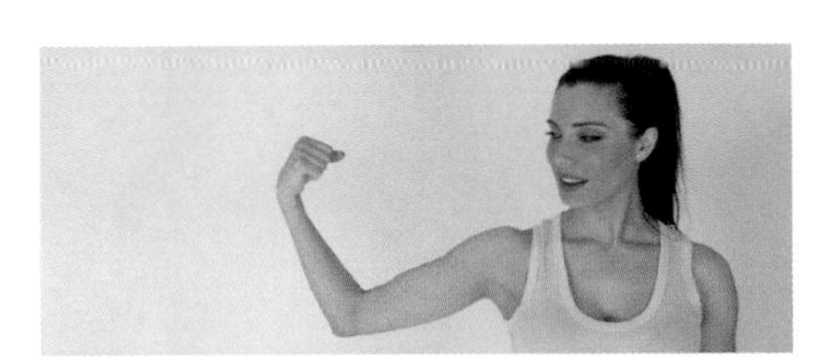

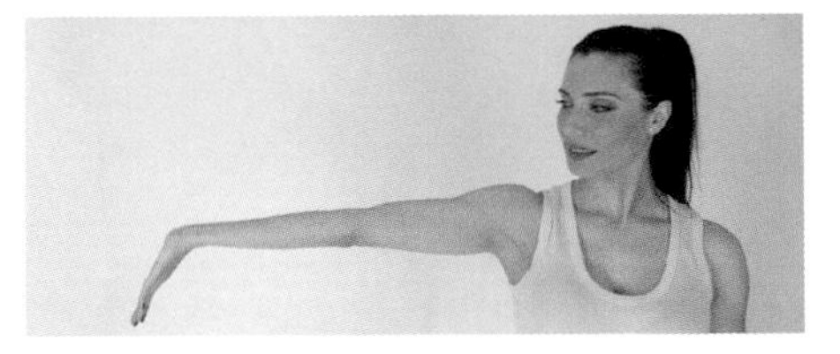

ESTIRAMIENTO DEL NERVIO MEDIANO

Posición inicial: Mantén el codo flexionado a la altura del hombro, con la mano cerrada y la muñeca flexionada.

Acción: Lentamente, empieza a estirar el codo, la muñeca y los dedos, hasta tenerlos del todo estirados. Luego vuelve poco a poco a la postura de inicio realizando el movimiento contrario (empieza flexionando los dedos y la muñeca, y después el codo).

Duración: Repite 5 veces, estirando el brazo y volviendo a flexionar, y cambia de brazo.

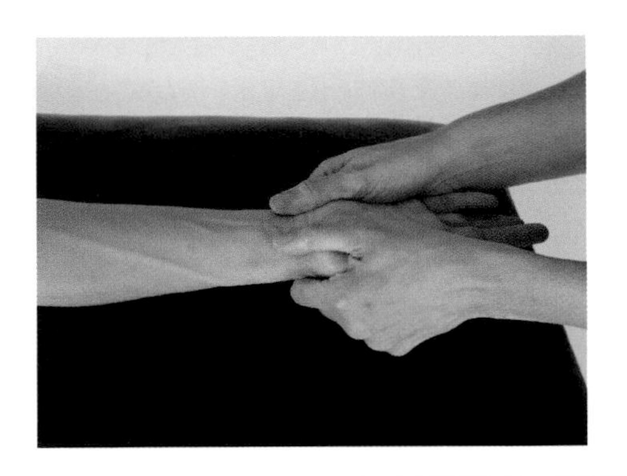

ESTIRAMIENTO DE LAS ARTICULACIONES DE LA MANO

Necesitarás la ayuda de otra persona.

Posición inicial: Sentada, con el brazo estirado y apoyado.

Acción: La persona pondrá sus pulgares sobre el talón de tu mano y hará movimientos de estiramiento hacia los lados.

Duración: Mantén el estiramiento durante 30 segundos y cambia de mano.

Incontinencia urinaria

La pérdida de orina al estornudar, toser o reír puede ocurrir en el embarazo por el aumento de peso uterino y por el relajamiento que sufren las fibras musculares, principalmente en el último trimestre. De ahí la importancia de ejercitar los músculos del suelo pélvico (véanse páginas 47-48).

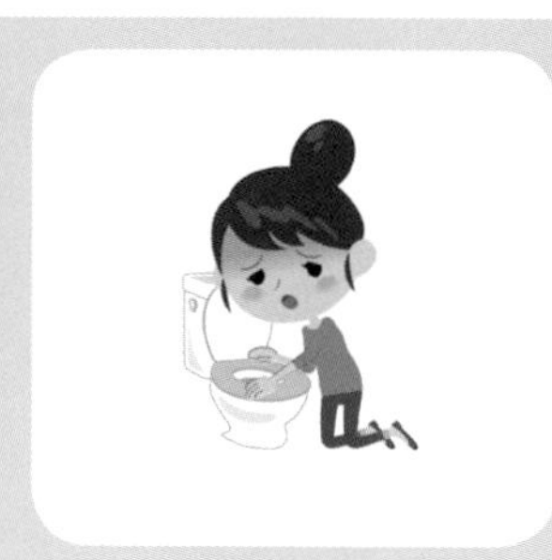

Neuralgia subcostal

La neuralgia subcostal o **dolor debajo de las costillas** ocurre debido a la presión uterina sobre los nervios costales y suele aparecer cuando estás sentada. Se alivia cuando estás de pie o tumbada.

Ejercicio para aliviar del dolor

Postura inicial: Ponte de pie con la espalda apoyada contra la pared con la columna estirada.
Acción: Deja tus brazos estirados a los lados a la altura de tus hombros. Las palmas de tus manos estarán tocando la pared. Sube los brazos haciendo un giro y deja las palmas de las manos mirando hacia adelante y los brazos en paralelo. Permanece algunos segundos en esta postura, después vuelve a la postura inicial.
Repeticiones: 5 veces.

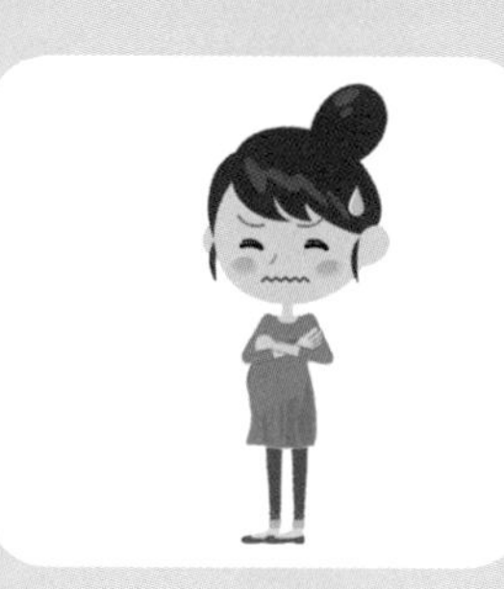

Retención de líquidos

La retención de líquidos durante el embarazo es muy común, sobre todo en las últimas semanas de gestación. Uno de los factores que llevan a la acumulación de líquidos, principalmente en los miembros inferiores, es la presión ejercida sobre los ganglios linfáticos pélvicos, que dificulta el retorno linfático. Los cambios hormonales también son otro factor relacionado con la retención de líquidos. Es aconsejable beber 2 litros de agua al día, evitar comidas muy saladas y comer comidas diuréticas, como piñas, tomates, espárragos...

Consejos:

- Mantén las piernas estiradas y en alto para mejorar el retorno linfático.
- Recurre a un fisioterapeuta para que te haga un drenaje linfático.

Cambios en tu vida sexual

El sexo en el tercer trimestre

En el tercer trimestre, el sexo dependerá sobre todo de cómo esté la mujer, porque las hay que siguen teniendo mucha fuerza y muchas ganas y otras se sienten menos dispuestas. La generalización es absurda, pues no existen dos mujeres iguales ni dos embarazos iguales en la misma mujer.

El retorno venoso disminuye debido a la compresión que ejerce el útero sobre los vasos sanguíneos (tenemos ahí un peso enorme), por eso a veces la vagina se hincha y la mujer no se siente a gusto. Por otra parte, algunas mujeres temen que, al mantener relaciones, se les adelante el parto. Las prostaglandinas que existen en el semen podrían provocar el parto, pero, vaya, tendría que haber un par de coitos o tres o cuatro porque su absorción no es rápida.

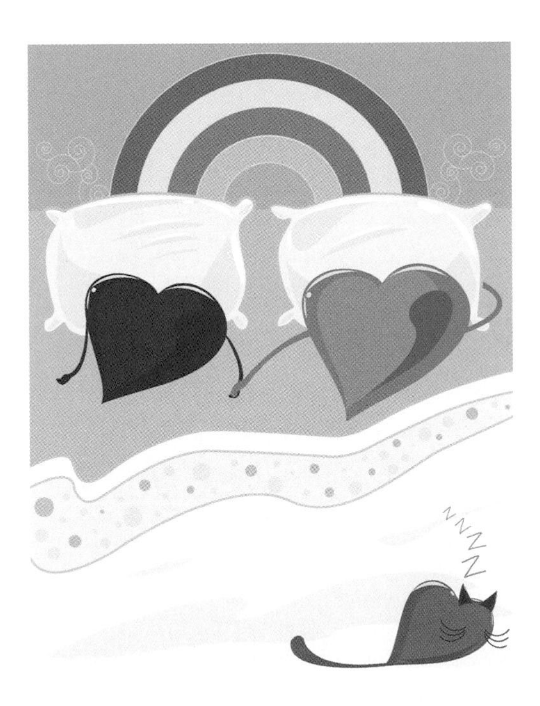

Lumbalgia y ciática

La mayoría de las mujeres gestantes sufren de lumbalgia, sobre todo durante el tercer trimestre. Las malas posturas y los movimientos bruscos son algunas de las causas, junto con la **relaxina**, hormona que se dispara durante el embarazo. Esta hormona es producida en la placenta y sus concentraciones van subiendo poco a poco a lo largo del embarazo llegando a su pico máximo en la semana 14, es decir, coincidiendo con el comienzo del segundo trimestre.

La relaxina provoca una mayor elasticidad a los ligamentos, que a su vez hacen que todas las articulaciones estén más movibles, sobre todo la pelvis y la columna lumbar. Esto permite que la pelvis se ensanche para facilitar el paso del feto durante el parto. A la vez, la mujer sufrirá una inestabilidad pélvica que provocará un espasmo muscular y contracturas, principalmente de los glúteos, generando una compresión del nervio ciático que derivará en un cuadro de dolor irradiado por la pierna.

Ejercicios para aliviar la lumbalgia

ESTIRAMIENTO DEL PIRAMIDAL

Posición inicial: Tumbada boca arriba, lleva tus piernas a la postura de mesa (cadera y rodillas flexionadas).

Acción: Cruza una pierna por delante de la otra. Con las manos coge la que queda detrás y obliga a que se vaya a tu pecho lo máximo que puedas (debes sentir cómo se estira el glúteo).

Duración: Mantén la posición 30 segundos y repite el ejercicio con la otra pierna.

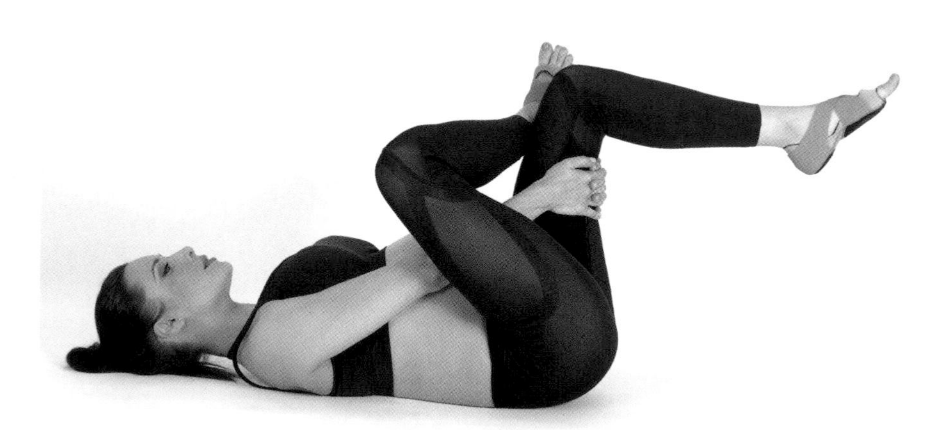

En caso de sufrir alguna de las dolencias anteriormente descritas es aconsejable acudir a un profesional especializado que te ayudará de forma más personalizada.

Kinesiotape o vendaje muscular

En esta técnica de origen coreana y japonesa, creada en los años setenta por los doctores Kenzo Kase y Murai, se usa un vendaje elástico que ayuda a la función muscular, sin limitar los movimientos, la circulación sanguínea y linfática. El kinesiotape ofrece una información propioceptiva a la estructura lesionada, lo que favorece el proceso de recuperación.

Posición inicial: Sentada, flexiona la columna como si quisieras poner la cabeza entre las piernas. La persona que te ayuda debe medir el tamaño del vendaje (más o menos hasta la altura de la cintura). Deben ser dos trozos iguales para ponértelos al lado de la columna vertebral (foto 1).

Acción: La persona que te está ayudando cortará las puntas de forma redondeada y romperá el papel protector de las mismas (fotos 2, 3 y 4).

- A la vez que quita el papel, irá pegando la cinta en la zona lumbar de la columna, sin estirarla (foto 5). Después debe quitar todo el papel que ha quedado en la cinta, dejando solamente la otra punta cubierta con el papel (foto 6).
- Finalmente debe pegar la cinta en el lateral de la columna vertebral, pasando la mano despacio sobre ella, sin estirar.
- Cuando toda la cinta esté pegada en la espalda, debe quitar el papel que ha quedado en la punta. Debe seguir el mismo proceso para el otro lado (foto 7). Cuando te incorpores, la persona que te ha puesto el kinesiotape debe observar que se forman pequeñas olas en la cita (foto 8).

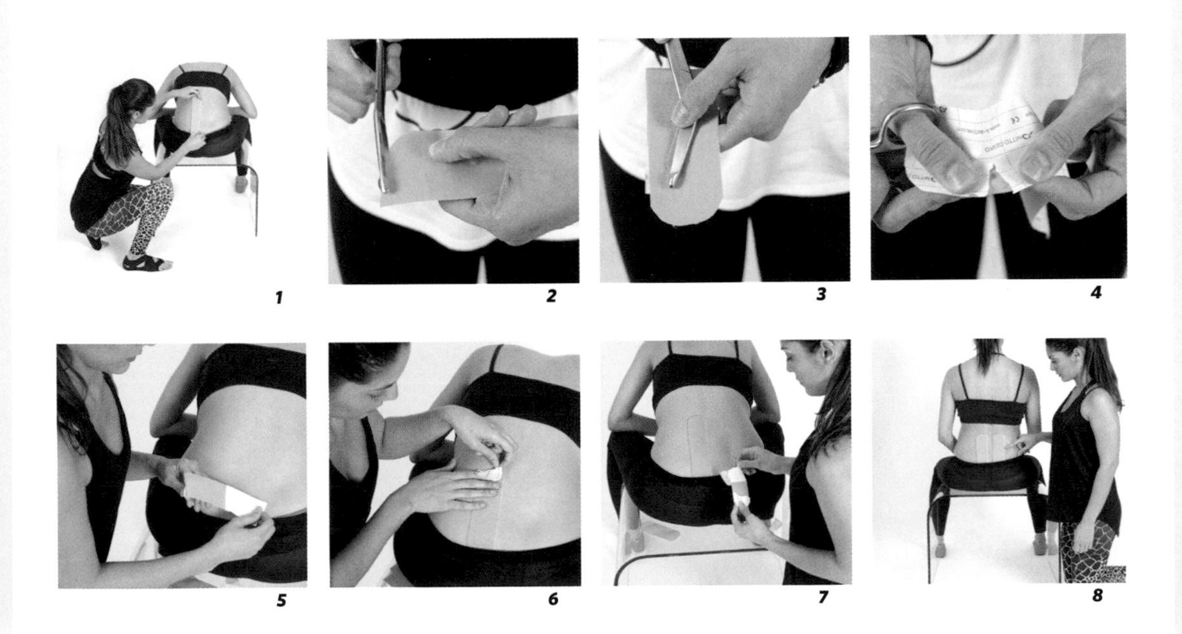
1 2 3 4 5 6 7 8

Entrenamiento con fitball

El fitball es una pelota que nos permite realizar infinidad de ejercicios. Te proponemos un entrenamiento completo y sencillo. Su duración aproximada es de 45-60 minutos.

1. RESPIRACIÓN

Postura inicial: Sentada sobre la pelota, mantén la columna estirada (sensación de que creces) y los hombros lejos de las orejas.

Acción: Inspira por la nariz y espira por la boca contrayendo tu suelo pélvico y llevando el ombligo hacia dentro y hacia arriba (hacia tu boca).

Repeticiones: De 8 a 10.

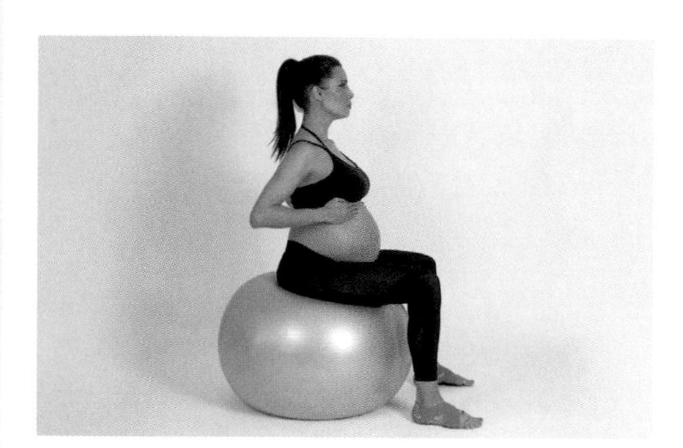

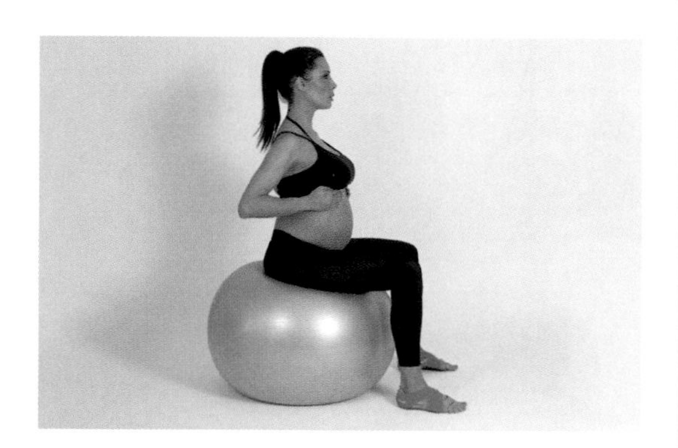

2. ROTACIONES DEL TRONCO

Postura inicial: Sentada sobre la pelota, mantén los brazos en cruz, los hombros relajados y la columna recta.

Acción: Espira rotando la columna hacia el lateral e inspira regresando al centro; haz lo mismo del otro lado.

Repeticiones: De 8 a 10.

Consejo: Rota la columna lo máximo que puedas, acompañando el movimiento con los brazos, con cuidado de no subir los hombros.

Músculos trabajados: Transverso abdominal, oblicuos, rectos abdominales y estabilizadores de las escápulas.

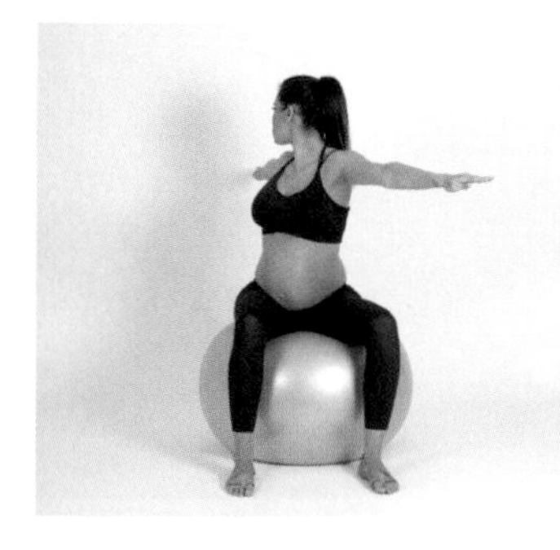

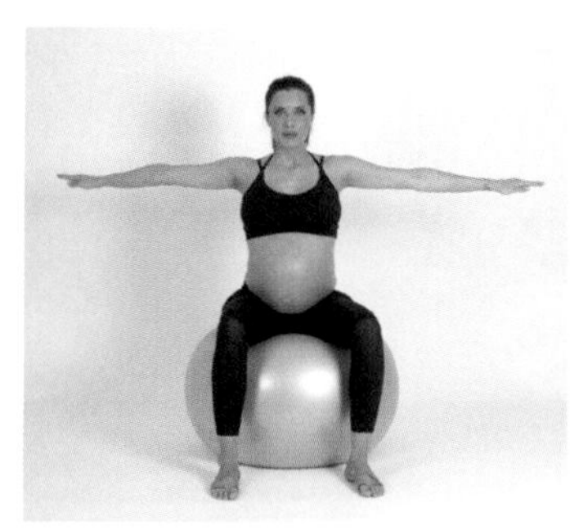

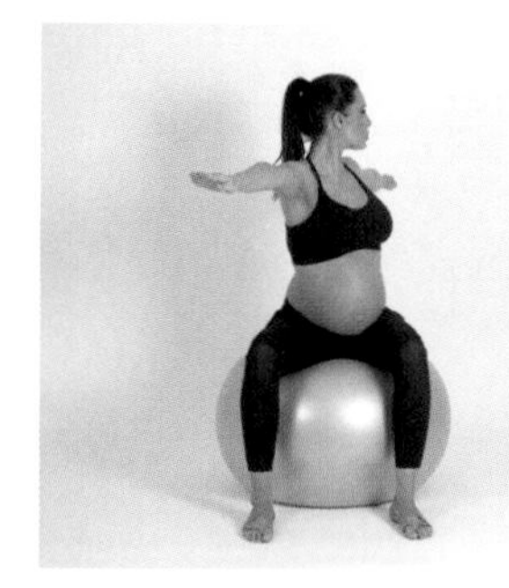

3. MOVILIZACIONES DE LA PELVIS

Postura inicial: Sentada sobre la pelota, con los hombros hacia abajo, separa las piernas.

Acción: Empieza haciendo pequeños círculos moviendo la pelvis e intentando que la columna no se mueva. Luego harás círculos más grandes moviendo las lumbares. Cuando termines de hacer los círculos, haz pequeños movimientos con la pelvis hacia delante y hacia atrás (sentándote en el sacro y llevando el pubis hacia la pelota).

Duración: De 4 a 5 minutos.

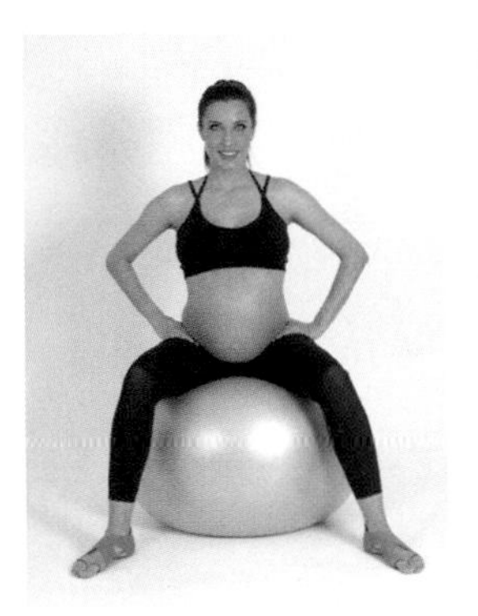
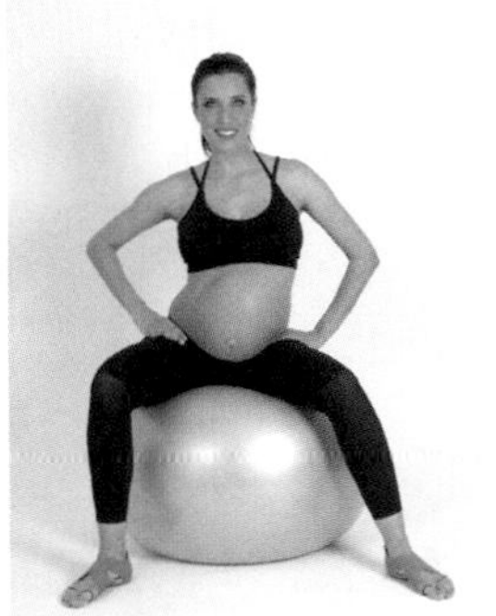
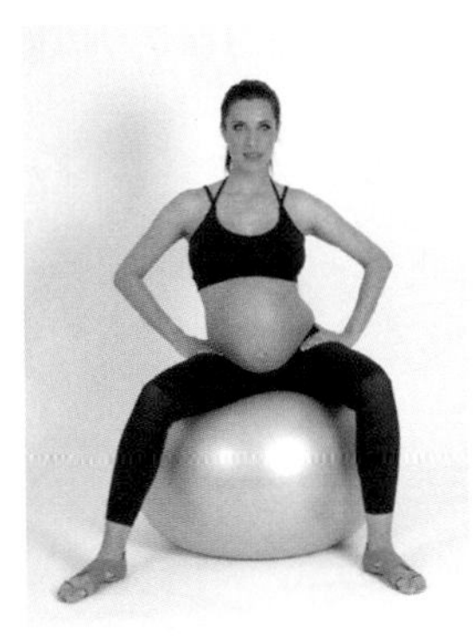
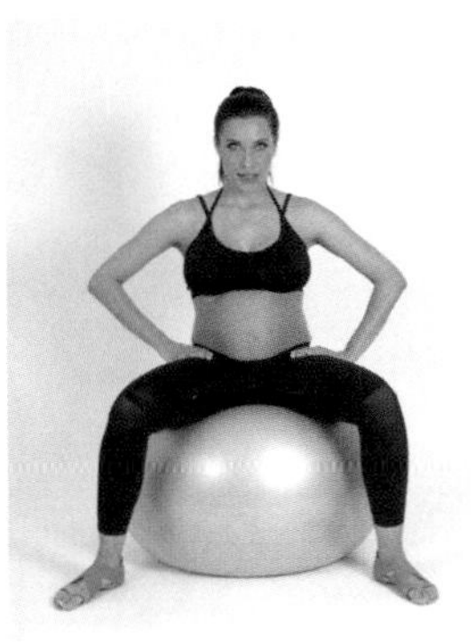

4. ESTIRAMIENTO LATERAL (SIRENA)

Postura inicial: Siéntate sobre la pelota, separa las piernas y, con la columna recta, apoya un brazo a un lado de la pelota y estira el otro hacia el techo.

Acción: Inspira y estira como si quisieras tocar el techo. Espira flexionando el tronco hacia el lateral. Mantén la cabeza en la misma línea de la columna y estira lo máximo que puedas sin apartar el glúteo de la pelota. Repite del otro lado.

Repeticiones: De 8 a 10 por cada lado.

Consejos:

- Mantén el brazo estirado al lado de la oreja.
- Mantén los hombros hacia abajo.
- Intenta estar sentada sobre los isquiones para que la columna esté recta.
- Alarga el costado en el momento de la flexión de tronco.

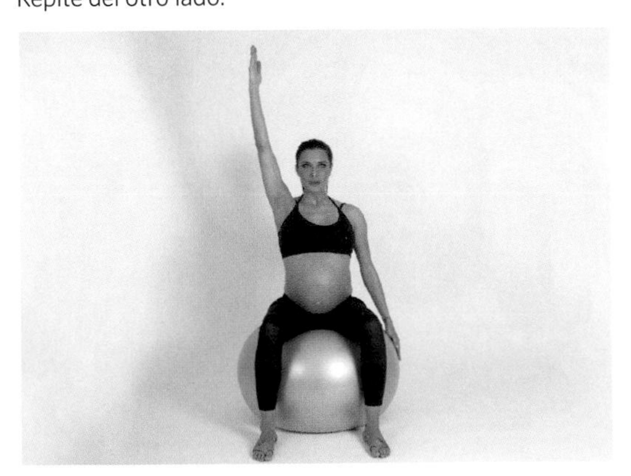
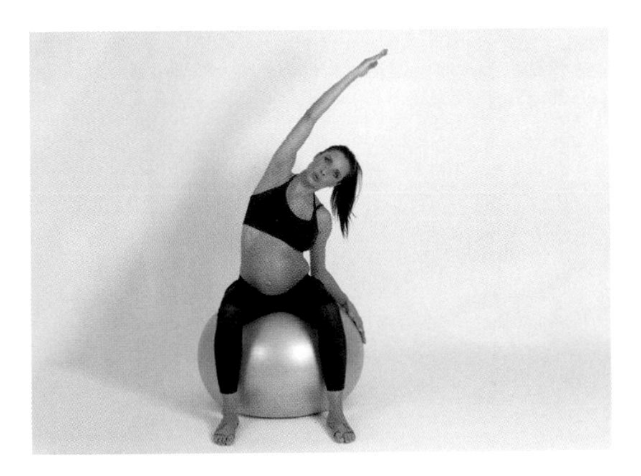

5. SENTADILLAS

Postura inicial: Coloca la pelota entre la pared y tu espalda (ponla a la altura de la línea del sujetador), separa las piernas a la anchura de la cadera, tus pies mirando ligeramente hacia fuera, y estira los brazos hacia delante.

Acción: Espira activando tu centro y tu suelo pélvico mientras bajas llevando los glúteos hacia atrás (como si quisieras sentarte en una silla) y desliza la espalda recta, con una ligera presión sobre la pelota hasta formar un ángulo de 90°. Luego, desde abajo, inspira empujando con las piernas hacia arriba lentamente.

Repeticiones: De 8 a 10.

Consejos:

- Es imprescindible que mantengas la espalda recta en todo momento para evitar que se produzcan lesiones en la zona lumbar.
- También tendrás que prestar especial atención a tus piernas, concentrando en ellas el impulso de la actividad.
- La línea de las rodillas no debe sobrepasar nunca la de los pies, ya que concentraríamos en ellas todo el empuje.

Músculos trabajados: Transverso abdominal, cuádriceps, glúteos e isquiotibiales.

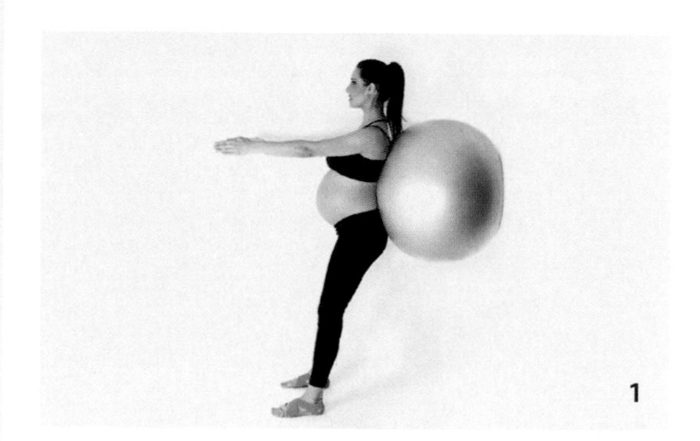
1

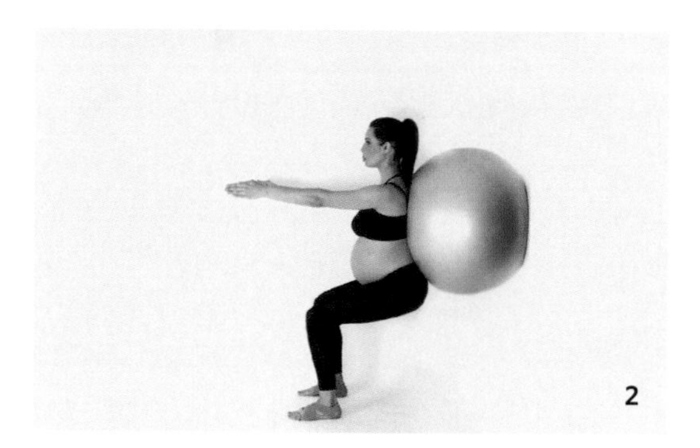
2

6. TRABAJO ABDOMINAL TUMBADA

Postura inicial: Túmbate boca arriba con las piernas estiradas y los pies encima de la pelota. Mantén los hombros lejos de las orejas y la columna recta pegada a la colchoneta.

Acción: Espira contrayendo el suelo pélvico y llevando lo máximo que puedas el ombligo hacia dentro y arriba mientras presionas el fitball con tus pies.

Repeticiones: 10.

Consejo: Mantén los glúteos pegados a la colchoneta.

Músculos trabajados: Suelo pélvico, abdominales y cuádriceps.

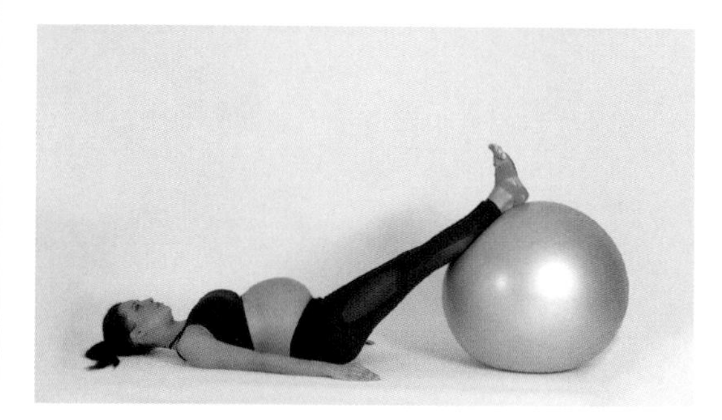

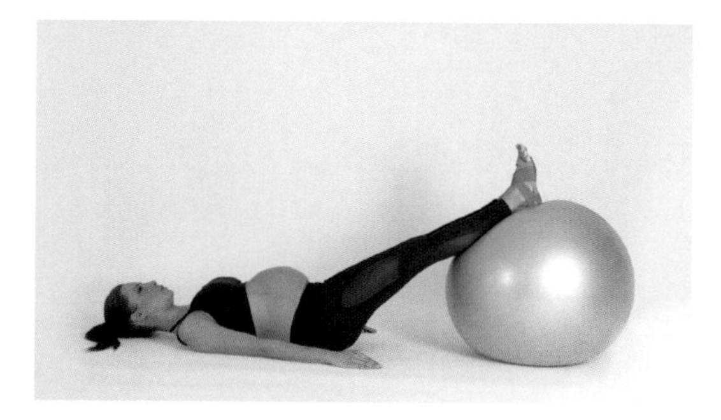

7. ESTIRAMIENTO DE LA COLUMNA

Postura inicial: De pie, manteniendo la columna estirada y con la pelota en el suelo cerca de ti.

Acción:

- Espira enrollando tu columna vértebra a vértebra hasta que tus manos toquen la pelota.
- Una vez abajo, inspira, luego espira estirando tu columna y llevando la pelota hacia delante.
- Inspira manteniendo la postura, luego espira trayendo la pelota hacia tus rodillas.
- Inspira y espira subiendo vértebra a vértebra tu columna hasta recuperar la postura inicial (tu cabeza es lo último que sube).

Repeticiones: 5.

Consejos:

- Mantén las rodillas semiflexionadas.
- Cuando lleves la pelota hacia delante, intenta mantener la columna paralela al suelo.
- Cuando estés con la pelota hacia delante, tu cabeza debe estar alineada con la columna.
- Acuérdate de activar tu centro cuando espiras.
- No pongas todo el peso de tu cuerpo sobre la pelota, activa tu abdomen para mantener el equilibrio.

Músculos trabajados: transverso abdominal y erectores de la columna.

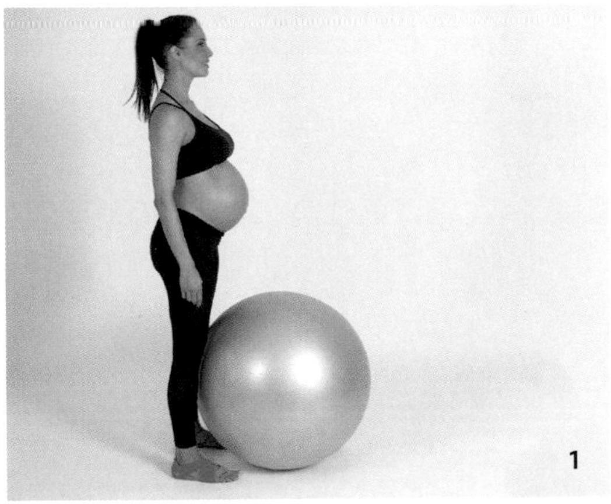

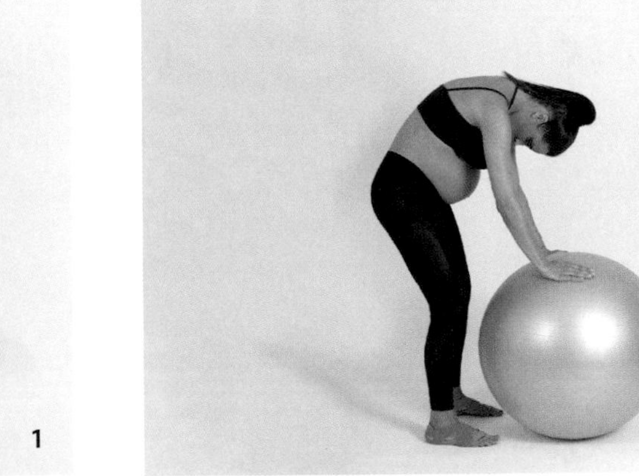

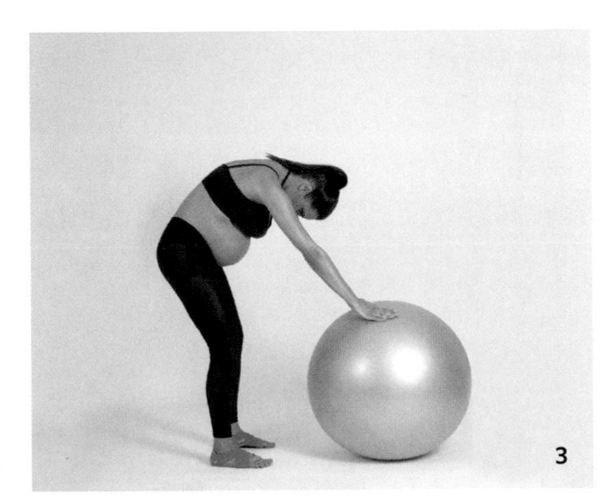

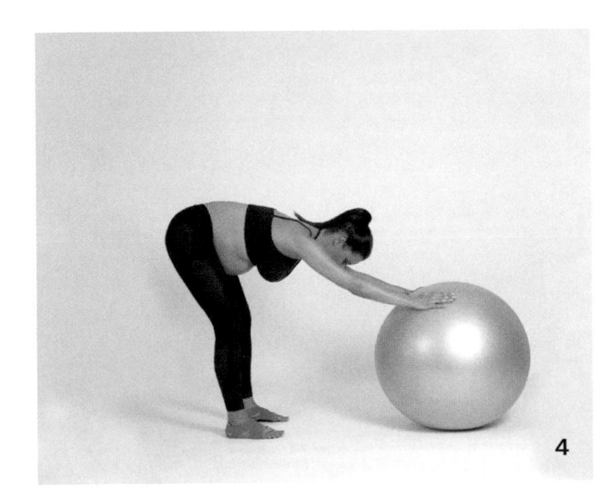

8. PUENTE

Postura inicial: Túmbate boca arriba con las piernas estiradas y los pies encima de la pelota. Mantén los hombros lejos de las orejas y la columna recta pegada a la colchoneta.

Acción: Espira contrayendo el suelo pélvico y llevando lo máximo que puedas el ombligo hacia dentro y arriba. Presiona la pelota hacia abajo con tus talones y sube desde tu pelvis hacia arriba vértebra a vértebra. Cuando estés arriba, inspira y suelta el aire bajando vértebra a vértebra hasta que la pelvis toque la colchoneta.

Repeticiones: De 8 a 10.

Consejo: Mantén las piernas estiradas y los hombros abajo.

Músculos trabajados: Transverso, rectos, oblicuos abdominales, cuádriceps, isquiostibiales, glúteos y suelo pélvico.

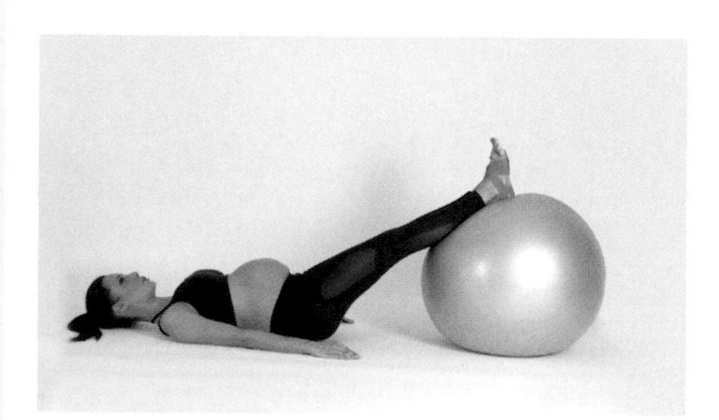

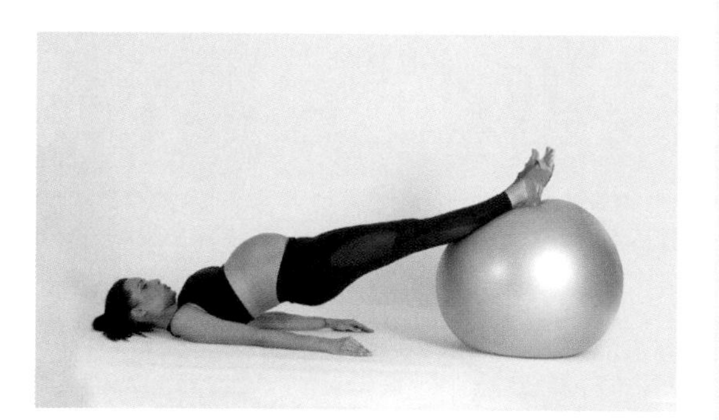

9. ESTIRAMIENTO DE ISQUIOTIBIALES

Postura inicial: Túmbate boca arriba con las piernas estiradas y los pies encima de la pelota. Mantén los hombros lejos de las orejas y la columna recta pegada a la colchoneta.

Acción: Inspira mientras subes con una pierna estirada hacia el techo, con los dedos del pie mirando hacia ti; espira regresando a la posición inicial con la pierna estirada y con el pie en punta.

Repeticiones: De 8 a 10 con ambas piernas.

Consejo: Al espirar, contrae el suelo pélvico y el abdomen.

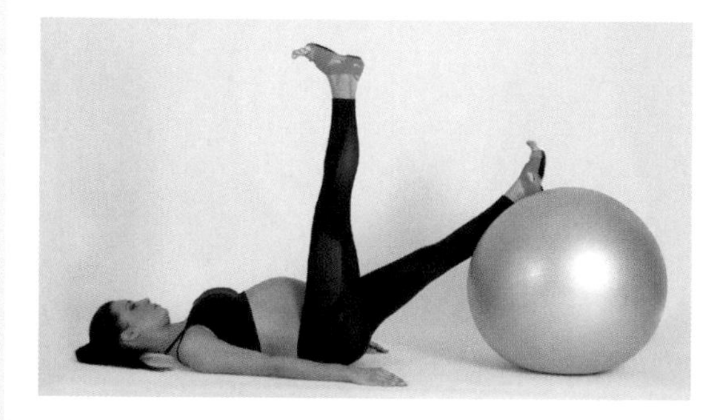

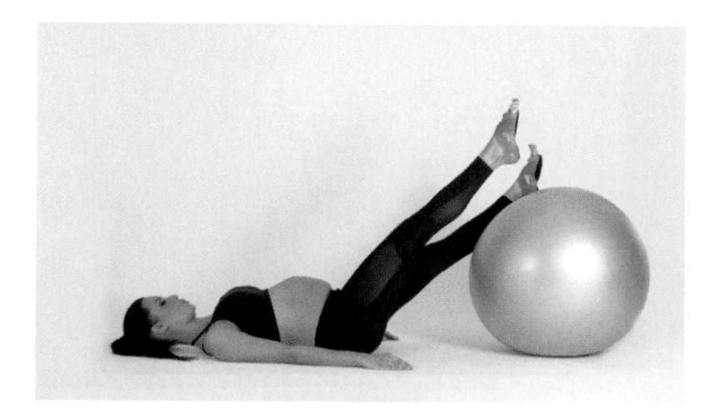

10. SIRENA CON FITBALL

Postura inicial: Siéntate al lado de la pelota con las piernas cruzadas; alarga la columna hacia el techo (sensación de que creces), un brazo estará estirado con la mano apoyada en la pelota y el otro estará estirado hacia el techo.

Acción: Inspira y estira como si quisieras tocar el techo con el brazo que está arriba. Luego, espira llevando el ombligo hacia dentro y flexiona el tronco hacia un lado. Inspira y vuelve a la posición inicial alargando la columna. Repite lo mismo del otro lado.

Repeticiones: De 8 a 10 en cada lado.

Consejos:

- Mantén el brazo estirado al lado de la oreja.
- Mantén los hombros hacia abajo.
- Intenta estar sentada sobre los isquiones para que la columna esté recta.
- Alarga el costado en el momento de la flexión de tronco.

Músculos trabajados: Oblicuos del abdomen, cuadrado lumbar, dorsal ancho y pectorales.

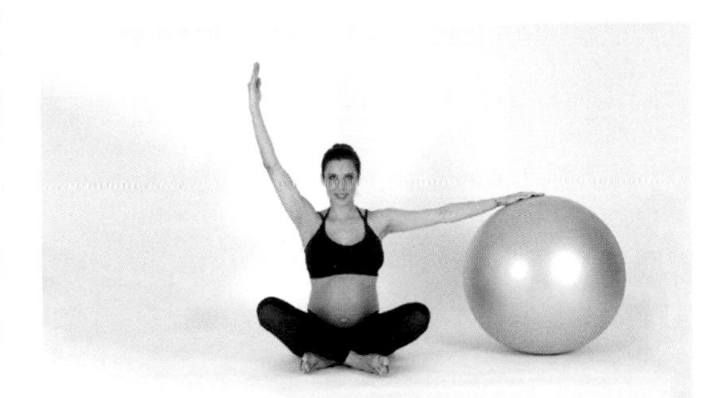

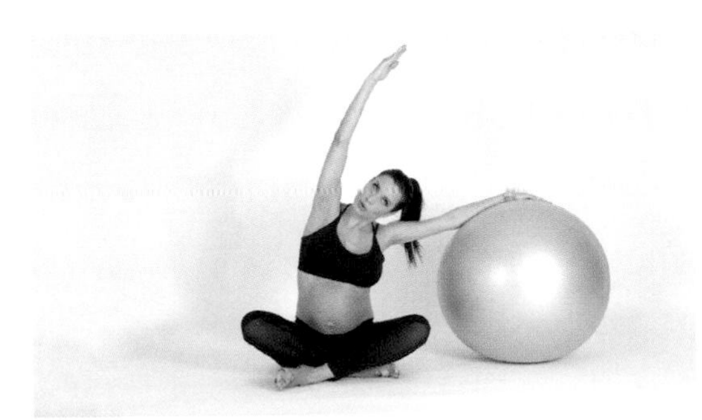

11. ESTIRAMIENTO LATERAL

Postura inicial: Siéntate con la columna recta, las piernas abiertas y las manos sobre la pelota.

Acción: Inspira manteniendo la postura, espira flexionando la columna hacia un lado y llevando lo máximo que puedas la pelota hacia el lateral, vuelve a inspirar y regresa a la posición inicial.

Repeticiones: 5 en cada lado.

Consejos:

- En caso de que te parezca molesto o de que no consigas mantener la estabilidad de la columna, flexiona una pierna mientras la otra sigue estirada.
- Controla los hombros.
- La cabeza acompaña el movimiento de la columna.

Músculos trabajados: cuadrado lumbar, aductores y transverso abdominal.

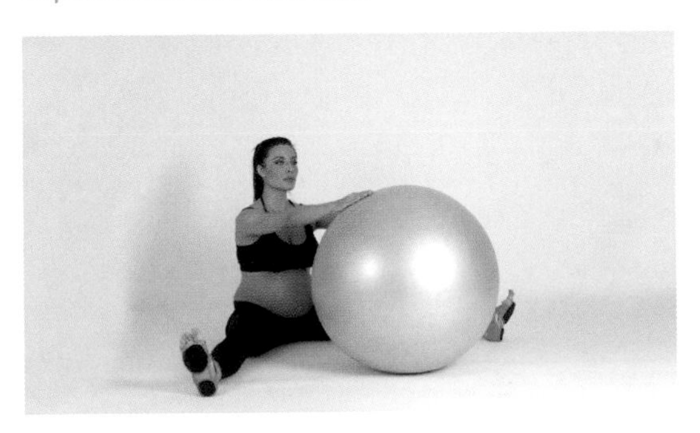

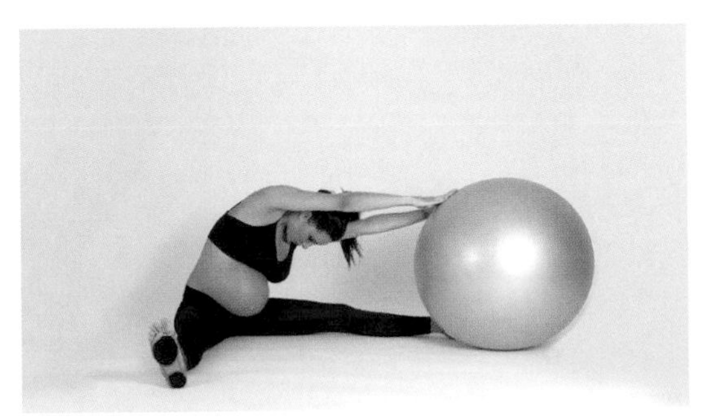

Ejercicios en piscina

Te preparamos algunos ejercicios en la piscina que puedas hacer mientras disfrutas del segundo y tercer trimestre de tu embarazo.

Durante la gestación, es recomendable el trabajo cardiorrespiratorio de baja a media intensidad, es decir, muy suave. En el agua, puedes combinar el trabajo de fortalecimiento muscular con el cardiorrespiratorio.

Tiempo de entrenamiento: De 20 a 30 minutos.

Consejos generales:

- Inspira por la nariz y espira por la boca.
- Si te sientes fatigada, disminuye la intensidad del ejercicio.
- Intenta mantener la columna estirada. Debes tener la sensación de que estás creciendo.
- Al espirar, intenta contraer el suelo pélvico y llevar el ombligo hacia dentro y hacia arriba (imagina que quieres entrar en un pantalón apretado).

A PARTIR DE LA SEMANA 36 DE EMBARAZO NO ES RECOMENDABLE EL EJERCICIO EN LA PISCINA, POR UNA POSIBLE EXPULSION DEL TAPÓN MUCOSO.

1. EJERCICIOS DE PEDALEO

Postura inicial: De pie, con un churro en cada brazo. Húndelos manteniendo los hombros hacia abajo y la columna lo más estirada que puedas. Los pies no deben tocar el suelo.

Acción: Moviendo las piernas como si estuvieras en una bicicleta, dirígete hacia el otro lado de la piscina. Los brazos harán fuerza hacia abajo para mantener el flotador hundido y mantendrás los hombros lejos de las orejas.

Consejos:

- Mantén los hombros lejos de las orejas.
- Mira hacia delante.
- Evita que tu cuerpo vaya hacia delante, mantén la columna alineada.

Repeticiones: 8 largos.

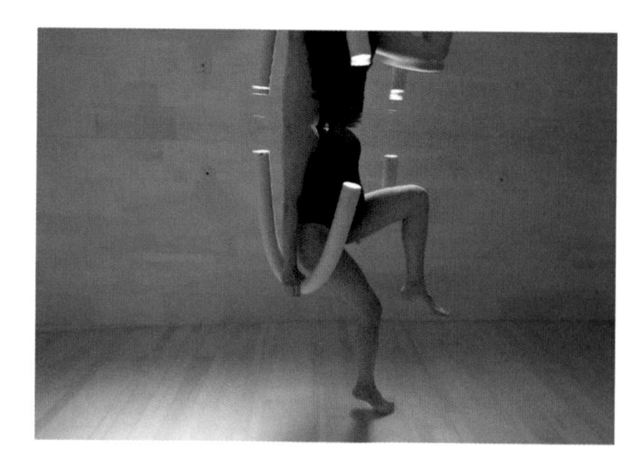

2. BICICLETA

Postura inicial: Pon el flotador o churro entre las piernas, mantén la columna estirada y los hombros hacia abajo.

Acción: Realiza movimientos de pedaleo con las manos y con los pies.

Repeticiones: 8 largos.

Consejos: Mantén la columna recta. Usa los brazos para ayudar a avanzar.

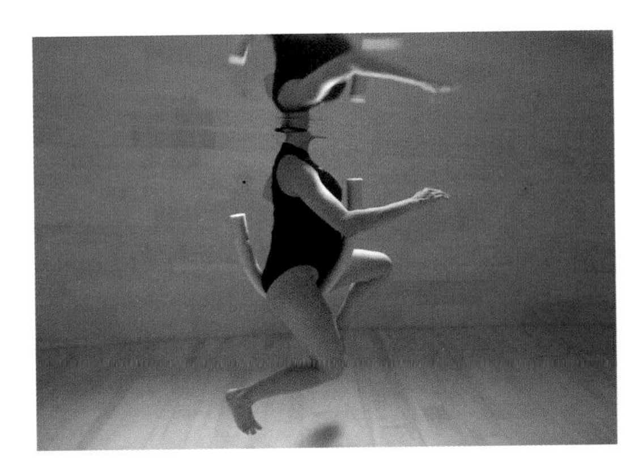

3. RANA

Postura inicial: El churro de natación está por debajo de los brazos y tu cabeza descansa sobre él.

Acción: Desplázate empujando y haciendo círculos con las piernas.

Consejo: Mantén la columna recta.

Repeticiones: 8 largos.

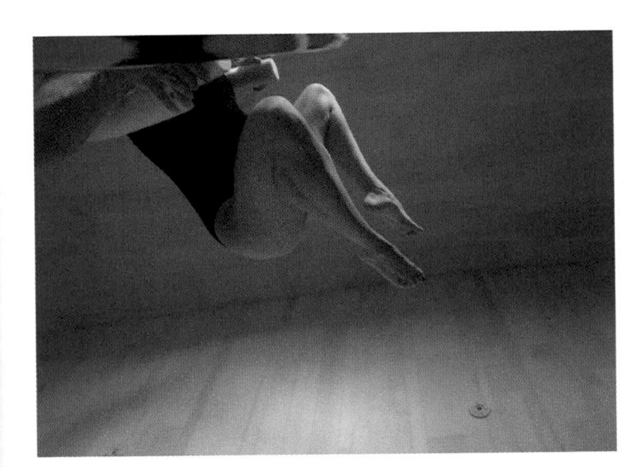

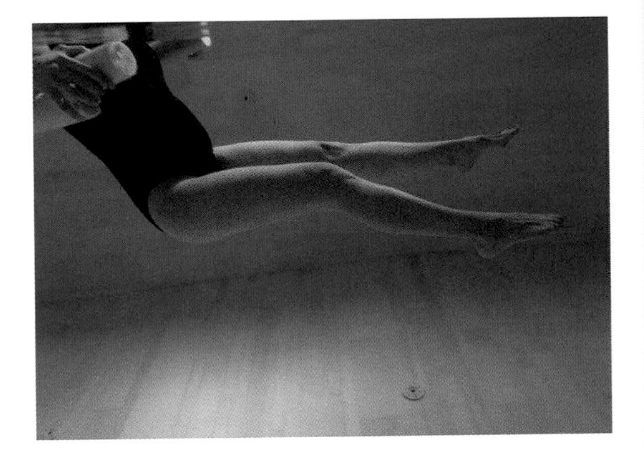

4. TRABAJO DE HOMBROS CON BRAZOS HACIA DELANTE

Postura inicial: De pie, con las piernas separadas a la anchura de la cadera, la columna recta y apoyada en la pared y las manos sobre el churro, separadas a la anchura de los hombros.

Acción: Inspira por la nariz y mantén la postura. Espira por la boca, contrae el suelo pélvico y lleva el ombligo hacia dentro mientras hundes el churro, llevándolo hacia las piernas sin flexionar los codos. Inspira regresando despacio a la postura de inicio.

Consejos:

- Mantén los hombros hacia abajo.
- La barbilla debe quedar paralela a la piscina.
- Mantén los pies en el suelo.

Repeticiones: 10.

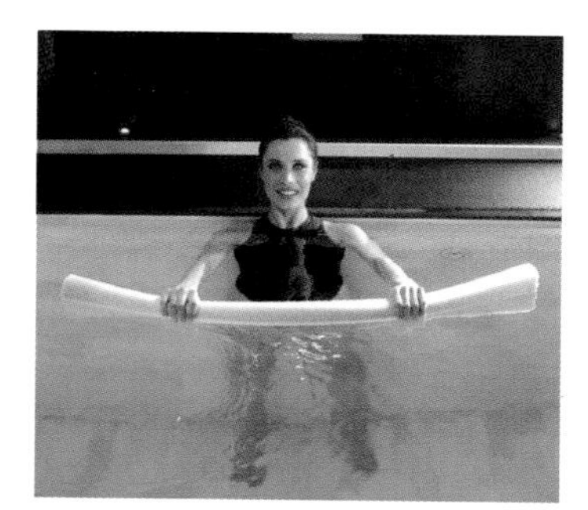
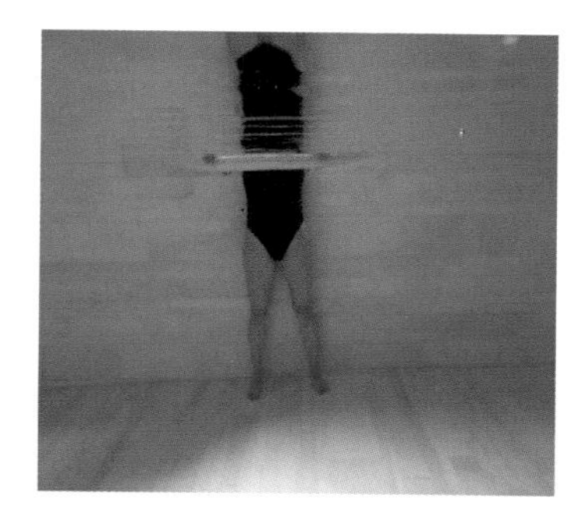
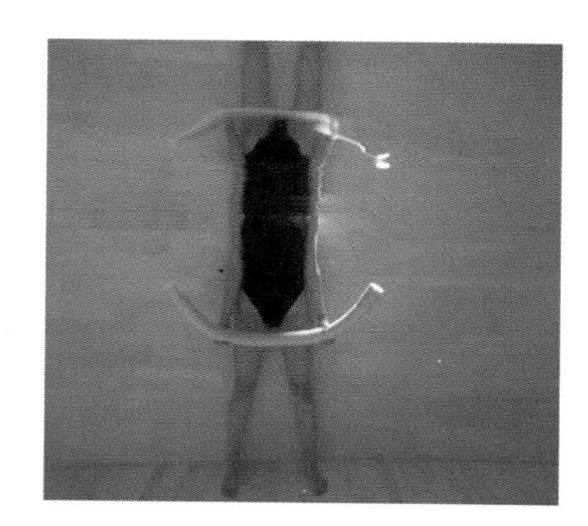

5. ADUCCIÓN Y ABDUCCIÓN DE BRAZOS

Postura inicial: De pie, con las piernas separadas a la anchura de la cadera, la columna recta y apoyada en la pared y los brazos abiertos hasta la altura de los hombros, con dos churros de natación en las manos.

Acción: Inspira por la nariz y mantén la postura. Espira por la boca contrayendo el suelo pélvico y llevando el ombligo hacia dentro mientras hundes los churros, cerrando los brazos hacia tu cuerpo. Después, inspira abriendo los brazos y regresa despacio a la postura inicial.

Consejos:

- Mantén los hombros hacia abajo.
- La barbilla debe quedar paralela a la piscina.
- Mantén los pies en el suelo.

Repeticiones: 10.

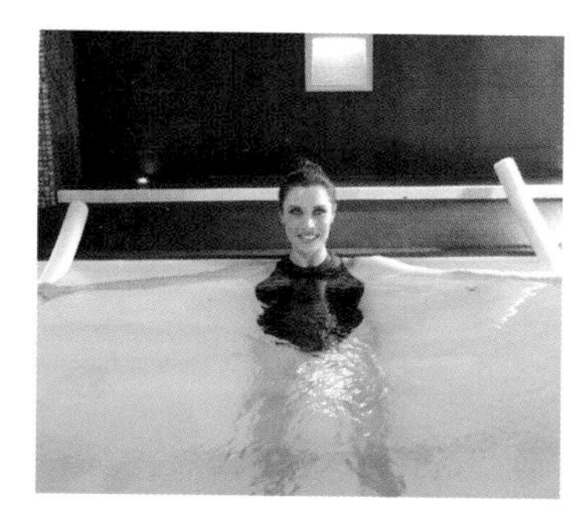
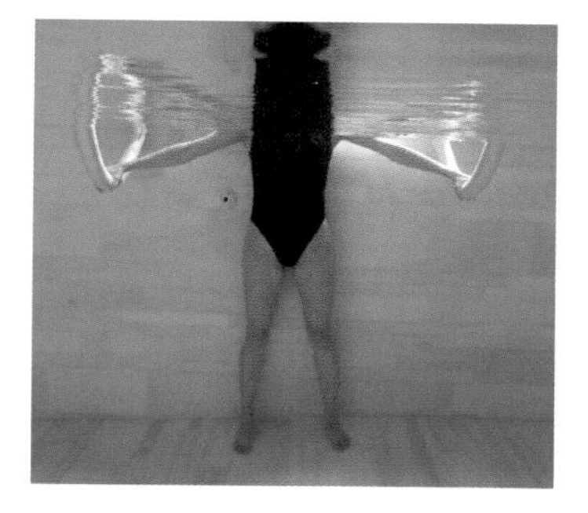
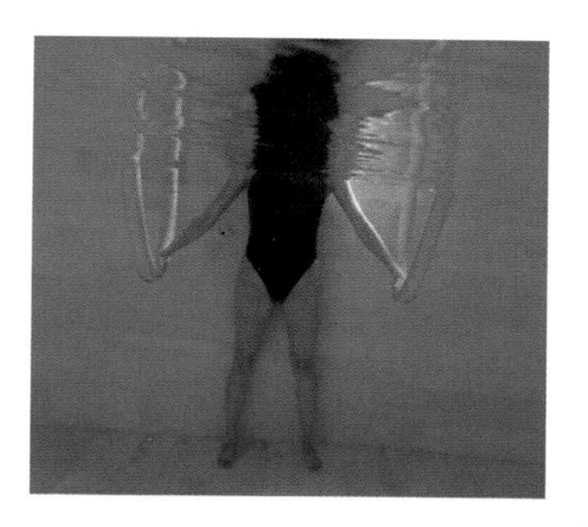

6. GEMELOS

Postura inicial: De pie, frente a la pared de la piscina con las manos en el bordillo.

Acción: Inspira por la nariz manteniendo la postura y espira por la boca contrayendo el suelo pélvico y llevando el ombligo hacia dentro mientras te quedas de puntillas. Inspira y vuelve a apoyar los pies en el suelo.

Repeticiones: 10.

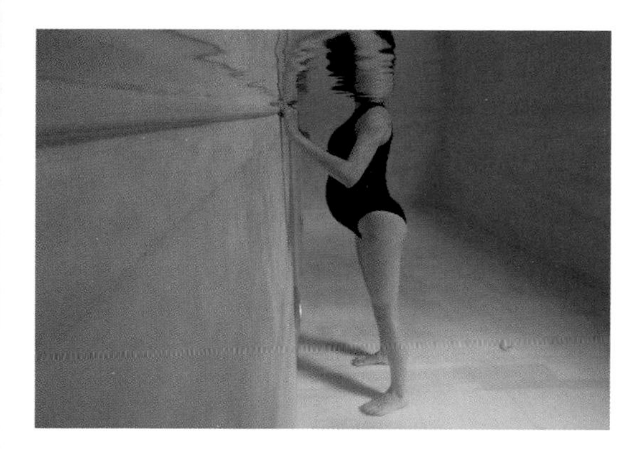

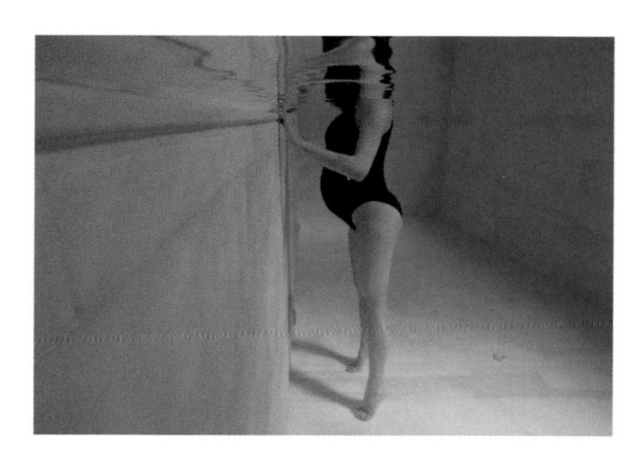

7. ADUCCIÓN DE PIERNAS

Postura inicial: De pie, con una mano apoyada en el bordillo. Debes levantar un poco la pierna que está más lejos de la pared para quedarte apoyada solo en una pierna.

Acción: Inspira y mantén la postura. Espira por la boca contrayendo el suelo pélvico y llevando el ombligo hacia dentro mientras mueves la pierna hacia el lado de la pierna de apoyo.

Consejos:

- Mantén los hombros hacia abajo.
- La barbilla debe quedar paralela a la piscina.
- Mantén el pie de apoyo en el suelo.

Repeticiones: 10.

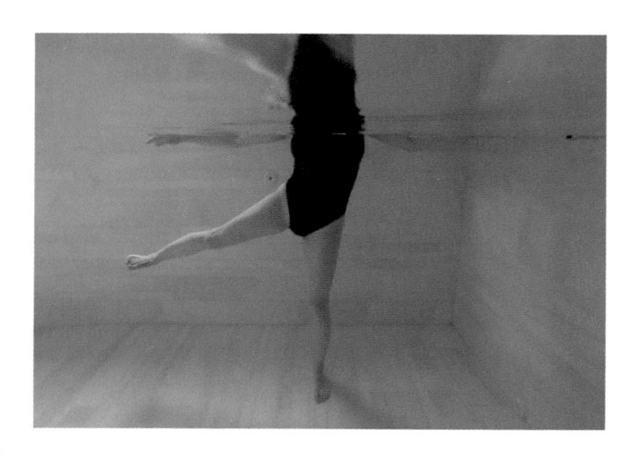

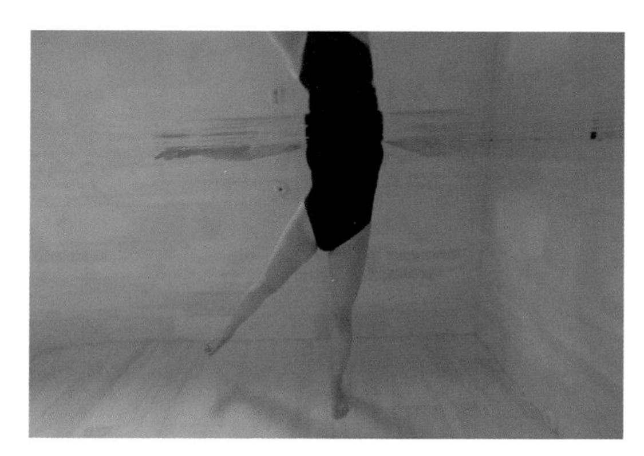

Preparando la habitación del bebé

Seguro que muchas de vosotras os volveréis locas buscando la «habitación ideal para el bebé»: que si azul porque es chico o rosa porque es chica. Creo que hoy en día el sexo del bebé no debe condicionarnos tanto, ya que hay opciones más abiertas. Al principio, yo no tenía claro qué quería, pero sí lo que no quería, es decir, no contemplaba en ningún momento que la habitación del niño fuera baby blue: me parecía un tanto aburrido.

Queríamos que fuera un lugar donde soñar y que desarrollase la imaginación de nuestros pequeños. Así que, finalmente, plasmamos todas nuestras influencias en forma de mobiliario, colores variados e ilustraciones. Nos inspiramos en la versión cinematográfica de *Charlie y la fábrica de chocolate* que hizo Tim Burton. Ahora los verde lima, morado, amarillo vainilla y rosa chicle envuelven los dormitorios.

Evidentemente, cada uno tiene sus gustos, y debo reconocer que yo soy bastante fantasiosa, así que, para tener una guía general que ayude a los diferentes papás, hablé con **Ainara Arnaiz Marcos, arquitecta de interiores,** quien solventó muchas de mis dudas.

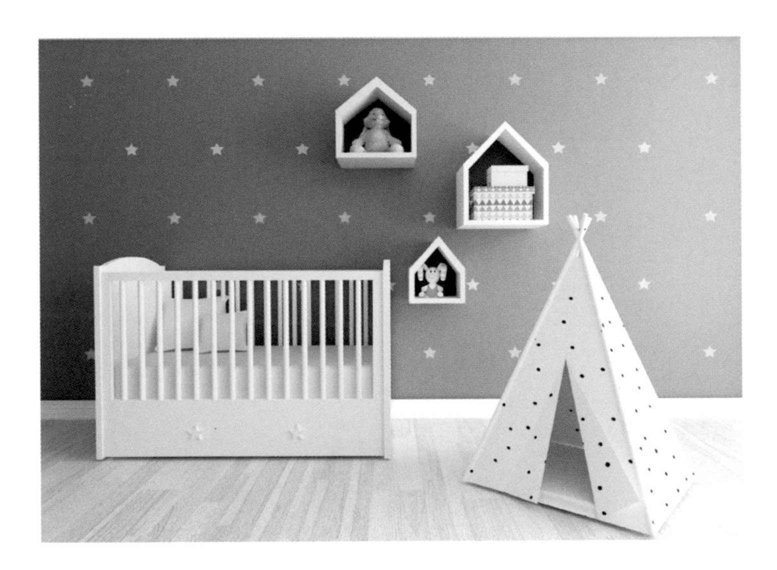

¿Por dónde empezar a la hora de plantear un dormitorio para el bebé?

A. A.: A la hora de decorar la habitación del bebé, lo primero que tendremos que hacer es analizar y planificar el espacio. Tenemos que estudiar la arquitectura de la habitación (ventanas, puertas, circulación) y las necesidades que vamos a tener, es decir, el número de personas que vayan a dormir en esa habitación y el mobiliario necesario para el bebé, como cuna, cambiador, una butaca para la lactancia...

Es muy importante analizar tanto las necesidades de los padres como las del bebé, así como la comodidad y la seguridad.

¿Existen más opciones que el azul y el rosa?

A. A.: Cuando elegimos un color para la habitación del

Donde nos pueden asesorar

- **Wood work:** aquí podemos encontrar muebles de madera con diseños muy actuales.
- **Deco & Kids**, una tienda online llena de productos originales y diferentes, con un toque muy especial. Les encanta lo vintage, lo nórdico, lo ecológico, lo creativo, las cosas sencillas capaces de aportar singularidad.
- **The Little Club** es un mundo online dedicado a las tendencias en decoración infantil y el diseño. Una tienda con muchas marcas actuales y de calidad, que ofrece una amplia selección de productos para decorar las habitaciones infantiles y un montón de ideas originales.

bebé estamos acostumbrados a decantarnos solo por el azul y el rosa cuando en realidad hay un gran abanico de colores que son totalmente adecuados, funcionan mucho mejor en los espacios y nos ayudarán a que la decoración de la habitación nos dure más tiempo y no se nos quede demasiado infantil rápidamente.

A la hora de elegir un color, lo que tenemos que tener en cuenta es la cantidad de luz con la que contamos y las dimensiones de la habitación.

Lo que tenemos que conseguir con los colores es un ambiente tranquilo, relajado y acogedor, al igual que en el resto de las habitaciones de la casa.

¿Recomendarías una decoración muy concreta o algo que sea versátil a medida que el niño crece?

A. A.: A la hora de decorar, yo me decanto por poner una base de mobiliario versátil, básicos que nos duren y que no tengamos que estar cambiando al poco tiempo. Pero es importante utilizar algunas decoraciones concretas y personalizadas para conseguir una habitación especial y única.

¿Tenemos que llenarla de muñequitos y peluches?

A. A.: Los muñecos y los peluches son elementos para que el niño juegue y se divierta pero no para decorar. Está bien colocar alguno pero no llenar la habitación con ellos.

¿Sale muy caro conseguir una habitación bonita?

A. A.: Hoy en día no hace falta gastarse mucho dinero para tener una habitación bonita; lo que hay que hacer es buscar bien. Además de las grandes superficies que todos conocemos, donde podemos encontrar mobiliario muy asequible, tenemos un amplio abanico de grandes ofertas por internet.

Hay elementos en los que nos gastaremos un poco más, ya que necesitamos que sean de mejor calidad para que sean más duraderos, y otros más decorativos, como textiles, vinilos o pintura, que pueden ser más económicos y así podremos ir cambiándolos.

¿Qué te parece el DIY?

A. A.: El DIY me parece una idea muy buena, sobre todo para algunos elementos de la habitación, pero no para toda la decoración. Puedes construir un cabecero, dibujar algo en una pared, personalizar un mueble...

Contamos con un montón de blogs y de bancos de imágenes en los que nos dan ideas muy buenas que además te hacen pasar un buen rato y ahorrar.

¿Es necesario que los padres estén presentes en el parto?

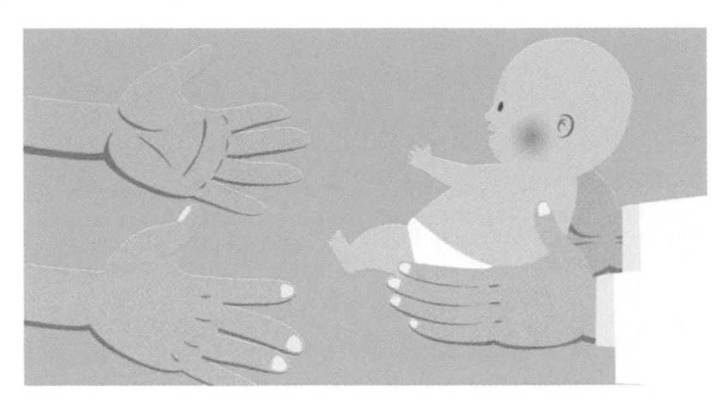

Días antes de dar a luz a mi primer hijo, me puse a mirar partos reales en internet. Mmmm..., mmmm... Veamos, cómo explicarlo sin causar reacciones adversas... Yo diría que bonito, lo que se dice bonito, no es. El momento de la salida del bebé es algo mágico y muy impactante, pero a veces hay que practicar episiotomías, se producen salidas de diferentes fluidos, etc.

Así que, para que el momento más bonito de nuestra vida (que era el nacimiento de nuestro hijo) fuera como siempre lo habíamos soñado, decidimos que él estuviera a mi lado cerca de mi hombro. Tenía que estar apoyándome a mí, dándome ánimo y fuerzas. Además, así pudo grabar el parto desde una perspectiva casi subjetiva de la madre.

Conozco casos de hombres que han sentido un rechazo físico por su mujer tras haber visto cómo paría. Ya lo sé, resulta duro decirlo, pero a veces pasa. Algunos se negaron incluso a practicar sexo con su pareja. Así que ¿para qué crearles un trauma? Mi opinión es que está bien que entren en el quirófano si quieren o les dejan, pero que se queden a nuestro lado.

Es recomendable que la mujer y el hombre lo hablen, pero que se respete también la decisión del padre. Hoy en día, muchos padres se ven casi obligados a entrar en el paritorio porque existe una tendencia a que todos ellos compartan el momento del parto. Pero hay padres que no quieren o que no se sienten emocionalmente con fuerzas para presenciar un acto en el que tendrán una visión de su mujer que desconocen. No todos los hombres lo verán como algo hermoso. De hecho, hay hombres que te dicen: «Yo he visto la placenta y qué asco»; así que hay que respetar al padre. Si no quiere, pues que te acompañe tu madre, tu hermana... No hay que obligar al padre de la criatura. Hemos pasado del extremo de que no se le dejaba entrar al de la obligación de hacerlo.

Hablé con Diana Sánchez sobre este tema y me dijo que hay un médico obstetra francés que se llama Michel Odent y que postula que la presencia del hombre en el parto no hace más que dificultarlo. Porque, emocionalmente, nosotras estamos cohibidas y se produce una activación del neocórtex que dificulta que el parto fisiológico ocurra de forma natural. Según Odent, ha habido una tendencia a implicar a los hombres en los partos de forma automática, y algunos padres que han presenciado el parto después han estado unos días sin acercarse a su mujer porque ha sido algo que emocionalmente les ha impactado. Dice que atendió un parto en el que luego el padre estuvo tres días jugando a videojuegos sin acercarse a su mujer porque se quedó impactado, incapaz de asimilarlo. Sin embargo, yo entiendo que haya mujeres a las que les reconforta mucho que esté su marido, y que les dé la mano y las acompañe. No podemos generalizar: muchos hombres sienten el parto como un acto en el que ven a su mujer como una diosa, y la admiran incluso más después de verla parir.

Conservación de las células madre de la sangre del cordón umbilical y muestra de tejido

Como os he dicho anteriormente, el último trimestre es crucial para ir cerrando temas pendientes como la habitación del niño y las cosas que necesita para sus primeros meses de vida, pero también para algo que puede ser el mejor regalo que le hagas en la vida: la conservación de sus células madre de sangre del cordón umbilical y células mesenquimales.

Yo, cuando estaba embarazada de mi primer hijo, ni siquiera sabía que esta práctica existía. Un par de amigas me preguntaron si iba a conservar las muestras de cordón y tejido de mi hijo, así que me puse a indagar sobre su finalidad e importancia. Afortunadamente, encontré VidaCord, que reunía todos los requisitos que yo buscaba (tened cuidado porque no todos los bancos privados de sangre de cordón umbilical te ofrecen los mismos servicios).

En Estados Unidos existen bancos privados de cordón umbilical desde 1999; el primero fue Cord Blood Register. En España, hasta 2006, la legislación no recogía explícitamente la prohibición o autorización de los bancos de cordón de carácter privado. A raíz de la decisión de los entonces príncipes de Asturias de congelar las células madre de la infanta Leonor en un banco privado en Estados Unidos, que saltó a todas las portadas de los medios de comunicación, el Ministerio de Sanidad y Consumo preparó una normativa que adaptaba la directiva de la Unión Europea de Células y Tejidos. Ahora es el Real Decreto Ley 9/2014 el que regula esta actividad; en él se indica que las muestras privadas preservadas en bancos autorizados ubicados en España están sujetas a la disponibilidad universal. VidaCord fue el primero en España en obtener la autorización como banco privado de sangre de cordón umbilical.

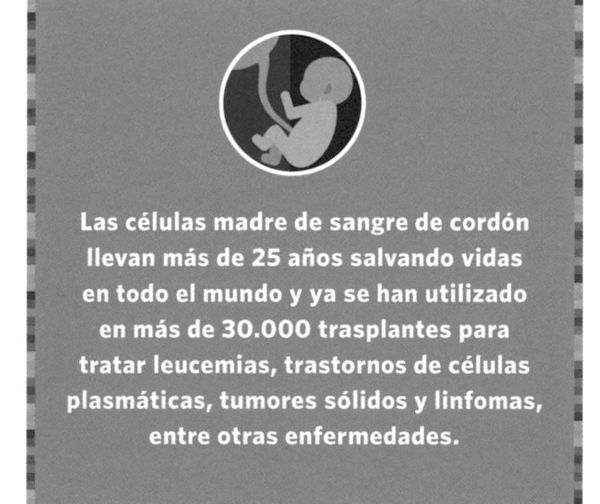

Las células madre de sangre de cordón llevan más de 25 años salvando vidas en todo el mundo y ya se han utilizado en más de 30.000 trasplantes para tratar leucemias, trastornos de células plasmáticas, tumores sólidos y linfomas, entre otras enfermedades.

¿Qué finalidad tiene la conservación de las muestras de cordón y de tejido?

Las células madre de la sangre del cordón umbilical son formadoras de las células que hay en la sangre. Pueden reemplazar las células sanguíneas más viejas por otras nuevas, lo cual es muy útil en el tratamiento de ciertas enfermedades de la sangre, el sistema inmunológico y los trastornos metabólicos.

Solo hay una oportunidad en la vida para recogerlas y es el momento del parto. Se conservan criopreservadas durante años en tanques de nitrógeno y te aseguras así un posible uso futuro en caso de que el niño o sus hermanos las necesiten para un trasplante.

Las células madre del cordón son mucho más fáciles de recoger que las de la médula ósea y proporcionan una mayor tasa de supervivencia postrasplante (un 74 % frente a un 44 %).

Por otro lado, las células mesenquimales son la base de la medicina regenerativa. Se encuentran en el tejido que rodea los vasos sanguíneos del cordón umbilical. Son unas células multipotentes, adultas e inmaduras, que tienen la capacidad de regenerarse y diferenciarse en células de otros tejidos, huesos, cartílagos, músculo cardíaco, etc. Son muy útiles cuando se usan combinadamente con las células madre de la sangre del cordón umbilical en trasplantes, porque no generan rechazo y atenúan la respuesta inmune.

Actualmente hay numerosos ensayos clínicos en marcha con células madre mesenquimales. Las investigaciones son muy prometedoras en campos como el autismo, la diabetes, el párkinson, el alzhéimer, la parálisis cerebral o la esclerosis.

¿Dónde se conservan las muestras?

VidaCord, como primer banco español autorizado, dispone de un laboratorio propio en Alcalá de Henares (Madrid), donde se procesan todas las unidades de sangre de cordón umbilical que llegan desde cualquier punto de España en el menor tiempo posible y con las máximas garantías, según las prácticas más exigentes de la Unión Europea.

El escaso tiempo de transporte (19 horas de media) entre el nacimiento del bebé y el procesamiento aseguran la máxima calidad en las células madre conservadas. La sangre no viaja durante días fuera de España para ser procesada, como ocurre con los brókers o intermediarios extranjeros, lo que reduce al mínimo la pérdida de células madre vivas.

Una vez que las células madre están criopreservadas, VidaCord siempre ofrece a las familias la posibilidad de optar por depositarlas en sus instalaciones acreditadas en Madrid, o enviarlas a sus instalaciones en Reino Unido por el mismo precio.

En ambos casos, la disponibilidad de las células madre es inmediata en caso de necesidad. El servicio incluye el traslado a cualquier parte del mundo.

¿La normativa española permite que cualquiera pueda coger parte de tu muestra?

Las unidades criopreservadas en bancos de células madre ubicados en España están sujetas a la disponibilidad universal, según la normativa española vigente (Real Decreto Ley 9/2014).

Por este motivo, VidaCord posee equipos de almacenamiento propios también fuera del país, concretamente en el Parque Científico y Tecnológico de Nottingham, al norte de Londres, para aquellas familias que desean preservar sus unidades sin que queden sujetas a la disposición universal, considerándose estrictamente depósitos privados no donables.

Si la familia escoge Reino Unido como depósito final, las autoridades sanitarias españolas no pueden requerir nunca dicha unidad para otra persona. Ni siquiera durante el tiempo que pueda estar procesada y criopreservada en el laboratorio de Madrid, hasta que viaja finalmente a Reino Unido.

En cuanto a la Unión Europea, en algunos países no están permitidos los bancos privados. Italia y Francia los prohíben expresamente. En cambio, Alemania, Bélgica, Países Bajos o Reino Unido sí los permiten. Esta situación viene amparada por una Directiva 2004/23 del Parlamento Europeo y del Consejo Europeo, relativa al establecimiento de normas de calidad y seguridad para la donación, la obtención, la verificación, el procesamiento, el almacenamiento y la distribución de células y tejidos humanos.

¿Cada muestra de tejido y cordón solo sirve para ese niño o también para hermanos?

Las células madre del cordón umbilical son compatibles cien por cien con el propio bebé y también proporcionan una alta tasa de supervivencia en trasplante entre hermanos compatibles (trasplante alogénico emparentado). Esta tasa es mucho mayor entre hermanos compatibles que entre personas no emparentadas. Por ello, la sangre de cordón de un hermano siempre es la mejor opción para los hematólogos en caso de trasplante.

¿Durante cuánto tiempo se conservan las muestras?

En VidaCord todas las unidades se mantienen congeladas durante 20 o 30 años a -196 °C en tanques de nitrógeno líquido, especialmente diseñados y monitorizados por ordenador en todo momento, hasta que se necesiten.

Aplicaciones
para elegir el nombre del bebé

A veces, a la hora de elegir el nombre del bebé surgen dudas; otras lo tenemos muy claro; pero es evidente que debe ser una decisión de común acuerdo con la pareja.
Yo encontré una aplicación que me ayudó mucho ya que ofrece información sobre el origen, la popularidad y el significado de cada nombre. Se llama **50.000 Baby Names**, aunque hay cientos de ellas.

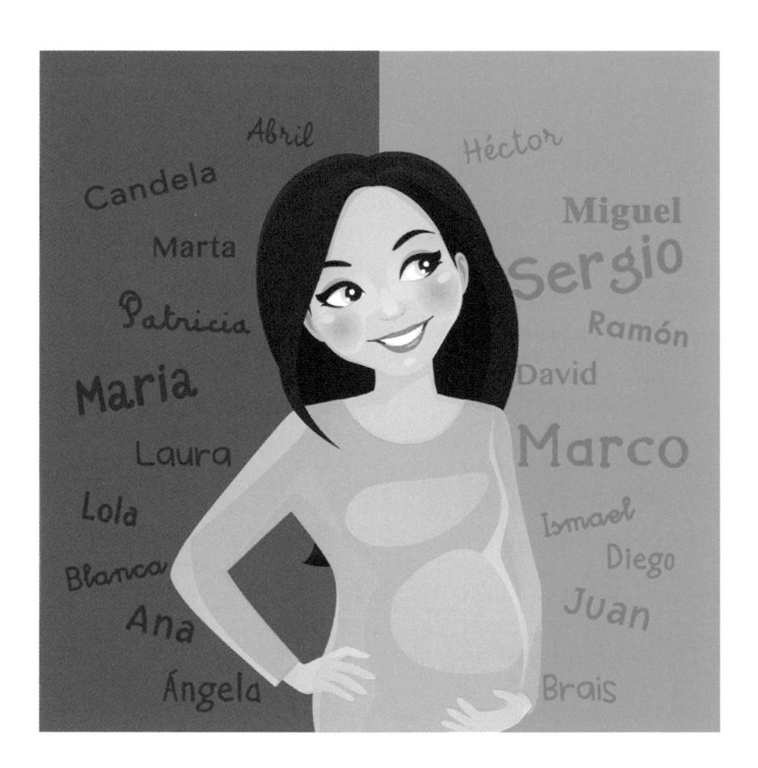

¿Qué llevar en la maleta del hospital?

Sabemos que la FPP (fecha prevista de parto) es un cálculo aproximado: puede adelantarse o retrasarse. Incluso, a veces, se decide programar el parto para un día concreto, siempre bajo prescripción médica. Por eso es muy importante que dejemos finalizadas todas las tareas que podamos con suficiente margen. Algo que ineludiblemente tenemos que llevar al hospital es la maleta del bebé y la de la mamá. Seguramente no usaréis muchos de los artículos que nombro a continuación porque el hospital os proveerá de ellos, pero, por si acaso y para vuestra tranquilidad, mejor llevarlos.

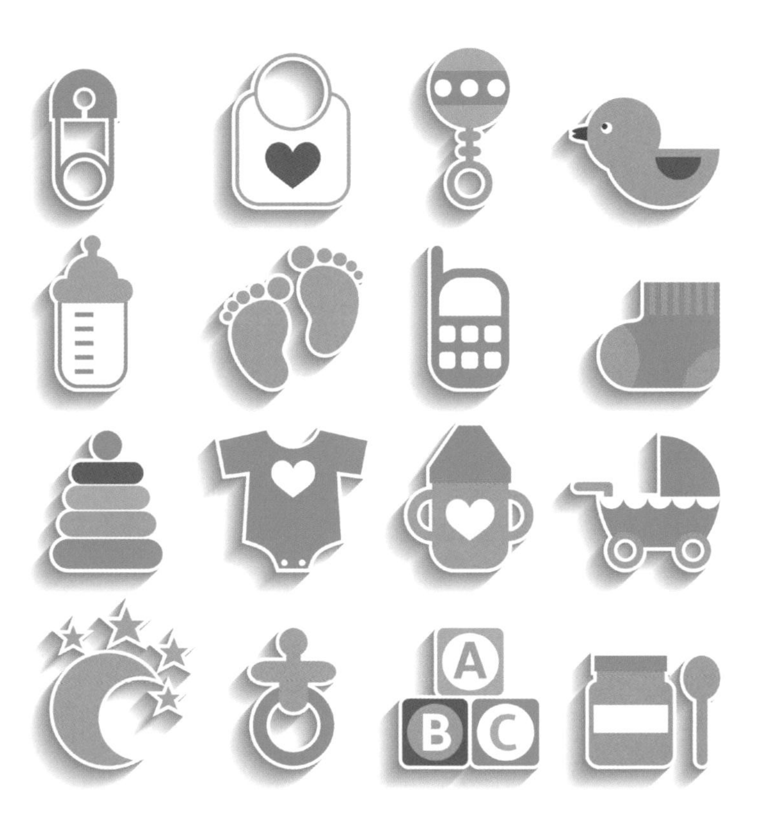

Para la maleta de mamá

- ✔ ropa para salir del hospital
- ✔ 3 camisones
- ✔ 2 o 3 sujetadores que sujeten bien, mejor de lactancia
- ✔ 8 braguitas desechables
- ✔ 1 bata
- ✔ 1 zapatillas
- ✔ 3 pares de calcetines
- ✔ compresas de algodón
- ✔ pomada (lanolina) para las posibles grietas de los pezones

Neceser personal

- ✔ desodorante, perfume
- ✔ cremas para la cara
- ✔ crema antiestrías
- ✔ cepillo / peine
- ✔ pasta y cepillo de dientes
- ✔ champú, gel y suavizante

Para el papá

- ✔ bolsa de aseo
- ✔ pijamas
- ✔ 2 o 3 mudas
- ✔ cámara de fotos, vídeo y cargadores

Para la maleta del bebé

- ✔ 5 o 6 bodies
- ✔ 4 pares de calcetines o patucos, manoplas
- ✔ 5 o 6 mudas (jerséis, polainas, peleles…)
- ✔ 5 o 6 baberos
- ✔ 2 o 3 chupetes
- ✔ 3 gorritos de algodón
- ✔ 3 toallas
- ✔ muñequito suave (doudou)
- ✔ 5 o 6 gasas
- ✔ 4 arrullos o toquillas
- ✔ toallitas limpiadoras
- ✔ pañales
- ✔ agua de colonia sin alcohol
- ✔ cepillo suave
- ✔ gel de bebé y esponja natural
- ✔ loción hidratante de bebé
- ✔ caja VidaCord para la recogida de muestras de sangre de cordón umbilical y tejido
- ✔ 1 silla para el automóvil (se puede llevar el día del alta)

Documentación

- ✔ Libro de Familia
- ✔ DNIs
- ✔ cartilla del embarazo
- ✔ carpetita con todas las ecos y análisis, ordenados de más antiguo a más reciente
- ✔ tarjeta de la Seguridad Social

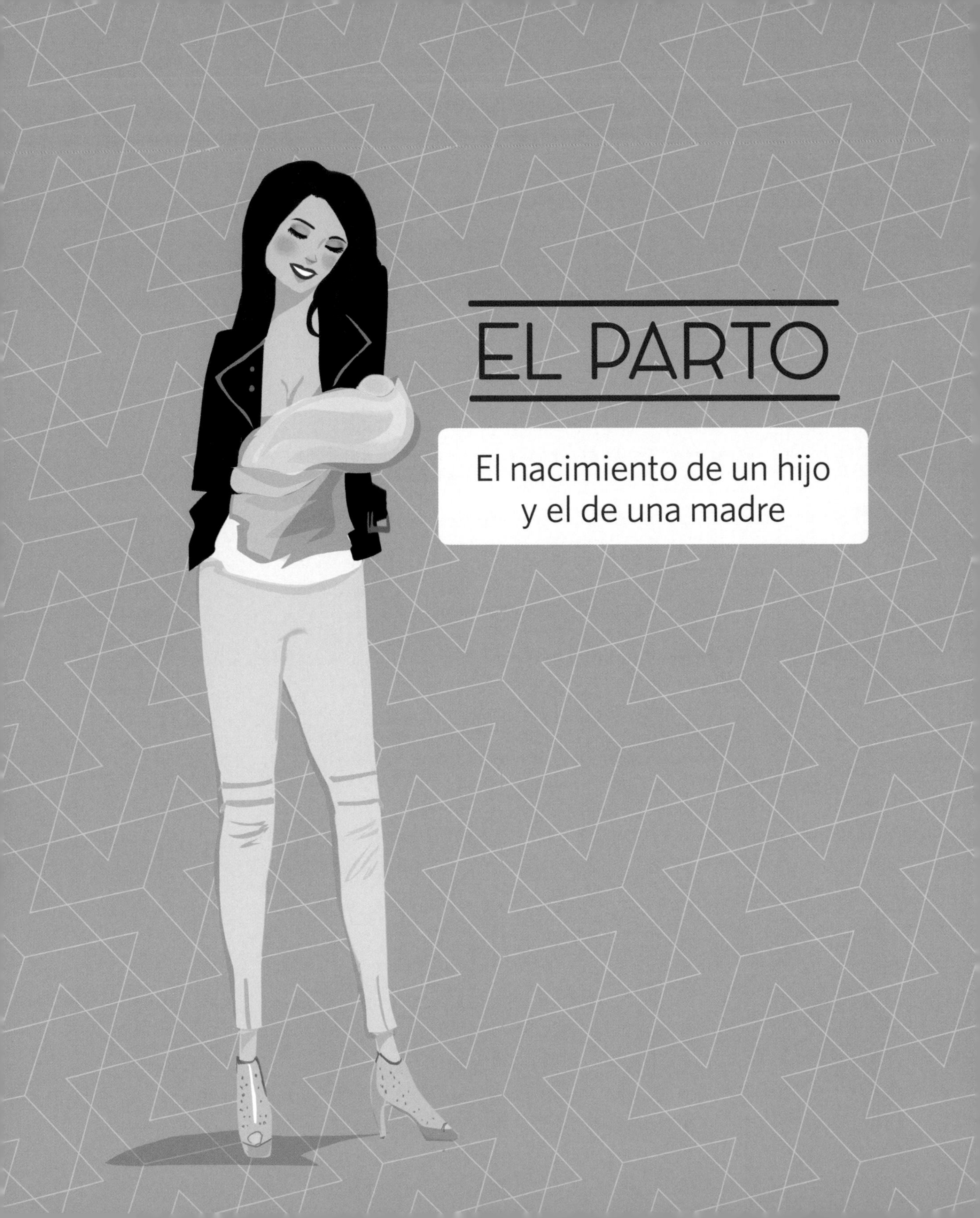
EL PARTO
El nacimiento de un hijo
y el de una madre

Preparándome para el parto

Se leen muchas barbaridades acerca de los partos de mujeres famosas. He llegado a oír que algunas se hacen una liposucción en el momento del parto y que por eso salen tan delgadas del hospital. Sinceramente, todo es más simple de lo que parece. Las famosas son como el resto de las mujeres: algunas se recuperan rápidamente y otras tardan un poco más; la clave está en el cuidado que sigas durante el embarazo.

No hay secretos, ninguna fórmula mágica que haga que las famosas se recuperen de forma inmediata; ojalá fuera así, pero no. De modo que no os creáis la cantidad de tonterías que se dicen porque el 90 % son falsas.

Sin ir más lejos, os contaré lo que me pasó. Estoy bastante acostumbrada a leer mentiras sobre mí: que si me he operado el pecho, la nariz, los pómulos, los labios, etc. Afortunadamente, no he entrado nunca en un quirófano para operarme de nada, no he sentido esa necesidad, pero respeto a la gente que decide hacerse una intervención estética, pues es una decisión muy personal. Yo no lo he hecho, aunque, si en algún momento me apeteciera, lo haría.

Bien, pues en el caso de mi parto la prensa se excedió de forma brutal. Al día siguiente de dar a luz, publicaron en varios periódicos serios de tirada nacional que habíamos alquilado una planta del hospital exclusivamente para nosotros y que habíamos obligado a todo el personal a firmar un contrato de confidencialidad sobre todo el proceso del parto. Pero lo más inconcebible es que dijeron que «yo» había prohibido a todas las enfermeras que entraran en mi habitación que me mirasen a la cara. De verdad, ¿puede haber algo más surrealista que eso? Sinceramente, llega un momento en que debes tomarte las cosas con humor porque parecen de chiste. Lo que realmente me molesta es que la gente se crea todas esas estupideces porque aparecen en un medio que se supone que es serio y profesional.

Os juro que si supiera cómo recuperar la figura antes de salir del hospital os lo contaría, pero de momento los milagros no existen. Todo es cuestión de trabajo, disciplina y una vida saludable.

La opinión de los expertos

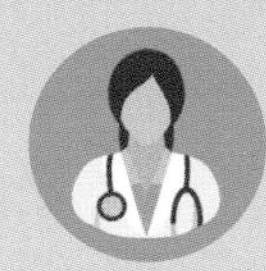
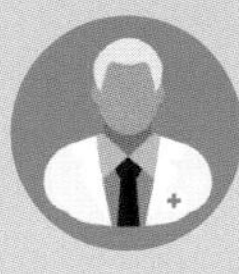
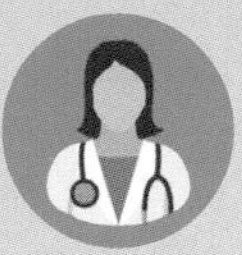

¿Se puede practicar una cirugía estética en el momento del parto?

Doctor Bartha: En el ámbito de la medicina privada, es posible que a veces te lo pidan. Sin embargo, algunos cambios que se producen durante el embarazo suelen solucionarse durante el posparto. Es cuestión de tomárselo con calma.

Lo que sí varía mucho después del embarazo es el estado de las mamas, y a veces sí es aconsejable operar.

En ocasiones te piden abdominoplastias e intervenciones parecidas, y es verdad que se podrían hacer. Cuando se practica una cesárea, se puede aprovechar la oportunidad para hacer una cirugía, no está contraindicado. Una corrección de una hernia también se puede hacer en el mismo acto quirúrgico.

Doctora Franco: No es el momento ideal y por lo tanto no está recomendado. Realizar cualquier otra intervención paralela al parto añade riesgos innecesarios. Durante la gestación se produce un aumento de vascularización de todos los tejidos, así que cualquier intervención conllevaría un mayor riesgo de hemorragias y de infecciones. Además, los cambios hormonales del embarazo producen una serie de cambios en todo el organismo, por lo que es más conveniente esperar a que todos los tejidos recuperen biológicamente su forma y posición para saber de un modo preciso qué hay que corregir.

Se habla con mucha ligereza de la cesárea y yo creo que es una intervención bastante seria, aunque hay mujeres que dicen que es mejor que un parto natural...

Doctor Bartha: Una cesárea, por muy fácil que sea, es una intervención quirúrgica y tiene un riesgo de mortalidad para la madre diez veces mayor que un parto por vía vaginal. Tampoco para el feto es lo mejor; en un embarazo de bajo riesgo, lo mejor es el parto por vía vaginal. El feto tiene los pulmones llenos de líquido amniótico y, cuando pasa por la vagina, se aprieta el tórax y expulsa el líquido. Esto facilita que, al nacer, llore y respire y se produzca el intercambio del líquido amniótico por el aire.

Cuando se hace una cesárea programada, se abre y se saca al niño, y este tiene los pulmones llenos de líquido amniótico. Habitualmente lo expulsa bien, pero en algunos casos se queda retenido y tarda más tiempo en expulsarlo. Entonces se produce un cuadro que entre los profesionales se llama «pulmón húmedo o pulmón de cesárea» y que consiste en que le cuesta más trabajo respirar y es más fácil que se produzca una infección. Es decir, que la cesárea también tiene complicaciones para el feto. Es verdad lo que tú dices de que se está incrementando la cesárea a demanda.

PUNTUALIZACIÓN DEL DOCTOR PARA QUE NO TENGAS MIEDO SI TIENEN QUE HACERTE UNA CESÁREA PROGRAMADA
Estos riesgos son siempre menores que no hacerla si está plenamente justificada, y en cualquier caso estos riesgos también se minimizan mucho si se hace a partir de la semana 39. Por eso, en caso de cesárea programada, no se recomienda hacerla muy precoz sino pasada esa fecha.

Doctora Franco: La cesárea a demanda, o por petición materna, es la que se realiza por requerimiento de la mujer en ausencia de indicación médica. No hay que olvidar que la cesárea es una intervención quirúrgica, y como tal hay que saber que pueden existir más complicaciones anestésicas. En la cirugía se requieren niveles más altos de anestesia regional, por lo que existe más riesgo de fracaso y necesidad de conversión a anestesia general, con sus potenciales complicaciones. Además, el período de recuperación de un parto por cesárea es mayor. Comparado con el parto vaginal, se ha demostrado un incremento del riesgo de morbilidad materna, sobre todo por fallo cardíaco, hematoma de la herida quirúrgica, histerectomía, infección puerperal, enfermedad tromboembólica o hemorragia severa. Tras una cesárea, es más probable que el bebé desarrolle problemas respiratorios. Al no iniciarse el trabajo de parto, no se estimulan los mecanismos fetales responsables de la reabsorción del líquido de los pulmones. Tampoco hay que olvidar las complicaciones en futuras gestaciones: hay mayor riesgo de rotura uterina y de presencia de adherencias abdominales que dificulten la cirugía y aumenta la probabilidad de lesionar órganos vecinos como vejiga e intestino.

Ante la evidencia actual, no debería practicarse una cesárea a no ser por necesidades de la madre o del feto.

Entendiendo el mecanismo del parto

En los seres humanos la gestación dura 38 semanas si contamos desde el momento de la fecundación, o 40 semanas si contamos desde la última menstruación.

Se considera que el parto ocurre en el momento correcto si se produce entre las semanas 35 a 40 contando desde el momento de la fecundación (si contamos desde la última menstruación, entre las semanas 37 a 42). En caso de que el parto ocurra antes o después de estas semanas, hay riesgos para el feto.

La pelvis

Como ya hemos comentado, la pelvis es la parte del cuerpo que une el tronco con los miembros inferiores. Su parte interna, en forma de cilindro hueco, presenta dos partes:

- ***Pelvis mayor:*** Contiene las vísceras bajas del abdomen (intestinos) y está formada por la parte superior de los huesos ilíacos. Es aquí donde se instala el feto.
- ***Pelvis menor:*** Lugar donde se localizan los órganos pélvicos (vejiga, útero, recto), está formado por el sacro y la parte inferior de los huesos ilíacos. En la pelvis menor se observan tres estrechos (tres zonas) en forma de curva, conocidos como planos de Hodge, por los que pasará el bebé en el momento del parto.
  - **Estrecho superior (1er plano de Hodge):** Límite entre la pelvis mayor y menor, formada por el sacro y el pubis. La dimensión de este estrecho es importante para el paso del feto.
  - **Estrecho medio (2º plano de Hodge):** Zona donde ocurre la rotación de la cabeza fetal, localizada

entre el pubis y la segunda vértebra del sacro.

- **Estrecho inferior (3er y 4º plano de Hodge):** Localizado entre la parte inferior del pubis, los isquiones y el coxis. Será el último estrecho por el que pasará el bebé.

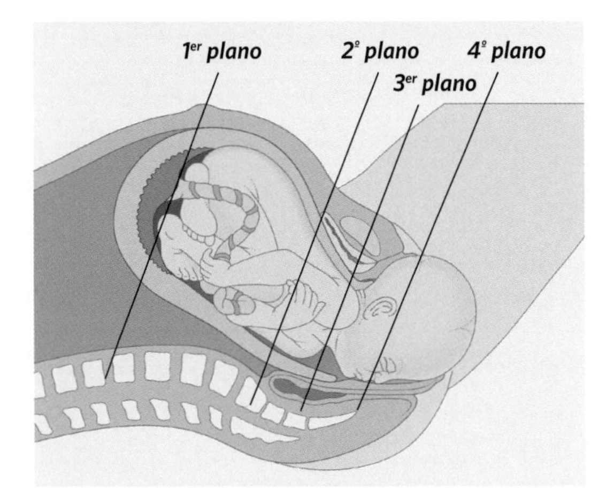

Descubre por dónde pasará tu bebé

Siéntate en una silla sobre los isquiones con la columna recta, apoya los pies en el suelo y separa las piernas a la anchura de la cadera. Con las manos abiertas, pon una en la región del pubis (los dedos deben estar apoyados en el pubis) y la otra en el sacro. El estrecho superior se encuentra entre el talón de la mano que está apoyada en el sacro y el de la que está apoyada en el pubis. El estrecho medio estará justo en medio de tus manos, y el estrecho inferior, entre las puntas de tus dedos (parte inferior del pubis) y tus isquiones.

¿Cuándo debo ir al hospital y qué pasará cuando llegue?

Debes ir:

- Cuando tengas contracciones a intervalos cada 5 minutos con duraciones de 30 a 40 segundos durante un período de una hora.
- Si el agua que expulsas es verde (es indicativo de sufrimiento fetal).
- Si tienes un sangrado similar a una menstruación.

Y cuando llegues:

- Te harán pruebas para medir tus signos vitales, te pondrán monitores para analizar el estado del bebé, te preguntarán cómo ha ido tu embarazo y te explorarán el cuello uterino para saber cuántos centímetros has dilatado.

Estimular el parto naturalmente

Cuando llegan a la semana 39-40 de gestación, muchas mujeres empiezan a preocuparse, están impacientes de que el bebé nazca. Aquí tienes unos consejos que pueden estimular tu parto:

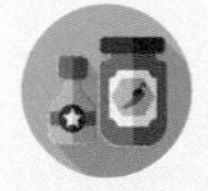

Relaciones sexuales: Los espermatozoides contienen prostaglandina, una hormona que estimula las contracciones uterinas poscoito. Si no puedes tener relaciones sexuales, te aconsejamos que tu pareja estimule tus pezones con el dedo o con la boca y que haga pequeños estímulos en el clítoris. Todo esto provocará la conexión hormonal entre el pecho y la vagina, y la producción de oxitocina natural que estimula las contracciones uterinas.

Come comidas picantes y calientes: Comidas como la mexicana, que lleva picante, o como la italiana, que es caliente, estimulan mucho el proceso digestivo y pueden estimular las contracciones uterinas.

¿Estás de parto o es una falsa alarma?*

ESTÁS DE PARTO	FALSA ALARMA
Expulsión del tapón mucoso: «Mancho más que antes mi salva-slip». Cambio en el cuello del útero	No hay expulsión del tapón No hay cambios significativos en el cuello uterino
Dolor en las sacroilíacas: «Tengo lumbago».	
Pubalgia: «Tengo un dolor intenso que va hacia la pierna mientras camino y hace que me pare».	
Disminución de los movimientos fetales	No hay disminución de los movimientos fetales
Aumento de las ganas de orinar	
Contracciones regulares y cada vez más seguidas con un aumento de la intensidad	Las contracciones son irregulares, no suben de intensidad y tampoco son muy seguidas (contracciones de Braxton-Hicks)

* Cuando expulses el tapón mucoso, notarás un líquido espeso y puede que venga acompañado de sangre. Tal vez no te des cuenta cuando lo expulses, por eso muchos ginecólogos no recomiendan la inmersión en piscinas después de la semana 36 de gestación, ya que el útero puede haber perdido su barrera protectora contra posibles infecciones.

La expulsión del tapón mucoso no es un signo definitivo de que hayas entrado en trabajo de parto.

Más preguntas a los expertos

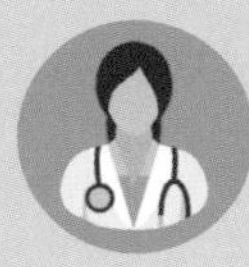 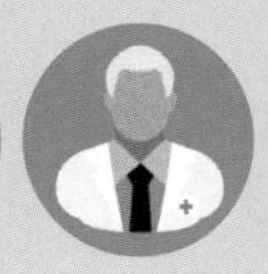 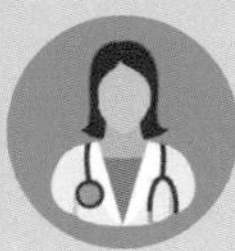

¿Qué postura y lugar son los mejores para dar a luz? ¿En la camilla, en el agua, en casa...?

Doctora Franco: El lugar donde dar a luz va a depender del estilo de vida, de las creencias y de las expectativas sobre la maternidad que tenga la mujer embarazada. Respecto a qué postura es más beneficiosa, es difícil llegar a una conclusión y establecer una como la mejor para todos los partos, ya que existen distintas variantes.

Si me preguntas a mí, no tengo ninguna duda en decirte que hay que parir en un centro hospitalario, puesto que el parto es un proceso fisiológico donde pueden ocurrir situaciones de emergencia, que incluso pueden provocar la muerte materna o fetal y que requieren de una intervención médica en cuestión de segundos. En cuanto a la posición, la más recomendada es en camilla en posición de litotomía, llamada también «ginecológica». Esta postura es la única adecuada para partos en los que se necesita emplear instrumentos en situaciones de urgencia y donde ocurren menos desgarros del periné. Hay que saber también que para el resto de las posturas es imprescindible que no te administren analgesia epidural y eso hoy en día en nuestro medio es bastante poco inusual.

¿Qué opina del parto en el agua?

Doctor Bartha: Ya hay evidencias de que el parto en el agua tiene más riesgos que beneficios. Es verdad que durante el período de dilatación, al meterte en el agua, si no quieres anestesia epidural, parece que favorece la dilatación y que se calma el dolor. Pero una vez que nazca el niño, no somos animales acuáticos, somos animales terrestres.

Es un parto que tiene más dificultad para atender la prevención de los desgarros. Porque cuando estás pariendo, te están tocando para protegerte el perineo y que no ocurra una salida intempestiva y se produzcan desgarros, y esto es más dificultoso si estás debajo del agua. Y luego, por otro lado, el feto, al salir, puede aspirar el agua y corre más riesgos. No es que sea una práctica insegura, que no lo es, pero varios estudios científicos controlados han demostrado que existe riesgo si llegas en el agua hasta el final y el niño nace allí. Es una práctica que yo creo que no se va a imponer.

¿Y dar a luz en casa?

Doctora Franco: Es un riesgo. Lo que se está implementando en muchos países, por ejemplo en Reino Unido y aquí en España en algunos centros, son las CASAS DE PARTO. Las casas de parto son, dentro del propio hospital, una serie de habitaciones donde cambian la decoración, se pone todo muy «fashion» y decorado como una casita para que no sea tan frío. Puedes estar allí con tu familia, ponen música y es un parto atendido exclusivamente por matronas. Pero si salta cualquier signo de alarma durante el parto porque algo va mal, inmediatamente la madre es trasladada y pasa a la dilatación normal o al quirófano y tiene la posibilidad de ser atendida por un ginecólogo y de que le hagan una cesárea si es necesario.

La epidural

La epidural proporciona un parto sin dolor a través de una inyección de anestésico local entre las vértebras L1 a L4. Se pone cuando la paciente tiene dolor independientemente de los centímetros de dilatación. Su efecto es el bloqueo o disminución de los movimientos de los miembros inferiores.

La mujer tendrá un tiempo de parto más largo, debido a la reducción de las secreciones naturales de oxitocina, la hormona responsable de las contracciones uterinas. Para compensar esta reducción, se puede utilizar oxitocina artificial intravenosa.

Los efectos secundarios de la epidural son: **hipotensión** (disminución de la presión arterial), **temblores** y **menor efectividad de los pujos maternos** (el reflejo expulsivo o deseo incontrolable de empujar desaparece), por lo que aumenta la probabilidad de desgarros, partos instrumentales y episiotomía.

Todas estas afirmaciones son ciertas, pero con la práctica de los pujos antes del parto y con la instrucción y dirección de los pujos sincronizados con las contracciones uterinas durante el parto, se reduce el índice de episiotomía, desgarros y partos instrumentales.

PARTO INSTRUMENTAL: en caso de sufrimiento fetal o agotamiento de la madre en la fase expulsiva del parto, se puede optar por instrumentos que facilitarán la extracción del bebé. Los instrumentos utilizados son el fórceps, la ventosa y la espátula.

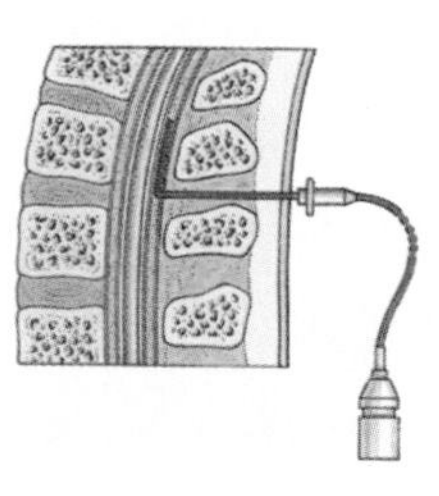

Aunque tengas un tatuaje en la espalda, pueden administrarte la epidural. A veces, pueden hacerte un pequeño corte superficial de 1 o 2 milímetros, para que la aguja de la epidural no atraviese la tinta del tatuaje y entre directamente en la grasa que queda bajo la piel.

Cesárea

La cesárea es una intervención quirúrgica que consiste en la extracción del feto y de la placenta a través de la pared abdominal. Sus indicaciones son **electivas** (se decide antes del parto), de **urgencia** (cuando hay peligro para la madre y/o el feto) e **intraparto** (cuando se decide en el transcurso del parto en caso de urgencia vital).

Las **indicaciones electivas** para una cesárea son: realización de cesáreas anteriores, afectación de la pared uterina, herpes genital, presentación fetal transversal o de nalgas, parto prematuro de 24 a 28 semanas de gestación, cuello uterino desfavorable. En cuanto a embarazos gemelares, la cesárea está indicada en caso de que no haya un perfecto encaramiento de los fetos.

Se indican **cesáreas de urgencia** cuando se presentan riesgos para la madre y/o feto como: placenta previa con hemorragia, crisis de preeclampsia (hipertensión materna) o prolapso del cordón.

Se indican **cesáreas intraparto** cuando fracasa la inducción del parto o por parto estacionado (sea por no encajamiento fetal, fatiga materna, dilatación insuficiente, cabeza fetal desproporcional al tamaño de la pelvis materna, etc.).

Embarazo y parto de Sergio

Como cualquier madre puede confirmaros, no afrontas igual el primer embarazo que los siguientes. Llevábamos unos meses con la idea de tener un niño; en ningún momento nos pusimos una fecha ni nos lo tomamos como un reto, lo único que decíamos era: «Cuando tenga que ser será». Lo primero que hice fue ir a visitar a mi ginecóloga, la **doctora Franco**, para comentarle nuestra intención y empezar con el ritual básico de retirarme la píldora anticonceptiva. Pasadas unas semanas, la gran noticia llegó: estaba embarazada. Como os he ido contando en estas páginas, las dudas eran constantes y decidí rodearme de profesionales para mitigar mis inquietudes. Nunca sabes si lo estás haciendo bien, si puedes hacerlo mejor o si hay algo que se te escapa, pero la verdad es que me sentía bastante tranquila porque estaba poniendo todo mi empeño en que todo fluyese correctamente. El embarazo de Sergio fue un camino en el que, a cada paso, íbamos abriendo puertas de conocimiento y asimilación del nuevo estado. El tercer trimestre fue quizá el más estresante porque ya era plenamente consciente de que el cambio de vida llegaba, y estaba ansiosa por abrazar a mi niño.

Teníamos bastante claro que queríamos vivir el momento del parto los dos juntos, compartir esa experiencia de ver nacer a nuestro primer hijo. Pero, como ya sabéis, el trabajo de Sergio le obliga a estar viajando constantemente y yo podía ponerme de parto estando él jugando fuera de Madrid. Así que pensamos que la mejor opción era programar el parto para un día concreto. Hablamos con la doctora Franco ya avanzado el octavo mes y, cuando chequeó que mi cuerpo estaba preparado para dar a luz, nos dijo: «¿Qué tal os viene mañana?, ¿para qué retrasarlo más si las condiciones son óptimas? Así evitamos el riesgo de que el padre no pueda estar». Uff, en ese momento me quedé de piedra... Dije: «Vale, pues mañana».

Llegué a casa y me agobié como nunca. Pensé: «La verdad es que me pilla un poco fuera de juego, tengo mucho trabajo que debo dejar hecho antes de dar a luz, porque, si no, luego no podré». Aunque tenía preparada la maleta del hospital desde hacía unos días, tenía muchas cosas pendientes. Así que me pasé toda la noche escribiendo varios post para mi blog y cerrando temas burocráticos. Dormí una hora y nos fuimos al hospital. Recuerdo ese viaje en coche junto a Sergio. Amanecía, íbamos escuchando la radio y le pedí que me pusiera una canción; quería que Whitesnake nos acompañase en ese viaje: «Here I Go Again» me llenaba de energía y hacía que ese instante brillase aún más. Llegamos al hospital como el que se va de fin de semana, con nuestras maletitas.

Pasé varias horas en la sala de dilatación y yo tan solo quería que se fuera todo el mundo y me dejasen dormir porque estaba agotada. No hacía más que decir: «No podemos dejarlo para dentro de unas horas que haya dormido un rato, ja, ja, ja; no sé si voy a tener fuerzas para empujar». El momento de las contracciones fue bastante doloroso, aunque me lo planteé como estar jugando a un videojuego. No dejaba de mirar la «maquinita» que mostraba la intensidad de las contracciones e intentaba resistir, como cuando subes de nivel en la pantalla del videojuego. No quería que me venciera el dolor; mi intención era aguantar lo máximo posible. Seguía y seguía moviéndome en el fitball para mitigar el dolor pero llegó un momento en el que me rendí: no podía aguantarlo más y pedí la epidural como una loca desesperada. A partir de ahí, el *World of Warcraft* se transformó en una película de Disney.

Sergio me decía: «Cariño, no te imaginas cómo era la aguja, qué barbaridad, mejor que no la hayas visto».

Pasamos al quirófano y empecé a temblar, no del miedo, sino del frío que hacía. Pero enseguida desapareció la sensación de frío porque las caricias y las palabras de ánimo de Sergio y del equipo médico llenaron ese momento de calor y de energía positiva.

Pasados unos minutos y dos puntos de episiotomía después, Sergio Jr. estaba sobre mi pecho. Lo más bonito fue que pude sacar yo misma a mi bebé en el tramo final.

Momentos de piel con piel y un alivio enorme, no solo por el parto en sí, sino también porque mi bebé estaba perfectamente. Aunque intentas no preocuparte al respecto, nunca estás del todo tranquila. Creo que es algo común en todas las madres.

Una vez en la habitación, no podía dejar de olerle y mirarle. Nada en la vida es comparable a esas sensaciones.

A partir de aquí, empezaban nuevos retos: la lactancia materna, los baños, el cambio de pañales, las visitas al pediatra... Pero esto lo dejaremos para otro momento.

Sin duda, verle la cara a mi bebé ha sido lo mejor que me ha pasado en la vida.

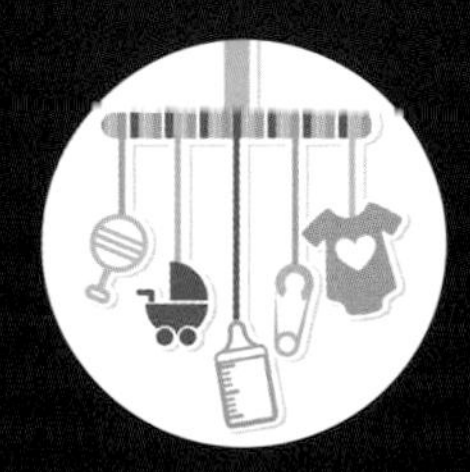

Todas mis amigas me metían prisa para que comprase las cosas que el pequeño iba a necesitar. Al séptimo mes fui con mi madre de compras a unos grandes almacenes y le dije a la dependienta: «Necesito comprar todo lo necesario para cuando llegue mi bebé».

Dos horas después no salía de mi asombro: ¿tantas cosas necesita un ser tan pequeño? Que si humificador, esterilizador de biberones, minicuna, carrito, bañera, protectores de cuna, chupetes, biberones, neceser con cositas varias, portadocumentos, cojines antivuelco, cámara para controlarlo a distancia, almohada de cuña, hamaca, bodies, gasas y un sinfín de aparatitos que no sabía ni que existían.

En ese momento entendí que las madres hablaban en un lenguaje alternativo que hasta entonces me había sonado a chino. Bien, pues todas estas cositas llegaron juntas con intención de invadir la casa. Me pasé días y días leyendo instrucciones de todo tipo y montando mueblecitos, y tengo que deciros que es una tarea que no se acaba nunca.

No esperéis hasta el último momento para comprarlo todo.

Ha llegado el momento

Los días que preceden al parto puede que sientas contracciones uterinas esporádicas, que ocurren normalmente al final del día. Estas contracciones se conocen con el nombre de Braxton-Hicks y su función principal es preparar el cuello del útero para el momento del parto. Debido a las **contracciones de Braxton-Hicks**, el cuello del útero podrá sufrir alteraciones y estimular la expulsión del tapón mucoso antes del día del parto. El tapón mucoso está localizado en el cuello uterino y su función es ejercer de barrera protectora ante posibles infecciones. Cuando lo expulses, notarás un flujo vaginal espeso que puede venir con un poco de sangre.

Tal vez, días antes del parto, tengas la sensación de que tu pelvis se ensancha y que el abdomen disminuye (como si tu barriga bajase). Asimismo, puede que sientas molestias en la zona genital: esto ocurre porque la cabeza del bebé está acomodándose al estrecho superior de la pelvis. El parto es un proceso lento y progresivo con una duración de más o menos 14 horas en primerizas y de 7 en multíparas, totalmente distinto de cómo lo pintan en las películas. Así que cuando empieces el trabajo de parto estate tranquila porque habrá tiempo suficiente. **El parto está dividido en tres etapas o fases: dilatación, expulsión y alumbramiento**.

1 / Fase de dilatación

Cada contracción uterina empuja al bebé hacia abajo, lo que distiende el cuello uterino hasta llegar a una dilatación máxima de 10 cm. Esta fase está dividida en:

- ***Fase latente:***
  Las contracciones durante la fase latente son dolorosas y se presentan con intervalos de 10 a 20 minutos y con una duración de 20 a 30 segundos cada una. Puede que en esta fase el trabajo de parto pare y siga en otro momento.
  Durante esta fase sentirás que:
  - La altura uterina desciende.
  - Los movimientos fetales disminuyen.
  - Dolor en la sacroilíaca («Tengo lumbago»).
  - Pubalgia («Me dan como calambres mientras camino y hacen que me pare»).
  - Mejora tu respiración.
  - Posible expulsión del tampón mucoso.
- ***Fase activa:***
  Las contracciones aparecen cada 5 minutos durante 60 minutos. Ha llegado el momento de irte al hospital, donde, mediante una exploración, te detectarán una dilatación de cuello uterino de 2 cm por lo menos y un borramiento al 50 % (el cuello del útero se ablanda).
- ***Fase de transición:***
  Las contracciones duran de 60 a 90 segundos con intervalos de 1 a 3 minutos y la dilatación del cuello uterino llega al máximo (10 cm). En caso de que la mujer no haya optado por la epidural, sentirá ganas súbitas de pujar (pujos fisiológicos).

Falso mito

La epidural solo puede administrarse cuando el cuello uterino alcanza una dilatación de 4 a 5 cm.

No es cierto: la epidural se puede administrar cuando la paciente tiene dolor, independientemente de cuánto ha dilatado.

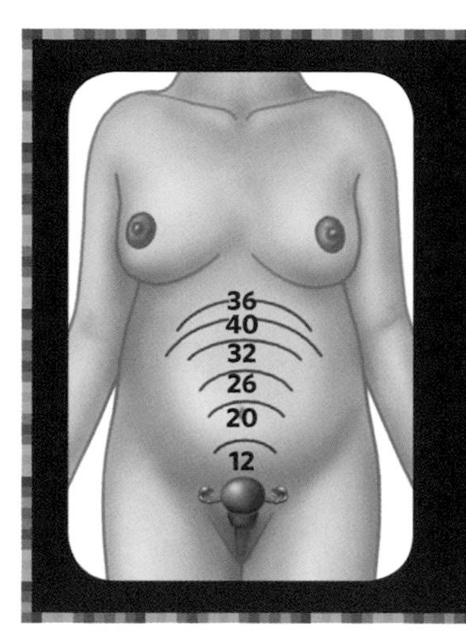

¿Qué pasa con mi útero en el embarazo?

Con el crecimiento fetal, el útero va agrandándose, las fibras musculares aumentan de tamaño y el útero se engrosa. En la ilustración puedes ver cómo va creciendo tu útero a medida que avanzan las semanas de gestación. En la semana 36, el útero alcanza la altura de las costillas, y en la semana 40 desciende un poco hacia la pelvis. Notarás que la pelvis está más ancha. En este momento se dice que el «feto está encajado».

¿Qué pasa con mi útero durante las contracciones?

El útero está compuesto por tres capas musculares: externa, media e interna. Aquí hablaremos de la capa externa, compuesta de fibras en dirección vertical, y de la capa interna, compuesta de fibras horizontales orientadas de manera circular.

La capa muscular interna se localiza en la parte inferior del útero, sus fibras circulares son más gruesas sobre el cuello del útero; en el momento expulsivo se abrirá para que salga el bebé. La capa muscular externa es la más potente y está localizada en la parte superior del útero.

Durante el parto, estas fibras deben trabajar de forma armoniosa. Cuando ocurra una contracción uterina, las fibras verticales (capa externa) se retraerán, encogerán y expulsarán, mientras que las fibras musculares circulares del cuello uterino (capa interna) se abrirán, permitiendo que el bebé sea expulsado.

Para que este proceso ocurra de la manera descrita, es importante que la mujer se mantenga tranquila y que aprenda a relajar las fibras musculares uterinas a través de la respiración, movimientos pélvicos y posturas que favorezcan el alineamiento del feto dentro del canal vaginal. En caso contrario, el parto será más doloroso y largo.

CRONÓMETRO DE CONTRACCIONES

FASE	1ª fase: latente	2ª fase: activa	3ª fase: transición
Duración	20-30 segundos de contracción	30-40 segundos	60-90 segundos de contracción
Intervalo	10-20 minutos	5-10 minutos	1-2 minutos
Dilatación	1-3 cm	4-7 cm	8-10 cm

2 / Fase expulsiva

Durante la fase de expulsión, el cuello uterino ha alcanzado su dilatación máxima (10 cm), y en el transcurso normal de un parto, se produce la rotura de membranas, es decir, debido a la presión ejercida por la cabeza del bebé o por las contracciones uterinas, la bolsa amniótica se rompe, provocando la salida del líquido amniótico, lo que comúnmente se llama **«romper aguas»**.

El **líquido amniótico** es rico en prostaglandina, lo que hace que las estructuras del canal del parto se dilaten y la cabeza fetal pueda desplazarse hacia abajo, hasta llegar a la última etapa del parto: la expulsión.

Según la Sociedad Española de Ginecología, en un parto sin problemas maternofetales, se acepta como duración normal 2 horas en nulíparas y hasta 1 hora en multíparas; en caso de epidural se suman 60 minutos.

Paso del bebé por el canal de parto

La postura fetal es determinante en el transcurso de esta última etapa. La posición más favorable para el parto es aquella en la que el bebé tiene la barbilla en el esternón, los brazos en el pecho y las piernas flexionadas.

- ***1ª Etapa:*** El bebé se adapta al estrecho superior de la pelvis, adoptando una postura de flexión de cuello (barbilla en el esternón), brazos en el pecho y piernas en flexión.

- ***2ª Etapa:*** Desciende por el canal del parto, llega al estrecho medio de la pelvis manteniendo una flexión forzada de cuello y empieza a rotar, posicionándose de frente a la columna. En este momento la musculatura del suelo pélvico sufre un estiramiento máximo.

- ***3ª Etapa:*** Su cabeza es expulsada del canal vaginal, luego lo girarán hacia el lateral, donde saldrá primero un hombro, después el otro y a continuación el cuerpo.

Etapa 1

Etapa 2

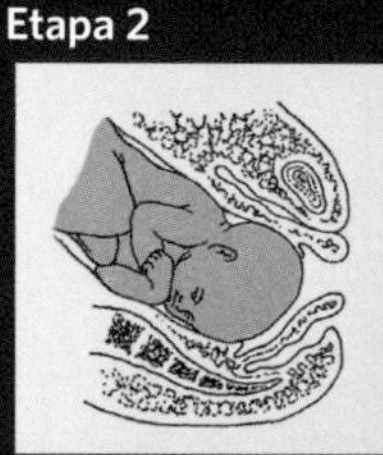

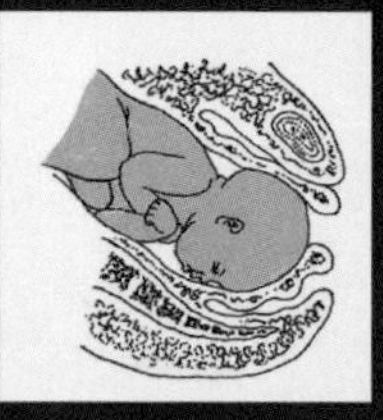

Etapa 3

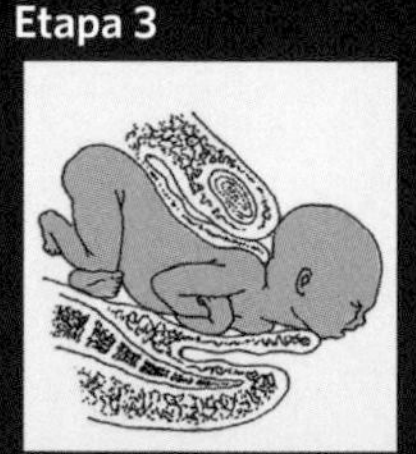

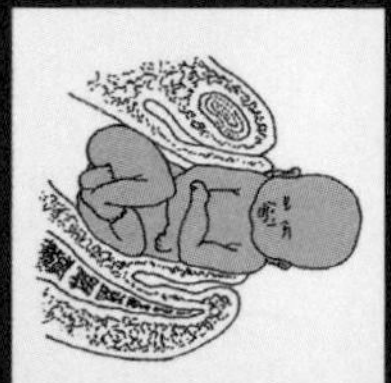

Episiotomía

La episiotomía es un **procedimiento médico** que consiste en un corte en el perineo. Se suele practicar cuando hay una urgencia de extracción fetal (parto instrumental), riesgo de desgarro y cuando la cabeza del bebé es desproporcionada respecto de la pelvis materna.

Se pueden realizar **dos tipos de corte en el perineo**: **medial y mediolateral**. El corte medial tiene como ventaja una mayor apertura, que facilita una mejor salida del bebé; sin embargo, el riesgo de desgarro es mayor que en el caso del corte mediolateral.

¿Qué puedo hacer para prevenir (intentar evitar) la episiotomía?

Para intentar evitar la episiotomía debes trabajar la tonificación del suelo pélvico (con los ejercicios ya descritos anteriormente en el libro) y la elastificación (masaje perineal).

A partir de la semana 33 de embarazo se aconseja empezar con el masaje perineal para mejorar la elastificación del perineo.

Puedes hacer tú misma estos masajes, pero también puedes recurrir a tu pareja. Aquí tienes ejemplos de las dos opciones.

MASAJES PERINEALES

Para hacerlo tú misma

Postura inicial: Sentada con la espalda apoyada contra la pared y las piernas abiertas, o bien de pie con una pierna apoyada sobre una silla. Escoge la postura con la que te sientas más cómoda y que te permita acceder mejor a tu región vaginal.

Acción: Empieza con un masaje externo para aumentar la circulación local. Apoya los dedos en la región vaginal y presiona haciendo pequeños círculos alrededor de la entrada vaginal. Una vez hecho este masaje circular, introduce tu pulgar en la vagina, e imagina que quieres dibujar una «U» haciendo una presión hacia el lateral y hacia abajo.

Duración: De 5 a 10 minutos.

Consejos:

- Disminuye la presión en la región más próxima al ano para no provocar el estímulo vagal (escalofríos, ganas de defecar, mareos y vómitos).
- Busca un aceite vegetal muy nutritivo (rosa mosqueta, aloe vera, onagra...).
- Cuidado con la higiene antes de realizar el masaje: lávate las manos y córtate las uñas para no herir el suelo pélvico.
- Busca un lugar tranquilo donde nadie te moleste.
- Puedes hacerlo después de un baño o ponerte una compresa caliente en el perineo; te ayudará a relajarlo.
- Es normal que sientas una pequeña molestia, pero en caso de que te provoque mucho dolor para e inténtalo en otro momento. Si persiste, busca un fisioterapeuta especializado en uroginecología y obstetricia.

Con ayuda de tu pareja

Postura inicial: Estarás tumbada con las piernas abiertas. Tu compañero estará a tu lado.

Acción: Tu compañero realizará movimientos circulares con los dedos alrededor de tu zona vaginal (masaje externo) y luego introducirá cuidadosamente el dedo índice y el dedo corazón en tu canal vaginal (masaje interno). Con los dedos dentro del canal, hará un movimiento hacia el lateral y abajo, a ambos lados, dibujando una «U».

Duración: De 5 a 10 minutos.

Consejos: Los mismos que para el masaje individual.

El Epi-no

El Epi-no es un dispositivo de biofeedback diseñado en Alemania, consistente en un globo de silicona conectado a un medidor de presión desde un tubo, también de silicona. Se utiliza en el embarazo para flexibilizar y ejercitar el suelo pélvico, y también puede usarse para la práctica de pujos en la fase expulsiva del parto y en el posparto para la tonificación de la musculatura pélvica.

El Epi-no puede utilizarse tres semanas antes del parto, de 2 a 3 veces por semana.

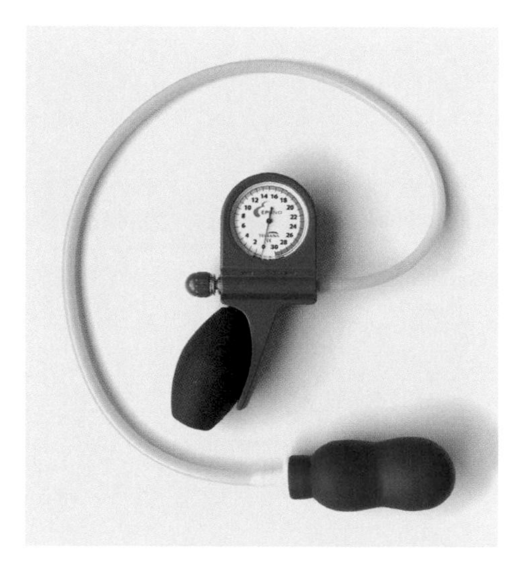

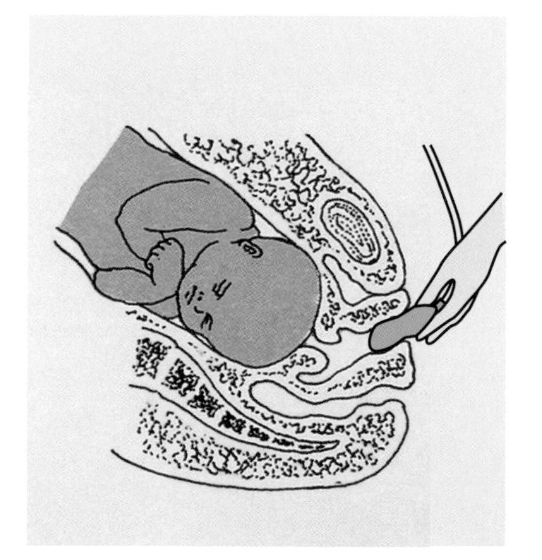

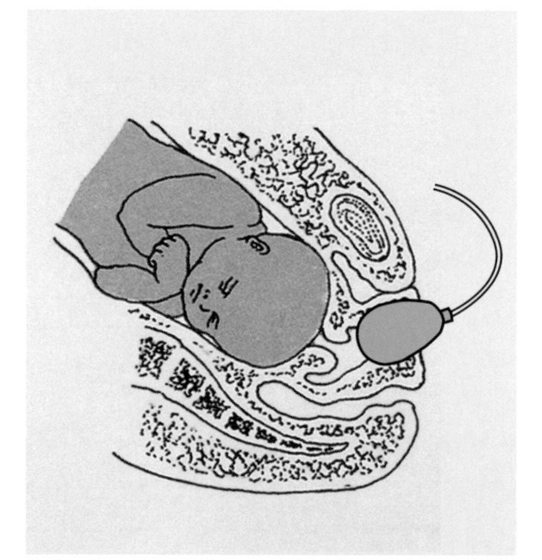

¿Cómo se usa?

1ª FASE: EJERCICIOS DEL SUELO PÉLVICO

Postura inicial: Tumbada con las piernas abiertas, introduce el balón desinflado en la vagina.
Acción: Llena un poquito el balón (30 hmg) para que tengas una mejor sensación del ejercicio.
Ejercicios fibras tipo 1: Contrae el suelo pélvico y mantén la contracción durante 5 segundos y después relaja otros 10. Intenta mantener la aguja en la misma posición durante los 5 segundos de contracción.
Ejercicios fibras tipo 2: Haz una contracción fuerte y rápida (ten la sensación de que quieres llevar el suelo pélvico hacia arriba), después relaja y vuelve a contraer. En este ejercicio no hay descanso. Verás que la aguja sube en el momento de la contracción y baja cuando relajas.
Repeticiones: 3 series de 10.
Consejo: Concéntrate en tus músculos pélvicos; no contraigas piernas, abdomen ni glúteos.

2ª FASE: ESTIRAMIENTO DEL PERINEO

Para hacerlo tú misma
Postura inicial: Siéntate con la columna apoyada y lleva tus rodillas al pecho.
Acción: Llena el balón hasta que sientas una sensación de estiramiento (quemazón). Con la perilla llena, harás movimientos de media luna. Después, sacarás el balón lleno y realizarás movimientos circulares manteniendo el perineo relajado. En caso de que te provoque mucha molestia, desinfla un poco el balón.
Duración: De 5 a 10 minutos.

Con ayuda de tu pareja
Postura inicial: Tumbada con las piernas abiertas, tu pareja te va hacer el masaje perineal descrito en la 1ª fase y después introducirá el balón desinflado en la vagina.
Acción: Llena el balón hasta que sientas una sensación de estiramiento (quemazón). Cuando tengas esta sensación, pide a tu pareja que deje de inflarlo. Con la perilla llena, tu pareja hará movimientos de media luna. Para retirar el Epi-no inflado del conducto vaginal, mantén el suelo pélvico relajado mientras tu pareja te lo va quitando lentamente haciendo movimientos circulares.
Duración: De 5 a 10 minutos.
Consejo: Si te molesta mucho en el momento de retirarlo, desínflalo un poco.

¿Qué pasará con mi bebé en sus primeros minutos de vida?

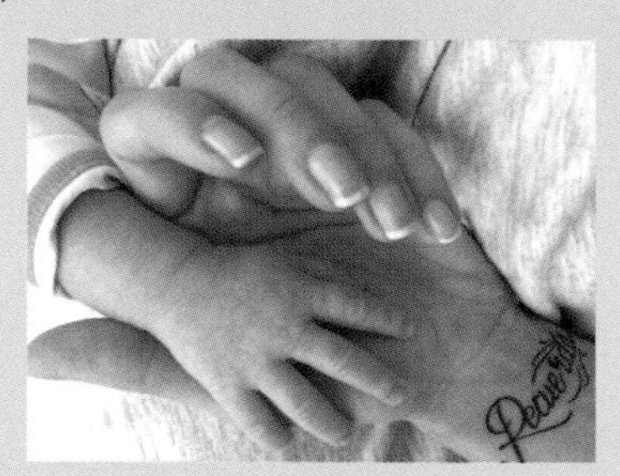

Cuando la fase expulsiva termina, le cortarán a tu bebé el **cordón umbilical**, le harán el **test de Apgar**, le administrarán **vitamina K** (responsable de la coagulación sanguínea) y medirán su **perímetro craneal, peso y altura**. Todos estos parámetros serán apuntados y anexados al histórico del recién nacido.

El test de Apgar valora los cinco signos vitales del recién nacido —frecuencia cardíaca, respiración, tono muscular, reflejos y color de la piel— durante los primeros cinco a diez minutos después de su nacimiento, utilizando parámetros que atribuyen una nota de 0 a 2 y que puede variar de un minuto a otro. De esta forma, el índice total varía de 0 a 10, indicando las peores condiciones a 0 y las mejores a 10. Los signos vitales son valorados.

En el primer minuto se valoran las reacciones del bebé al parto, y las valoraciones del quinto y décimo minuto determinan la adaptación del bebé a la vida extrauterina.

El test ayuda a detectar posibles problemas respiratorios o cardíacos, lo que permite un tratamiento precoz en caso de que sea necesario. Una baja valoración no significa que haya que alarmarse, puede que sea indicativa de que el recién nacido necesita algunos cuidados, como aspiración de las vías respiratorias o administración de oxígeno.

Hay bebés que tardan un poco más en adaptarse a la vida extrauterina, siendo este uno de los factores de una baja puntuación en el test de Apgar. Es el caso de los recién nacidos de un parto prematuro o por cesárea.

Las puntuaciones normalmente son más positivas pasados los primeros cinco minutos de vida.

La nota obtenida en el test de Apgar solo tiene importancia en los primeros minutos de vida; no presenta un valor predictivo sobre el estado futuro de la salud del bebé.

3 / Fase de alumbramiento

El alumbramiento es la última fase del parto, y transcurre entre el nacimiento y la expulsión de la placenta. Esta fase tiene una duración de no más de 30 minutos de media. Una vez transcurridos los 30 minutos, habrá que despegar manualmente la placenta. Cuando el útero está vacío, se contrae hasta que su fondo queda debajo del ombligo, con una consistencia dura, lo que se denomina «globo de seguridad».

¿Qué aspecto tendrá mi bebé al nacer?

Olvídate del bebé de anuncio publicitario: los recién nacidos tienen un aspecto diferente al de estos bebés gorditos y con la piel rosada.

No te asustes cuando el médico o la matrona ponga en tus brazos un bebé con una cabeza en forma de balón de fútbol americano. El cráneo del recién nacido es maleable para que pueda adaptarse al canal de parto, y adopta normalmente una forma oval.

Ahora bien, si tu bebé ha venido al mundo por cesárea, tendrá la cabeza más redonda, ya que no ha tenido que pasar por el canal vaginal.

La piel de tu bebé estará arrugada, con vello y revestida con una capa blanca, llamada **vérnix** caseoso. Este sirve de capa protectora para el feto. Esta capa impide que penetre demasiada agua en el cuerpo a través de la piel y está sujeta por el vello que cubre su cuerpo.

Por la mala circulación sanguínea del bebé dentro del útero, es normal que nazca con los pies de un color cianótico (azulado).

Durante las **primeras semanas de vida** de tu hijo puede que aparezcan algunas cosas que te provoquen preocupación, pero que en realidad son normales. Por ejemplo, los primeros días muchos bebés tienen los pechos hinchados y con la presencia de un líquido blanco. Esto ocurre debido el aumento de **prolactina** (hormona responsable de la fabricación de la leche) que sufre la madre y que termina pasando al organismo del bebé.

Sin embargo, pronto notarás que su aspecto va cambiando y a lo mejor se va pareciendo al «bebé de anuncio».

Falso mito

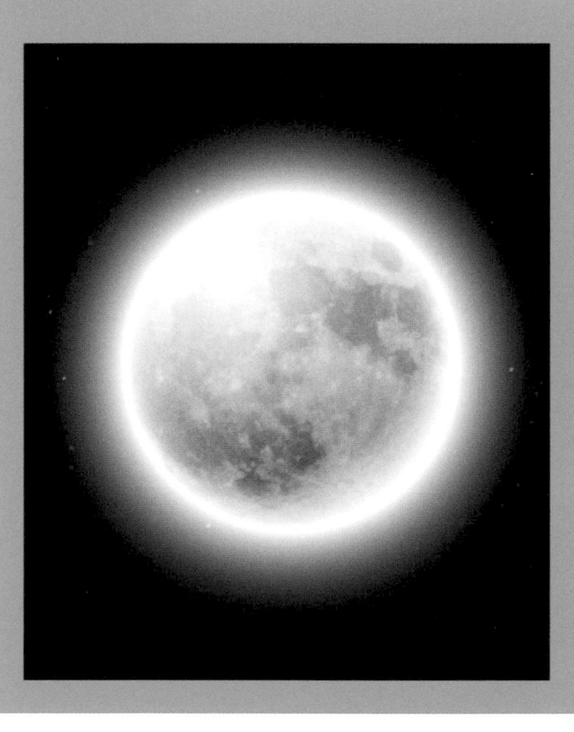

Hay más probabilidad de ponerse de parto durante las noches de luna llena

Es un mito bastante extendido incluso entre profesionales del ámbito sanitario. Es totalmente falso; hay estudios científicos realizados que no han encontrado relación entre la luna llena y el desencadenamiento del parto. Entonces ¿por qué es un mito tan extendido? Nuestra mente sesga la información: todos hemos vivido alguna noche de luna llena donde ocurrieron un gran número de partos, pero igualmente hemos presenciado otras muchas noches de luna llena donde pocas mujeres se pusieron de parto. Lo que sucede es que nuestra mente se queda con el recuerdo de las noches donde hubo un gran número y se generaliza.

Embarazo y parto de Marco

Sergio Jr. tenía ya casi ocho meses, empezaba a caminar y estaba para comérselo. Queríamos darle un hermanito cuanto antes para que pudieran jugar juntos y criarlos a la par.

La **doctora Franco** me dijo que no me desesperara si tardaba un poco más en quedarme embarazada porque a veces no es tan fácil como me ocurrió con Sergio Jr. Así que nos lo tomamos con calma, sin forzar la situación; de hecho, ni siquiera pensábamos en ello. Pero tuvimos la suerte de que, a los dos meses de empezar a plantearnos tener un nuevo bebé, me volví a quedar en estado.

Con la paz que te da la experiencia, me lo tomé como un momento para disfrutar, junto a mi rey y mi príncipe, de la creación de un nuevo principito.

Todos me decían que sería estupendo tener la parejita, pero lo cierto es que nosotros queríamos otro niño. Pensábamos que sería mejor para Sergio Jr.

Durante el embarazo seguía mi rutina cotidiana, familia, trabajo y ejercicio. No tuve ningún síntoma destacable más allá de lo normal en una mujer gestante.

Bueno, lo único que resultó ser un problema hasta el final fue la elección del nombre. El padre tenía sus favoritos y yo los míos; no nos pusimos de acuerdo hasta el último momento. Marco fue el elegido, y la verdad es que cada vez nos gusta más.

A medida que iban avanzando los meses, mi frustración crecía ya que no podía revolcarme por el suelo, jugar a lo loco y coger en brazos a Sergio Jr. tanto como me habría gustado; mi tripón no me lo permitía. Hubo momentos en los que pensé que quizá habíamos corrido demasiado, que debía haber esperado para poder disfrutar más de Sergio Jr., pero al final llegué a compaginarlo todo bien. Y me alegro de que se lleven poco tiempo, aunque hay que tener en cuenta que si quieres tener hijos tan seguidos como yo, debes recuperarte bien y cuidarte para no tener complicaciones físicas.

Desde el primer momento seguí trabajando con Carol Correia en mi mantenimiento con la rutina de ejercicios que ella me marcaba. Tengo una profunda confianza en Carol: me guió físicamente en el embarazo de mi primer hijo y me fue de maravilla para conseguir recuperarme en un tiempo récord y de una forma sana y controlada. Es tremendamente importante encontrar a alguien que te cuide y mire tanto por ti, por dentro y por fuera. Ya hemos explicado que, si te cuidas correctamente, lo agradecerás y evitarás secuelas de por vida.

Gracias a Carol, descubrí la técnica hipopresiva y la importancia del suelo pélvico. Era tan útil y novedoso lo que ella me aportaba que decidimos que sería genial que todas las mujeres embarazadas pudieran practicar este método, de ahí el origen de este libro.

Por eso nos pusimos a escribir durante el embarazo de Marco.

Todo iba muy bien hasta que un día fui a hablar con la **doctora Franco**, quien, tras explorarme, me dijo que en cualquier momento podía dar a luz. Volví a mi casa pensando: «Bueno, no será tan inminente el parto, yo me encuentro muy bien». Carol y yo nos pusimos a escribir como cada día, pero la verdad es que sentía algunas molestias; tenía unos dolores parecidos a los de la menstruación. Me senté en el fitball mientras seguíamos pegadas al ordenador. Cada vez los dolores eran más intensos y Carol me decía: «Pilar, seguramente estás en proceso de parto». Yo me reía, pues no creía que se tratara de eso.

Por la tarde, Carol se fue y yo aproveché para meterme en la cama porque me encontraba francamente mal. Después de una noche llevadera, me levanté a desayunar y empezaron los dolores de una forma mucho más aguda y cada vez más seguidos. Yo tenía que escribir el libro y no podía permitirme el lujo de estar tumbada sin hacer nada, pero la verdad es que no conseguía concentrarme.

Así que decidí tumbarme en el sofá y ver el documental sobre Amy Winehouse, para distraerme y no pensar en los terribles dolores. Mi madre me decía: «Quizá deberías llamar a tu ginecóloga». Pero yo no quería molestarla porque era sábado, y además tenía la esperanza de que el sufrimiento remitiera.

A las 17.00 el dolor era insoportable, así que llamé a la doctora y esta me dijo que fuera rápido al hospital. Cuando llegué, ya había dilatado 5 cm. ¡Si me descuido doy a luz en casa!

Todo fue muy rápido y esta vez no hubo episiotomía, ni un punto. ¡Marco nació perfectamente!

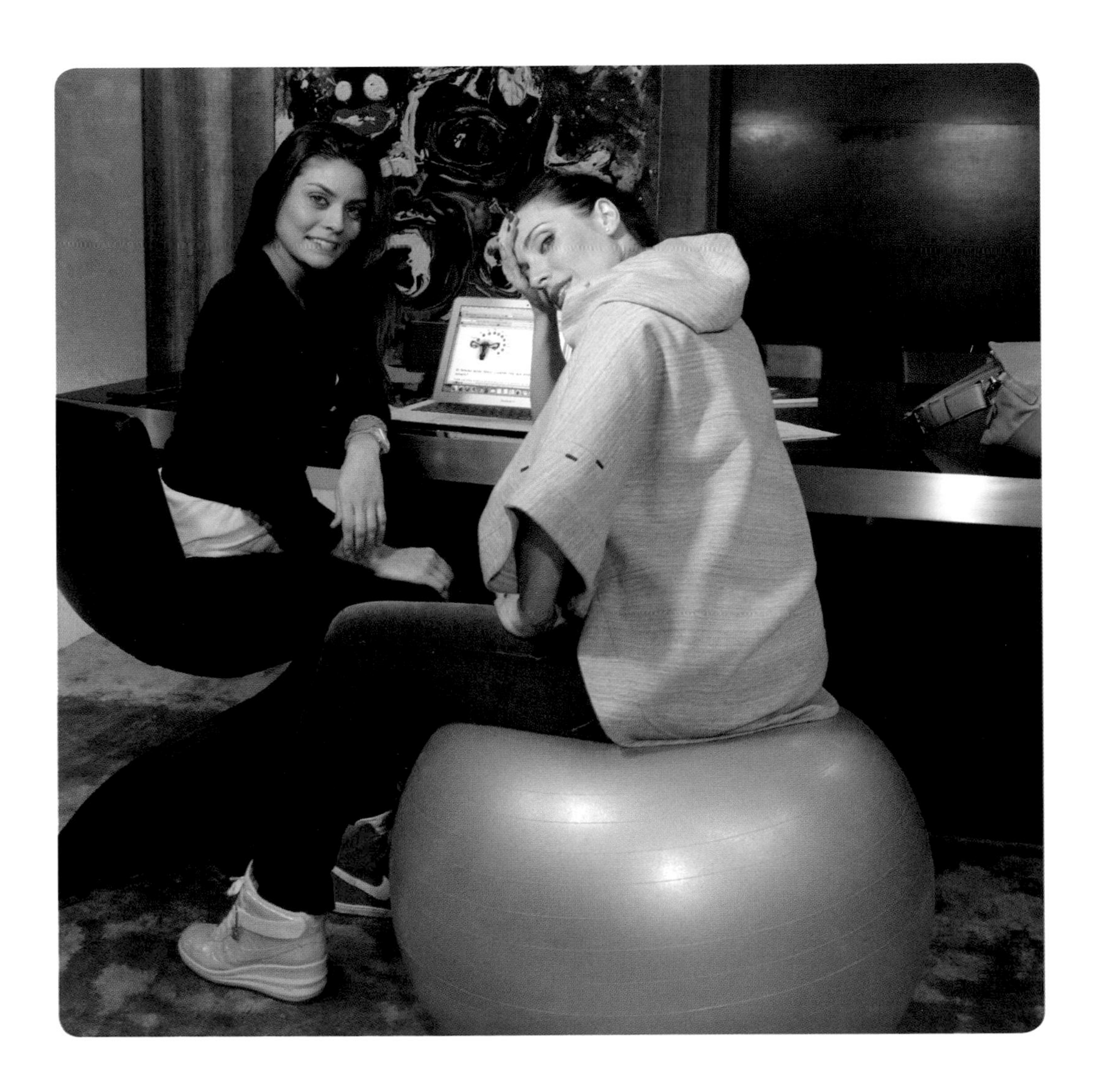

Ejercicios para un parto dinámico

Durante el proceso de parto es aconsejable que estés en movimiento para favorecer una mejor oxigenación uterina y fetal, acelerar el descenso del bebé por el canal del parto y disminuir el tiempo de parto. Los ejercicios siguientes te ayudarán en la fase de dilatación.

Ejercicios para la fase de dilatación

EJERCICIOS RESPIRATORIOS

Los ejercicios respiratorios favorecen la oxigenación fetal y disminuyen la sensación de dolor. Durante la fase de dilatación la respiración debe ser tranquila; evita hacer respiraciones cortas y rápidas, tienen que ser lentas y largas.

Esta respiración requiere práctica diaria; intenta practicarla unos cuantos minutos cuando te despiertas por la mañana y antes de acostarte.

El objetivo de la respiración lenta es lograr que sea lo más larga posible para que coincida con la duración de cada contracción uterina, ayudando así a retraer las fibras musculares verticales del útero (capa externa) y abriendo las fibras circulares del cuello uterino (capa interna).

Técnica:

Inspiración: Con una mano en el abdomen inspira lentamente por la nariz llenando tus pulmones de aire, dirige tu atención al abdomen en expansión y visualiza un globo de aire que se va llenando.

Espiración: Con la boca entreabierta, espira lentamente llevando tu ombligo hacia dentro (abrazando al bebé con el abdomen).

Intenta que las respiraciones sean lo más largas posibles, hay que lograr acompañar las contracciones. ¡Practica a diario antes del parto!

Cuando sientas que te falta aire, vuelve a cogerlo. No debes sentirte sofocada.

El día del parto, cuando tengas las contracciones, no olvides respirar como te hemos enseñado.

EJERCICIOS DE MOVILIZACIÓN DE LA PELVIS

Durante la fase de dilatación los movimientos de la pelvis deben favorecer la apertura de los estrechos.

En este sentido, los ejercicios de movilización pélvica sobre un balón grande (fitball) son de los mejores, porque contribuyen al direccionamiento del feto hacia el canal de parto. La pelvis está sobre un plano inestable, lo que favorece una mayor movilidad, y la acción de la gravedad actúa de manera óptima.

Actualmente muchas maternidades disponen de este tipo de balones. Es aconsejable utilizarlos durante toda la fase de dilatación, pues contribuyen a reducir el tiempo de dilatación y alivian el dolor de la mujer.

El día del parto sería interesante que estuvieras acompañada para la realización de estos ejercicios.

1. BASCULAR HACIA DELANTE

Postura inicial: Sentada sobre la pelota, mantén la columna recta, las piernas separadas y la pelvis en neutro (sentada sobre los isquiones).

Acción: Haz pequeños movimientos intentando mantener la columna recta. Bascula la pelvis hacia delante y después regresa llevando el pubis hacia la pelota.

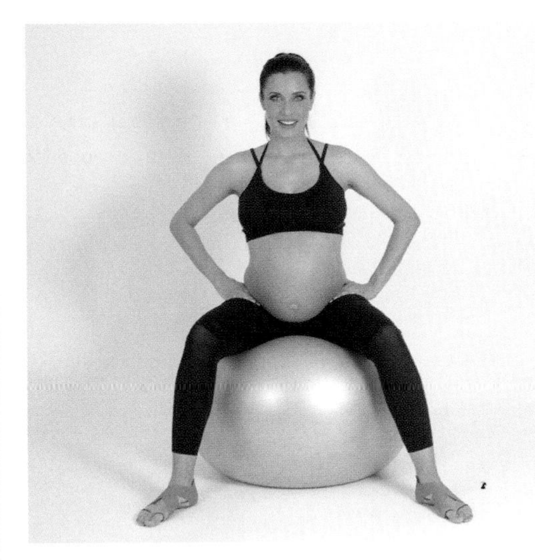

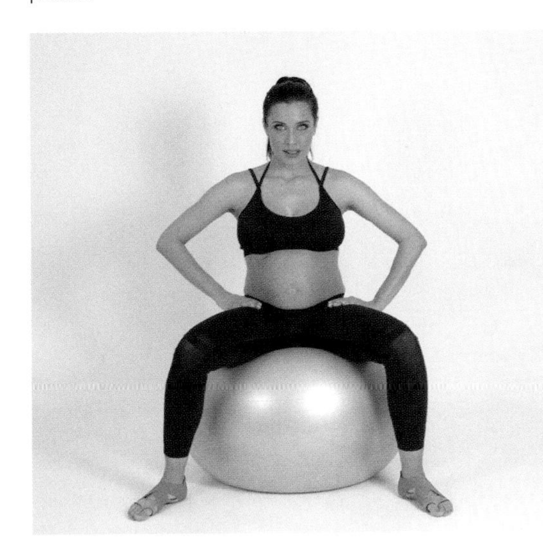

2. MOVIMIENTOS LATERALES DE LA PELVIS

Postura inicial: Sentada sobre la pelota, mantén la columna recta, las piernas separadas y la pelvis en neutro (sentada sobre los isquiones).

Acción: Lleva la pelvis hacia el lado derecho y luego hacia el izquierdo.

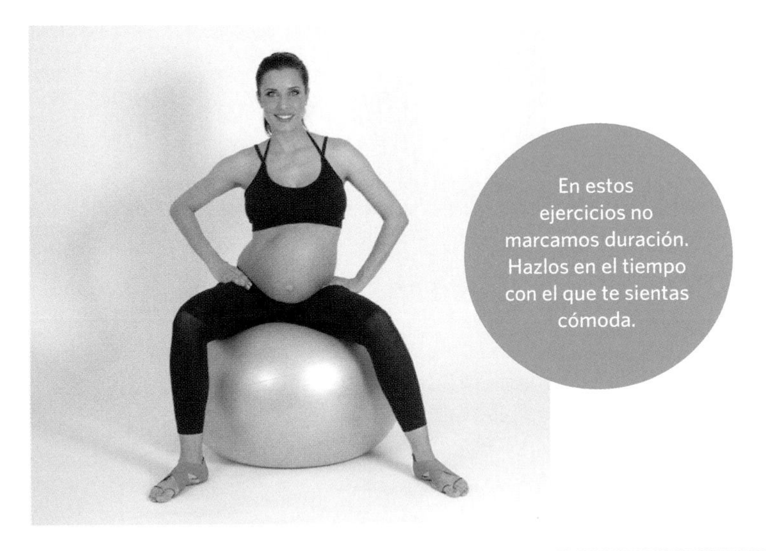

En estos ejercicios no marcamos duración. Hazlos en el tiempo con el que te sientas cómoda.

3. MOVIMIENTOS DE CÍRCULOS

Postura inicial: Sentada sobre la pelota, mantén la columna recta, las piernas separadas y la pelvis en neutro (sentada sobre los isquiones).

Acción: Haz pequeños movimientos circulares, intentando que la columna no se mueva; mueve solo la pelvis. Imagina que tienes que dibujar pequeños círculos en el suelo.

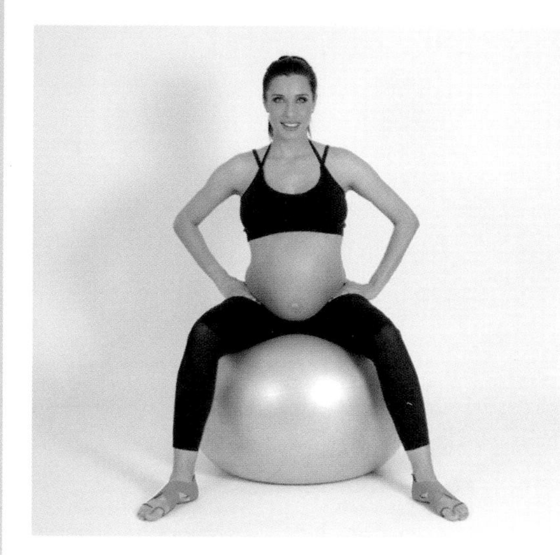

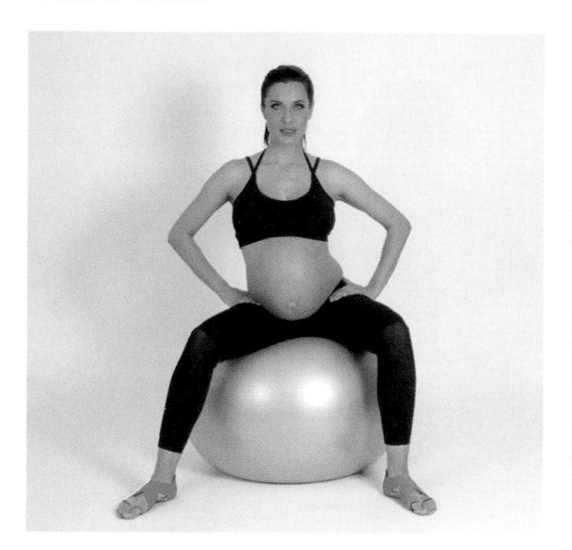

4. MOVIMIENTOS DE ROTACIÓN INTERNA

Postura inicial: Sentada sobre la pelota, mantén la columna recta, las piernas separadas y la pelvis en neutro (sentada sobre los isquiones).

Acción: Intenta acercar las rodillas y después haz movimientos circulares.

5. MOVIMIENTOS DE ROTACIÓN EXTERNA

Postura inicial: Sentada sobre la pelota, mantén la columna recta, las piernas separadas y la pelvis en neutro (sentada sobre los isquiones).

Acción: Separa las rodillas lo máximo que puedas y después haz movimientos circulares.

Los movimientos de rotación interna favorecen la apertura del estrecho inferior y el cierre del estrecho superior de la pelvis. La rotación externa favorecerá el movimiento contrario.

6. MOVIMIENTO DE ASIMETRÍA PÉLVICA

Postura inicial: Sentada sobre la pelota, mantén la columna recta, las piernas separadas y la pelvis en neutro (sentada sobre los isquiones).
Acción: Lleva una pierna hacia atrás y a continuación mueve la pelvis en círculos.

PRACTICA ESTOS EJERCICIOS CON UN COMPAÑERO ANTES DEL PARTO SI ES POSIBLE.

Poco a poco podrás realizar movimientos más amplios, moviendo la pelvis y la columna lumbar.

7. POSTURA PARA DESCANSAR

Esta postura alivia la presión en las lumbares, debido a que el peso del útero va hacia delante. Al principio de la dilatación, es importante favorecer la relajación de los músculos de la espalda para que los estrechos superior y medio se abran, favoreciendo así el encajamiento y el descenso del bebé.
Postura inicial: Siéntate en la pelota (fitball) frente a tu acompañante y apóyate sobre él. (En caso de que estés sola, busca una mesa o una silla para que te sirva de apoyo.)
Acción: Mueve la pelvis de manera circular mientras tu compañero hace presiones en tu sacro; esto te aliviará.

EJERCICIOS DE PIE

En esta posición la pelvis estará totalmente libre y la acción de la gravedad actuará más intensamente; es importante que el día del parto te sientas segura. Es aconsejable que tengas donde apoyarte.

8. «OCHOS»

Postura inicial: De pie, con las piernas separadas.
Acción: Intentando que la columna no se mueva, empieza dibujando pequeños «ochos» con la pelvis. Luego, amplíalos.

9. MOVIMIENTO DE PIERNAS

Postura inicial: De pie, con las piernas separadas.
Acción: Apóyate, en una pared por ejemplo, y pasa una pierna por delante de la otra de manera alterna.

10. ROTACIÓN INTERNA Y EXTERNA

Postura inicial: De pie, con las piernas separadas.
Acción: Con los pies hacia dentro, haz movimientos circulares con la pelvis (rotación interna). Luego, repite con los pies hacia fuera (rotación externa).*

***Nota:** En caso de que te duelan las lumbares, apóyate en una mesa para descargar el peso de tu cuerpo y realizar el ejercicio.

Cómo colocarte para el parto. ¡No quiero moverme, quiero estar parada!

Aunque quieras estar parada, te aconsejaremos algunas posturas que favorecerán el transcurso del parto.

Tumbada

Acostada sobre el lado izquierdo, con las piernas y la cadera flexionadas, pon una almohada entre tus rodillas y otra apoyada en tu barriga.

¿Por qué tumbada de lado y no boca arriba?

Cuando la mujer permanece **tumbada boca arriba no favorece el trabajo de parto**, ya que el sacro está bloqueado, lo que dificulta el encajamiento del bebé en el estrecho superior. Debido al bloqueo del sacro y a la acción nula de la gravedad, estar boca arriba el día del parto sería la peor posición, ya que la fase de dilatación puede alargarse y la sensación de dolor puede ser mayor.

Estar tumbada de lado es una postura óptima en caso de epidural. Sería interesante que una persona moviera tus piernas en varios sentidos.

Sentada

Con la espalda apoyada, las piernas estarán flexionadas y cruzadas a la altura de los tobillos (postura del sastre). Esta postura es interesante para el principio de la dilatación, porque la rotación externa de las piernas favorece la apertura del estrecho superior.

Posturas para la fase expulsiva del parto

Este es el momento en que te trasladan al quirófano, con o sin epidural.

1. Acostada sobre la espalda

Esta postura, con la camilla ligeramente inclinada, favorece el descanso de la mujer si está fatigada, pero mucho tiempo así puede provocar más tensión en los ligamentos sacroilíacos posteriores, y derivar en el bloqueo del sacro, dificultando el encajamiento fetal, y en un mayor dolor.

Se aconseja ponerse en esta postura al final de la fase expulsiva (cuando el bebé esté saliendo).

2. De lado (postura a la inglesa)

En esta postura la pelvis tiene movilidad, y es interesante cuando la cabeza fetal empieza a rotar dentro de la pelvis, sobre todo en caso de epidural.

Si hay una dilatación completa y la cabeza fetal sigue muy alta, es conveniente mover la pierna que está encima. Si te han puesto la epidural, otra persona puede mover tu pierna llevando tu pie hacia dentro y hacia fuera.

3. Sentada

En esta postura te sentarás en la silla de parto con las piernas separadas. La gravedad trabaja a favor del parto, ya que está en armonía con las contracciones uterinas, direccionando la cabeza fetal al canal vaginal.

Necesitarás un buen control postural, para no sentarte sobre el sacro y no bloquearlo y dificultar el parto. También se puede generar una mayor distensión del perineo y provocar algún desgarro.

4. Cuclillas

La gravedad actúa de una manera óptima, direccionando al feto hacia la salida del canal de parto, y el estrecho inferior se abre. Aquí la mujer necesitará agarrarse a un asidero, para mantener el equilibrio mientras direcciona el peso hacia delante.

Como la mujer de nuestra sociedad no está acostumbrada a posicionarse en cuclillas, será un poco más complicado porque requiere un buen trabajo de equilibrio, que puede generar fatiga. Además de que es una postura de riesgo para el perineo.

Cómo empujar

Las mujeres que llegan a la última fase del parto (expulsivo) sin que les hayan administrado la epidural tienen preservado el reflejo de expulsión, por lo que notarán una sensación incontrolable de empujar **(pujo fisiológico)**, provocada por la presión del feto sobre el perineo. Este deseo provoca una contracción muy poderosa del músculo uterino.

Las mujeres que utilizan epidural tendrán **pujos dirigidos** por el equipo médico, porque no sabrán el momento en el que tienen que hacer fuerza. Varios estudios han demostrado que los pujos fisiológicos mejoran los resultados neonatales y reducen traumatismos perineales frente a los pujos dirigidos.

Los pujos dirigidos tendrán que simular los pujos fisiológicos, es decir, intenta limitar el **tiempo de cada pujo a 6-7 segundos** y tómate unos instantes para respirar entre uno y otro.

Hay dos maneras de empujar; con inspiración bloqueada y en espiración. Aquí tienes sus ventajas y desventajas, y aprenderás a realizarlos.

Pujo con inspiración bloqueada

Esta manera de empujar es a menudo necesaria en la última fase del parto. Se le pide a la mujer que haga una inspiración, seguida de un bloqueo de la respiración y un empuje para que se contraigan el diafragma y los abdominales.

Se suele pedir: «¡Empuje como si hiciera caca!». Esta acción dirige el pujo hacia el ano y el perineo en lugar de hacia la vagina, poniendo en riesgo el suelo pélvico.

Ventajas: Esta manera activa de empujar es desde luego muy eficaz para la expulsión, especialmente cuando hay riesgo de sufrimiento fetal.
Desventajas: El exceso de presión que sufre el suelo pélvico con este tipo de pujo puede causar un desgarro de sus fibras musculares. La intensidad del pujo puede, además, provocar una reacción refleja de la musculatura del suelo pélvico; es decir, debido al brusco estiramiento sufrido la musculatura se contrae en vez de relajarse para una mayor distensión.

¿Cómo hacerlo?
Intenta siempre utilizar la fuerza de tus brazos y piernas.

Inspira profundamente por la nariz y aguanta la respiración mientras haces fuerza hacia abajo durante 7 segundos. Luego sueltas el aire a la vez que te vas relajando y vuelves a cogerlo.

Pujo en espiración

En este caso se produce una contracción máxima del transverso abdominal (abdominal profundo), lo que favorece la relajación de perineo.

Ventajas: Hay una presión mucho más progresiva sobre la musculatura del perineo, que permite una mejor distensión. Va orientado más hacia la vagina y no al perineo, con lo que disminuye la probabilidad de un desgarro del muscular.
Desventajas: La salida del bebé ocurre de forma más lenta si la comparamos con el pujo con inspiración bloqueada.

¿Cómo hacerlo?
Intenta siempre utilizar la fuerza de tus brazos y piernas.

Inspira profundamente por la nariz y suelta el aire por la boca llevando el ombligo lo máximo que puedas hacia dentro; direcciona la fuerza hacia abajo. Durante 7 segundos estarás haciendo el pujo, luego inspiras y vuelves a coger el aire , repitiendo todo el proceso descrito.

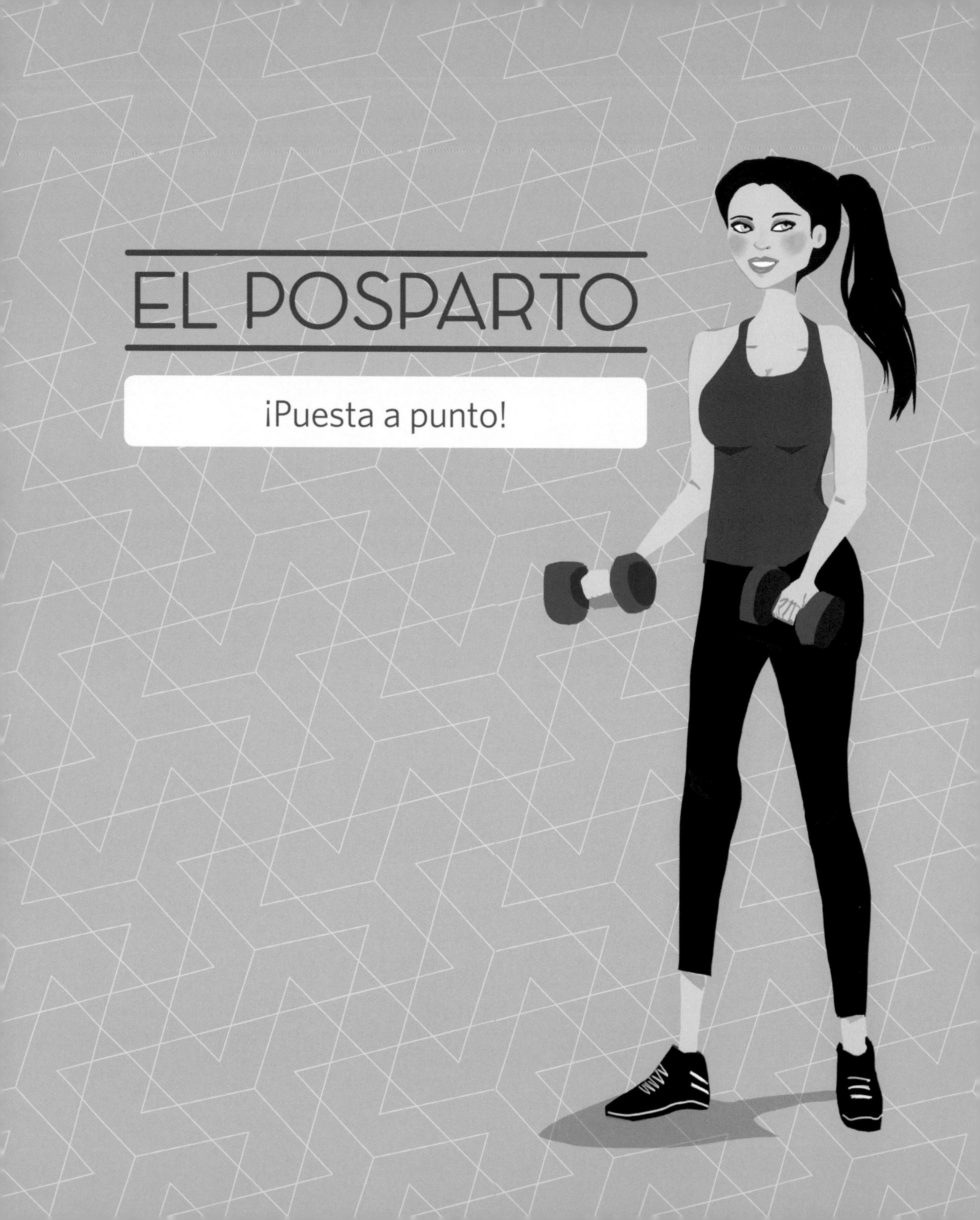
EL POSPARTO
¡Puesta a punto!

Principales síntomas

A lo largo del período de posparto tu cuerpo sufrirá progresivas transformaciones tanto anatómicas como funcionales. Las modificaciones sufridas en el embarazo van desapareciendo y todos tus órganos van regresando a su estado natural excepto la glándula mamaria, que en esta etapa alcanzará un gran estado de desarrollo.

Durante los diez días posteriores al parto tus órganos genitales sufrirán muchas modificaciones. Durante este período expulsarás los **loquios** (sangrado que ocurre debido a los resquicios placentarios y que puede durar hasta un mes). En caso de que estas secreciones tengan un olor desagradable acompañado de fiebre se aconseja una visita al ginecólogo.

El útero cambiará drásticamente de tamaño horas después del parto, llegando a la altura del ombligo. A lo largo del posparto notarás **contracciones uterinas** o **entuertos** que favorecerán el regreso del útero a su tamaño natural garantizando que el sangrado pare. En el caso de que no sea tu primer parto, es normal que sufras una mayor molestia de los entuertos. Dar el pecho a tu hijo también estimulará las contracciones uterinas. Debido al estímulo de succión que el bebé produce en el pezón, se desencadena la liberación hipofisaria de oxitocina, y es común el dolor uterino y el aumento de sangrado a cada toma.

La duración del puerperio (conocido como «cuarentena») comprende las primeras seis semanas, o sea 42 días, después del parto. Durante este período se prohíbe la penetración en las relaciones sexuales y los baños por inmersiones (piscina, mar...).

Notarás que dos días después del parto tu leche subirá, aunque es probable que si has tenido un parto con cesárea este tiempo pueda prolongarse. En los días que anteceden a la subida de la leche tu bebé se alimentará del **calostro**, que es un líquido más espeso que la leche, de color amarillo, rico en proteínas, grasas, mioglobina y agua. El calostro es unos de los principales alimentos que un mamífero puede recibir en su vida, ya que será su primera inmunización.

Conforme avancen las horas, sentirás que tu pecho está más hinchado y más caliente, lo que te producirá una sensación de tensión en la mamas. Este cuadro suele aparecer de manera brusca y dolorosa, y también puede provocar un pico de fiebre. En caso de que no seas capaz de producir suficiente leche para la alimentación de tu recién nacido, no te frustres, no es culpa tuya. Lo importante es comentárselo al pediatra y él se encargará de orientarte en la complementación alimentaria de tu bebé.

Tras el parto, puede que te cueste orinar o que no tengas ganas: debido al estiramiento y a la distensión que los nervios de la zona pélvica sufren con el paso del bebé, sobre todo si has tenido un parto complicado. Si pasas más de seis horas sin orinar, comunícalo a los profesionales que te estén acompañando. Es normal que puedas estar las primeras 48 horas sin defecar, pero, si este tiempo se prolonga, es probable que tu médico te prescriba laxantes suaves. Muchas mujeres, por miedo a la episiotomía, evitan la defecación; si lo haces, solo conseguirás que las heces estén más duras y cuando llegue el inevitable momento sentirás más dolor. Cuando vayas al baño, intenta seguir las orientaciones de postura que hemos dado en el capítulo cinco del libro (p. 53).

Modificaciones en el cuerpo de la mujer

Una vez que hayas dado a luz, tu estado hormonal cambiará porque ya no recibirá la influencia del feto ni de la placenta. A partir del momento en que entres en el puerperio la hormona que dominará será la **prolactina**, responsable de la producción de la leche.

Durante esta fase de la lactancia, normalmente la ovulación estará inhibida debido a la actuación de la prolactina sobre los ovarios; con el paso del tiempo el nivel de prolactina irá disminuyendo y consecuentemente su actuación sobre los ovarios será menor, hasta llevarte a la normalización de tu ciclo ovulatorio.

Sentirás que tus senos son más grandes y más pesados, debido al almacenamiento de leche en el tejido glandular. Hasta que los ciclos hormonales no se regularicen, notarás que los genitales están más secos, y quizá tengas tu libido más baja. Cuando dejas de dar el pecho, tu ciclo hormonal vuelve a ser estable.

Durante el embarazo, tu presión arterial y la frecuencia cardíaca y respiratoria aumentaron. Seguramente en algún momento de la gestación sentiste las piernas o los brazos hinchados, quizá sufriste de varices y hemorroides... eso se debía a la compresión que el útero ejercía en los grandes vasos de la pelvis dificultando la circulación linfática y sanguínea. Ahora que ya has dado a luz, la buena noticia es que todos estos síntomas desaparecerán poco a poco, y volverás a la normalidad. Debido a la disminución del tamaño del útero tu corazón deja de estar horizontalizado, las vísceras abdominales regresan a su lugar y los cuadros de estreñimiento, acidez y vómitos disminuyen.

Tu columna vertebral también volverá a su postura habitual. Sería muy interesante que tuvieras la posibilidad de buscar ayuda de un profesional para que te haga una reeducación postural, ya que en este período muchas mujeres sufren de dolores relacionados precisamente con la postura.

Cuidados durante el puerperio

A lo largo de todo el embarazo y durante la etapa del parto, tu suelo pélvico y tu abdomen han sido expuestos a presiones, estiramientos, tensiones y contracturas. Como consecuencia de estas acciones, tarde o temprano puede que sufras problemas como **incontinencia urinaria**, **prolapsos**, **contracturas musculares**, **problemas posturales o dolores articulares**.

A fin de prevenir o tratar algunos de estos síntomas, es aconsejable que, tras la cuarentena, visites a un **especialista en suelo pélvico** para que te oriente en las mejores conductas a seguir según tu caso.

A continuación te damos algunos consejos de conductas y ejercicios para un **posparto general**. Si puedes, coméntaselos al profesional que te esté orientando para que personalice tu tratamiento.

Curiosidad

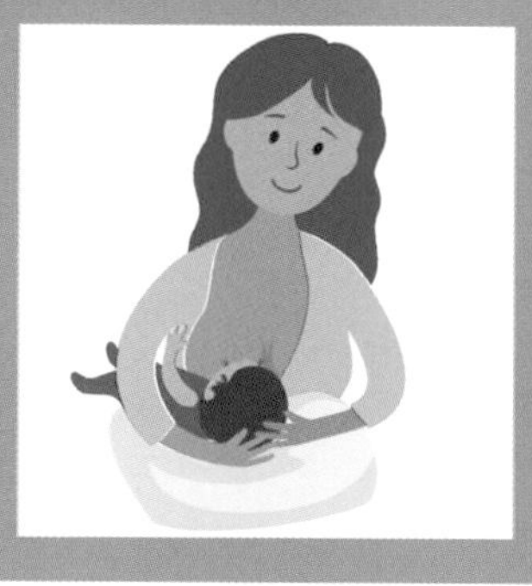

¿Puedo quedarme embarazada en el período de lactancia? ¿Y en la cuarentena?

¡Sí puedes! Tanto en la cuarentena como en el período de lactancia puedes quedarte en estado. Debido a la disminución del efecto de la prolactina en los ovarios, al desconocimiento del día exacto de comienzo de la ovulación y a la práctica de relaciones sexuales sin protección se puede producir un embarazo inesperado.

¿Qué puedo hacer en mi posparto inmediato?
(primeras 48 horas)

Durante la fase de posparto inmediato es normal que te sientas fatigada, con dolores musculares, edema en los miembros, flacidez y miedo a defecar. Con el paso de los días muchos de estos síntomas se resolverán progresivamente.

Durante el posparto inmediato es de extrema importancia que guardes reposo y evites estar mucho tiempo de pie y cargar peso. Tu cuerpo necesita este período de descanso para recuperarse del trauma sufrido durante el parto. Las articulaciones de tu pelvis, músculos y tejidos del suelo pélvico están alterados y, en caso de que sean sometidos a excesivas presiones en esos primeros días, pueden afectar a tu recuperación.

Es aconsejable que realices paseos cortos (por ejemplo: ir al baño): esto favorecerá la circulación sanguínea, evitará trombosis, mejorará la función intestinal, ayudará de una manera activa a la musculatura abdominal y al regreso uterino y contribuirá a la expulsión de los resquicios placentarios (loquios). Luego también podrás realizar respiraciones, lo que favorecerá la activación abdominal (practicarlo solo en caso de parto por vía vaginal) y pequeñas contracciones del suelo pélvico. A continuación te contamos cómo hacerlo.

EJERCICIOS PARA EL POSPARTO INMEDIATO

SUELO PÉLVICO

Postura inicial: Tumbada con las piernas flexionadas y los pies en el colchón.

Acción: Haz contracciones pequeñas y suaves en el suelo pélvico (contrae y relaja como si quisieras cortar las ganas de hacer pis).

Repeticiones: 3 series de 10, 3 veces al día.

ABDOMEN*

Postura inicial: Tumbada con las piernas flexionadas y los pies en el colchón.

Acción: Inspira por la nariz y suelta el aire por la boca lenta y suavemente llevando tu ombligo hacia dentro.

Repeticiones: 10.

***Nota**: Recomendado solo para parto por vía vaginal.

Cuidados y curas de la cesárea y la episiotomía

En el caso de que hayas sufrido una **episiotomía**, tendrás que seguir una serie de cuidados especiales para que la recuperación sea más rápida. Deberás lavar la zona con un jabón de PH neutro por lo menos dos veces al día y cada vez que defeques, tener cuidado de secar bien la zona. Debes cambiar a menudo las compresas de algodón para evitar el exceso de humedad, que perjudicaría la perfecta cicatrización. Hoy, la mayoría de las episiotomías se realizan con puntos absorbibles por el cuerpo pero hay algunas que no; si este es tu caso, deberán quitarte los puntos en consulta.

Las mamás que tuvieron sus niños a través de una **cesárea** también deberán ser especialmente cuidadosas, principalmente con la asepsia, aplicando antiséptico y manteniendo la cicatriz seca para favorecer la cicatrización. Es normal que sientas tirantez o dolor durante algunos días. Hasta que la cicatrización no sea perfecta, es importante que no realices esfuerzos que impliquen al abdomen. Puede que en la zona del corte de la cesárea tengas pérdidas de sensibilidad durante algún tiempo.

El aceite de rosa mosqueta o cremas con altas concentraciones de vitaminas A, C y E, aportarán a la piel: formación de nuevos tejidos, hidratación, reparación, suavidad y elasticidad. Tanto el uso de rosa mosqueta como de cualquier otra crema para la cicatriz, se recomienda después de la extracción de los puntos.

Durante el primer verano después de una cesárea hay que tener mucho cuidado con el sol. Protege tu cicatriz con un protector solar de factor alto o con un apósito.

Cuidados posturales

Debido a los cambios posturales sufridos en el embarazo, es importante que empieces a cuidar tu postura en los primeros días de posparto para evitar al máximo contracturas musculares y problemas posturales. Tu pelvis está inestable y puede que sientas dolores lumbopélvicos. A fin de aliviar y mejorar la estabilidad pélvica en los primeros días de posparto, **se recomienda el uso de la faja pélvica durante la primera semana de posparto.**

Cómo ponerte la faja pélvica

- Ponte la faja envolviendo toda tu pelvis a la altura de la cadera.
- Te la quitarás solo para bañarte.
- El tiempo de uso será de una semana después del parto.

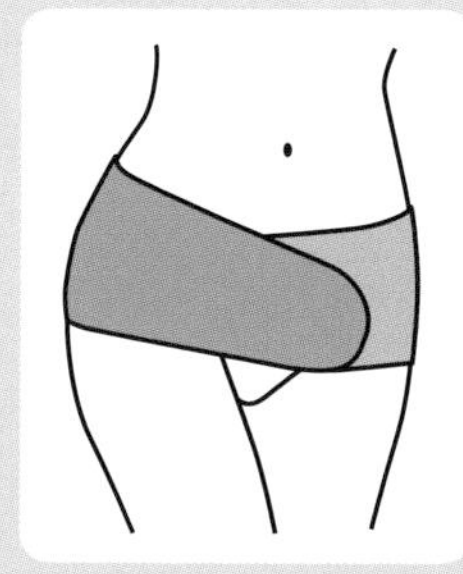

Cómo salir de la cama sin perjudicar tu espalda y tus abdominales

- Ponte de lado.
- Saca las piernas de la cama y siéntate.
- Lleva el tronco hacia delante y levántate impulsándote con las piernas.

Después de dar a luz, tu abdomen estará flácido. Si pruebas a levantarte cuando estés tumbada, verás que hay un hueco en medio de tu barriga (**diástasis abdominal**): esto ocurre debido a la separación de los **rectos abdominales** (conocidos como tableta de chocolate). Todos estos cambios son normales, ya que en el embarazo este músculo tuvo que ablandarse y distenderse para que el útero se desarrollase. Así que, tomando las medidas correctas, tu abdomen recuperará el tono adecuado.

Nota importante: No confundir la faja pélvica con la faja abdominal. La faja abdominal está contraindicada en la mayoría de los casos por los profesionales.

La postura correcta

ESTAR DE PIE

Cuando estés de pie busca siempre mantener las piernas separadas a la anchura de la cadera, los hombros hacia abajo y la columna recta (imagina que tienes que equilibrar libros en la cabeza).

ESTAR SENTADA

Cuando te sientes, procura hacerlo desplazando el cuerpo hacia delante y repartiendo el peso sobre los isquiones. Los pies deben estar apoyados, y debes mantener las rodillas en la misma línea que la cadera y la columna recta.

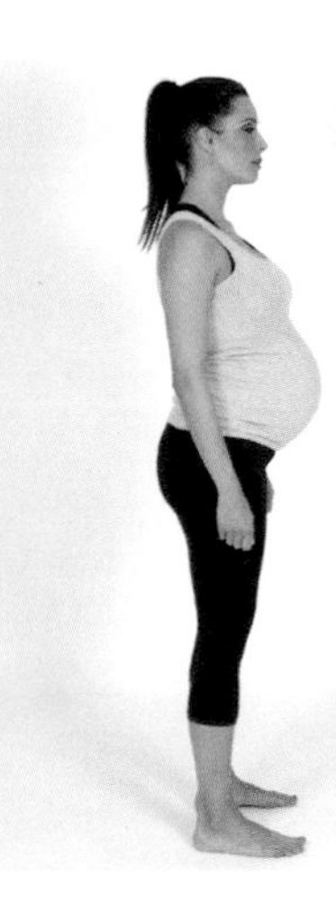

Nota: Cuando camines mantén la sensación de que creces (columna recta), buscando siempre que tus hombros estén relajados y lo más alejados de tus orejas.

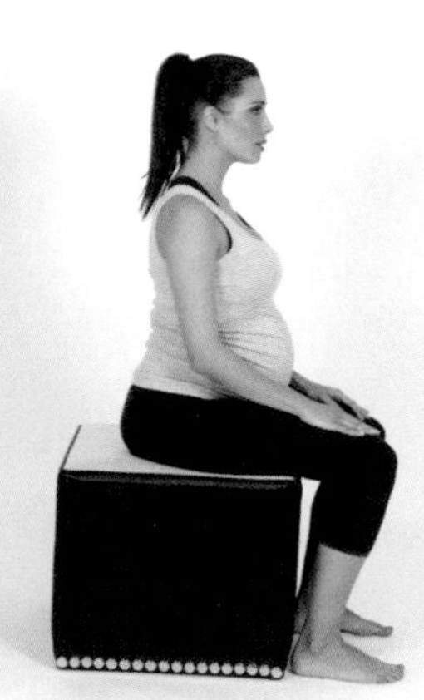

¿ES RECOMENDABLE EL USO DE UNA FAJA ABDOMINAL PARA RECUPERAR MI FIGURA?

Una práctica muy utilizada durante mucho tiempo y que aún sigue vigente es el uso de fajas abdominales. Según el doctor Bartha, las fajas abdominales habitualmente no se aconsejan, porque los músculos del abdomen, los dos rectos, los oblicuos y el transverso han estado durante un tiempo sobredistendidos. El músculo está flácido, hipotónico, y va a ir cogiendo el tono poco a poco. Si le pones una faja que evita que tenga cierta tensión, tardarás mucho tiempo en recuperarte. Por eso lo que se aconseja es que no te pongas nada, que inicies los ejercicios lo antes posible. Ahora bien, dicho esto, es verdad que hay mujeres con un exceso de atonía en estos músculos, que están muy flojos, muy laxos, que incluso se separan y tienen una protusión de lo que es el intestino (parecida a una hernia) y les duele. A estas mujeres los primeros días les viene muy bien la faja corporal, pero solo unos días. La recomendación general es no ponérsela.

Posturas para dar el pecho

SENTADA

Busca una silla cómoda, en la que puedas mantener la espalda apoyada y recta. Siéntate sobre los isquiones con los pies apoyados en el suelo y las rodillas en la línea de la cadera. Pon la almohada de lactancia sobre los muslos abrazando tu cintura. El bebé estará sobre la almohada. En caso de que tengas que curvarte mucho para que el bebé alcance el pecho, pon una segunda almohada debajo de la de lactancia. Intenta mantener los brazos apoyados y los hombros relajados.
En caso de que no tengas almohada de lactancia, puedes apoyar una pierna en un pequeño banco.

TUMBADA

Túmbate de lado, con el bebé frente a tu pecho. Intenta estar apoyada con la cabeza en la almohada y poner otra almohada entre tus rodillas.

Nota: Para una mejor higiene postural, enseñaremos las siguientes posturas utilizando la almohada de lactancia. Esta te ayudará a mantener una mejor postura evitando contracturas musculares.

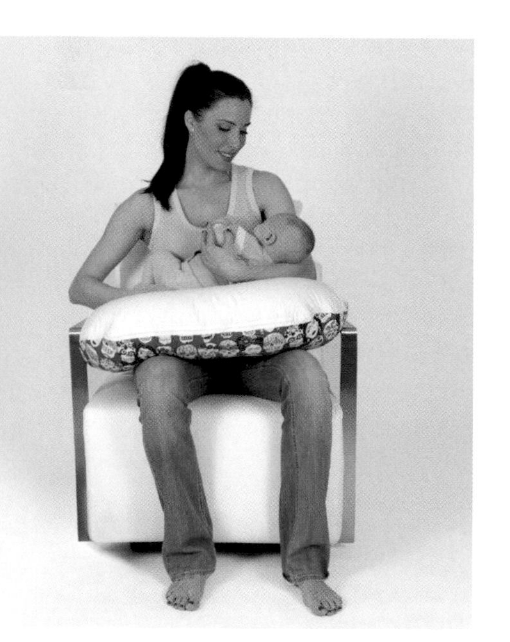

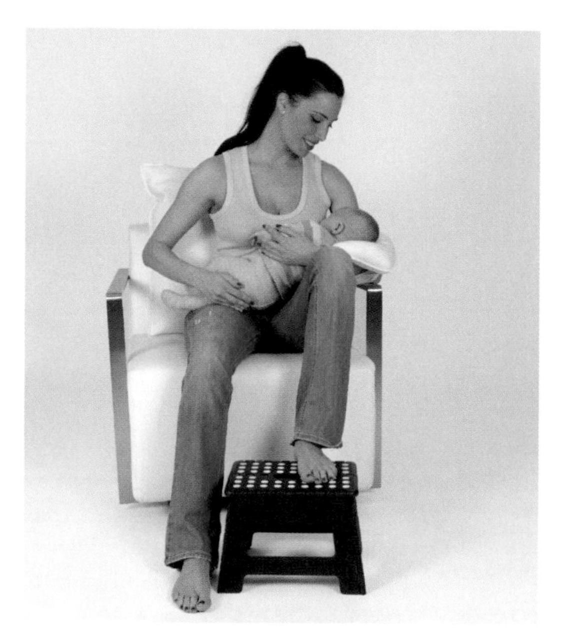

Yo, personalmente, no recomiendo la postura tumbada, sobre todo en los primeros días de lactancia. Recuerdo que estaba tan cansada por la falta de sueño que a veces me quedaba dormida y no sabía durante cuánto tiempo había mamado mi bebé. Afortunadamente, los niños son muy listos y, si se quedan con hambre, protestan. Así que si crees que puedes quedarte dormida, te aconsejo que te levantes y des el pecho en una butaca.

¿Qué puedo hacer en mi posparto tardío (después de la cuarentena)?

En el período posterior a la cuarentena debes tener como principal objetivo la rehabilitación de la pared abdominal y del suelo pélvico, que han sido las partes del cuerpo que más modificaciones sufrieron.

Durante el puerperio queremos volver enseguida a la figura que teníamos antes del embarazo. El ser impacientes y la falta de información pueden hacer que practiquemos ejercicios y tengamos conductas contraindicadas para este momento.

Los **ejercicios abdominales convencionales están contraindicados** porque estimulan que los rectos abdominales se separen aún más; por otra parte el aumento de la presión abdominal que generan contribuye a debilitar el suelo pélvico.

Los **músculos del suelo pélvico** son, como bien indica su nombre, «SUELO», un conjunto de músculos amortiguadores de presiones e impactos del cuerpo, y muchas veces los olvidamos y no los cuidamos como deberíamos en el posparto. Esta falta de cuidados y de información puede derivar en un gran problema que repercutirá en nuestra calidad de vida, ya que, **a raíz de un suelo pélvico debilitado pueden aparecer patologías como incontinencia urinaria, escapes de gases y heces, prolapsos, problemas sexuales y posturales.**

Puesto que el suelo pélvico es un «amortiguador de impactos», por lógica todos los **ejercicios que generen impactos (como correr, saltar...) estarán contraindicados.** Hasta que las fibras musculares no se recuperen por completo, este tipo de actividades no deben ser practicadas.

Quizá ahora te preguntes:

«¿Al final, qué tipo de ejercicios puedo hacer que no perjudiquen mi abdomen ni mi suelo pélvico?»

Más adelante en el libro abordaremos **la técnica postural hipopresiva** (ejercicios hipopresivos), que tiene como objetivo mejorar la postura corporal, favorecer el fortalecimiento abdominal, el cierre de diástasis, el fortalecimiento del suelo pélvico y la mejora de los posibles dolores lumbares.

La **elíptica** ofrece una actividad cardiorrespiratoria sin impactos; la persona mantiene una buena postura y fortalece piernas y glúteos. Sin duda, es el mejor ejercicio que una mujer puede hacer en el posparto.

La **natación** sería otra alternativa de ejercicio cardiorrespiratorio libre de impactos.

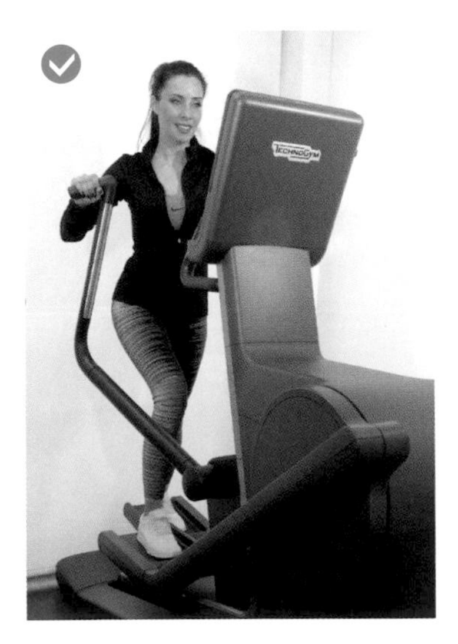

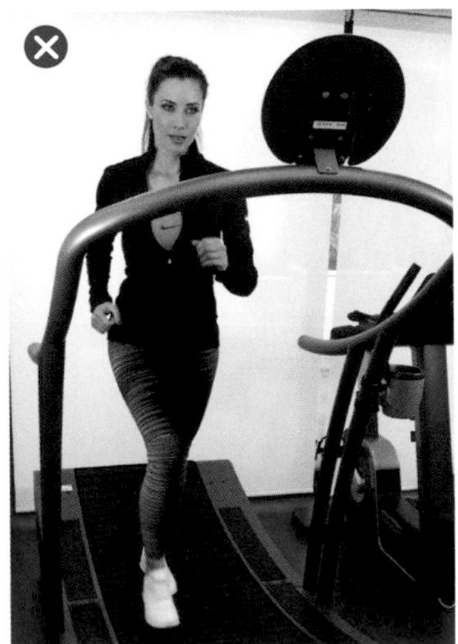

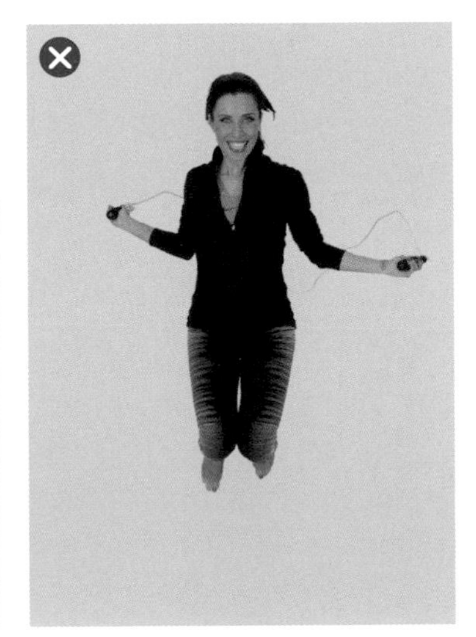

Técnicas hipopresivas

Los ejercicios hipopresivos fueron creados por el belga Marciel Caufriez, y consisten en posturas mantenidas y asociadas a ciclos respiratorios a fin de trabajar el cuerpo de manera global. Actualmente es una de las principales técnicas utilizadas y recomendadas en la recuperación posparto, porque ejerce un trabajo en la postura, la pared abdominal y el suelo pélvico.

El cuerpo humano es una red integrada así que la pérdida de tono abdominal durante el embarazo y el dislocamiento del centro de gravedad influirán directamente en la postura provocando una basculación pélvica y el aumento de la lordosis lumbar que seguirán repercutiendo en el puerperio.

Dicho esto, la acción de los hipopresivos sobre la faja abdominal provoca un fortalecimiento de sus músculos, llevando a un cierre o disminución de la diástasis abdominal (separación de los rectos abdominales), y favorece el regreso del centro de gravedad haciendo que la pelvis y las lumbares vuelvan a posicionarse correctamente. Con la práctica regular y bien hecha de los hipopresivos, además de los cambios arriba descritos, el perímetro de tu cintura disminuirá y observarás en el suelo pélvico una elevación de los órganos pélvicos (que viene muy bien en caso de prolapsos de órganos), lo que fortalece y previene los cuadros de incontinencia urinaria y mejora la sexualidad.

Quizá te preguntes: **«Pero ¿cómo hago los hipopresivos?».**

Imagina que tienes un corsé puesto en la zona más profunda de toda la musculatura abdominal (transverso del abdomen o abdominal profundo). Ponte en una postura de autoelongación (sensación de que creces y como si quisieras alargarte). Estarás con los hombros hacia abajo y con los brazos en tensión, acompañados de un doble mentón. Inclina ligeramente tu cuerpo hacia delante, con lo que activarás toda tu musculatura postural (estabilizadores de la columna, transverso del abdomen y suelo pélvico).

Una vez que ya estás en posición, te explicamos cómo hacer un **CICLO RESPIRATORIO.**

1. Inspira por la nariz durante 2 segundos y espira por la boca durante 4 segundos llevando tu ombligo hacia dentro y arriba.
2. Inspira por la nariz durante 2 segundos y espira por la boca durante 4 segundos llevando tu ombligo hacia dentro y arriba.
3. Inspira por la nariz durante 2 segundos y espira por la boca hasta vaciar tus pulmones llevando tu ombligo hacia dentro y arriba.
4. Quédate en apnea (no cojas aire) y abre las costillas. Intenta aguantar de 4 a 10 segundos.

Con la práctica y repeticiones de los ejercicios se favorece el fortalecimiento de los músculos pélvicos y del abdomen; tu corsé natural se aprieta provocando una disminución de la cintura y el cierre o disminución de la diástasis.

Ejercicios hipopresivos frente a ejercicios abdominales: ¿Cuáles son más convenientes?

Quizá durante el embarazo pensaste en hacer **ejercicios abdominales** en cuanto dieras a luz para recuperar tu figura. Esperamos que este libro haya llegado a tus manos antes de haber puesto en práctica esa iniciativa; en el caso de que no haya sido así, te recomendamos que dejes de inmediato los ejercicios abdominales. Después de que te lo hayamos explicado, entenderás que lo más recomendable para ti en este momento son los hipopresivos.

Los **ejercicios abdominales** —sean los de elevación de tronco o cabeza, oblicuos, tijeras, elevación de glúteos con piernas arriba— no provocan una disminución del perímetro de cintura, ya que no activan el transverso abdominal, tan solo producen un fortalecimiento de los músculos superficiales del abdomen. De hecho, llevan a un aumento de la presión intraabdominal que puede generar un descenso de las vísceras y distensión de la musculatura del suelo pélvico, además de que durante la realización de estos ejercicios se separan los músculos abdominales de la línea alba, o sea, la diástasis aumenta en vez de disminuir. Este es el caso de la mujer en el posparto.

Los **ejercicios hipopresivos**, como su nombre indica —«hipo=baja, presivo=presión»—, no producen un aumento de presión en el suelo pélvico; todo lo contrario: quitan presiones porque favorecen el ascenso de los órganos y el fortalecimiento muscular, actuando en la mejora de cuadros de prolapso de órganos pélvicos e incontinencias, como hemos apuntado anteriormente. Son ejercicios que favorecerán una alineación correcta de la columna, y luego trabajarán sobre el transverso abdominal (nuestra faja natural).

El **transverso abdominal** debería ser el principal músculo abdominal que debemos trabajar, porque es el responsable de la estabilidad de la columna lumbar, amortigua las presiones que van hacia el suelo pélvico y cierra la diástasis. Además, su fortalecimiento lleva a la pérdida de centímetros de cintura.

Contraindicaciones para la práctica de hipopresivos

Los ejercicios hipopresivos están indicados para cualquier persona salvo en el caso de:

- Embarazadas
- Personas con patologías cardíacas
- Mujeres en periodo de cuarentena
- Problemas articulares (salvo si llevas una orientación personalizada con tu fisioterapeuta)

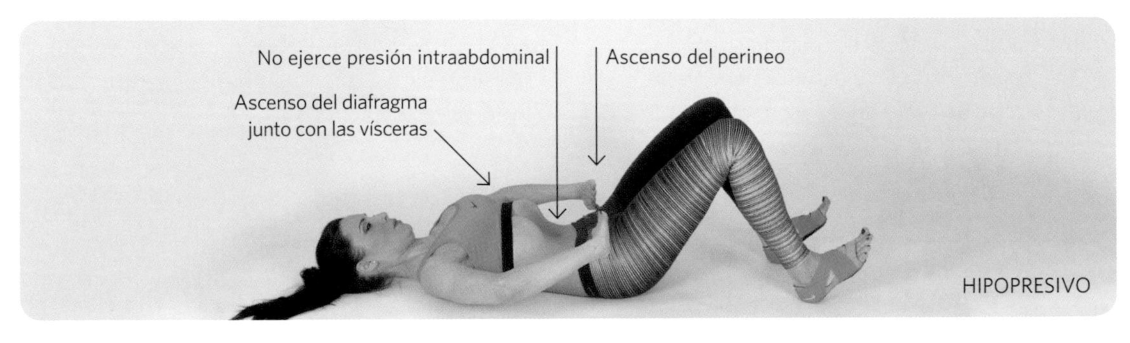

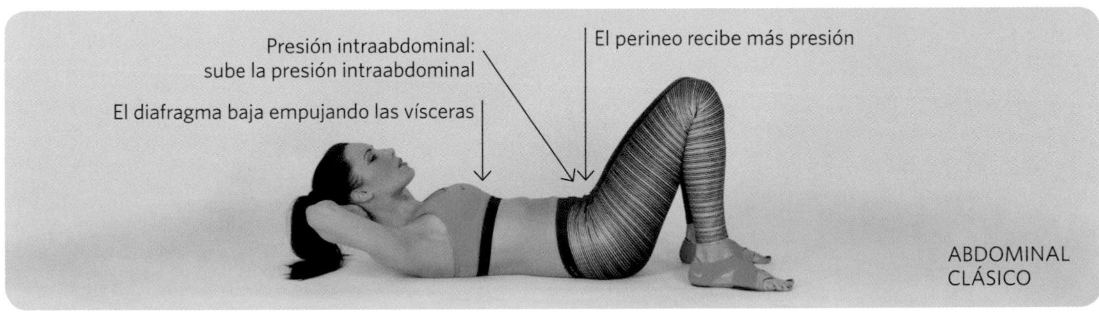

Ejercicios hipopresivos

MASAJE DE DIAFRAGMA

Este masaje te ayudará a liberar las tensiones diafragmáticas, lo que contribuirá a una mejor realización del entrenamiento.

Postura inicial: Túmbate boca arriba, con las dos manos rodeando el arco costal (costillas).

Acción: Durante la inspiración acompaña el movimiento, después espira e intenta agarrar las costillas (llevando los dedos hacia dentro). Inspira y mantén el estiramiento, espira e intenta agarra aún más las costillas. Cuando ya no puedas entrar más con los dedos, deslízalos hacia el final de las costillas.

Repeticiones: 5 por cada lado.

Después de esta técnica, puedes usar una pelotita. Pásala por debajo de tus costillas rodando en sentido descendente y ascendente.

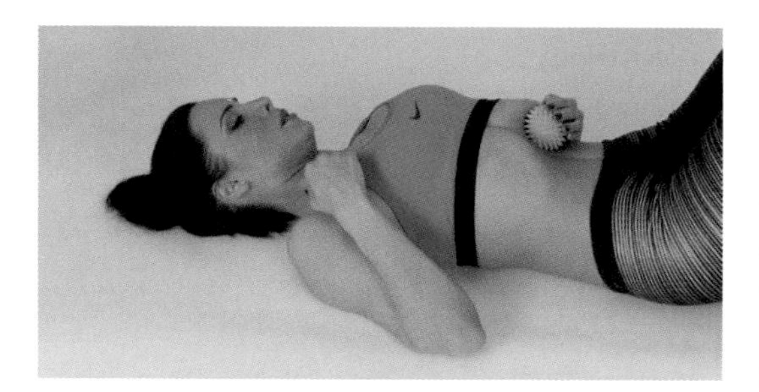

Principios técnicos

Estas pautas te guiarán sobre cómo debes respirar y colocar el cuerpo para la realización de los hipopresivos.

ESTIRAMIENTO DE LA COLUMNA

Queremos que imagines que tienes un libro en la cabeza y que debes mantener la columna lo más estirada que puedas para que el libro no se caiga, o que quieres tocar el techo con la cabeza, sin elevar el mentón y con la mirada fija hacia delante.

Debes tener la sensación de que creces en todas las posturas en las que ejecutes el hipopresivo.

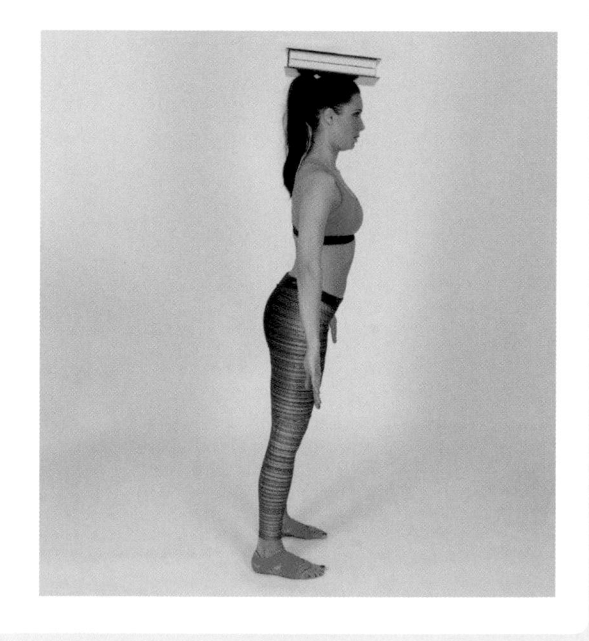

DOBLE MENTÓN

Lleva el mentón ligeramente hacia atrás, e imagina que te tiran de la coleta hacia el techo.

En caso de que tengas una rectificación de las vértebras cervicales evita el doble mentón.

Los ejercicios hipopresivos no son solo para mujeres, ni solo para el posparto. Es una práctica beneficiosa para todo el mundo a lo largo de la vida.

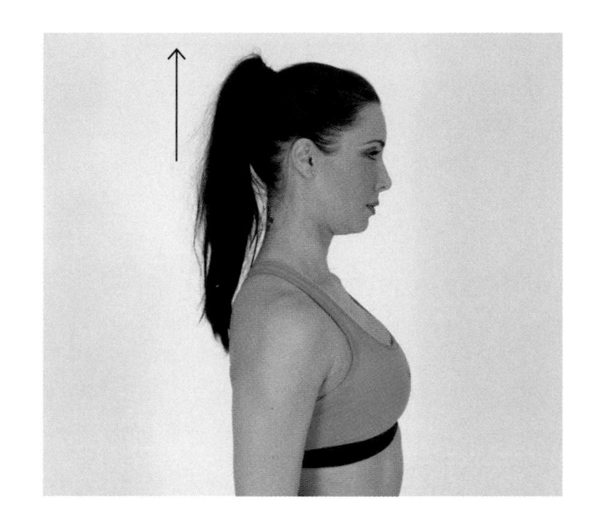

ACTIVACIÓN DE LA CINTURA ESCAPULAR

Para la activación de la cintura escapular es importante que mantengas siempre la sensación de que los hombros tiran hacia abajo y a los lados; los brazos estarán tensionados.

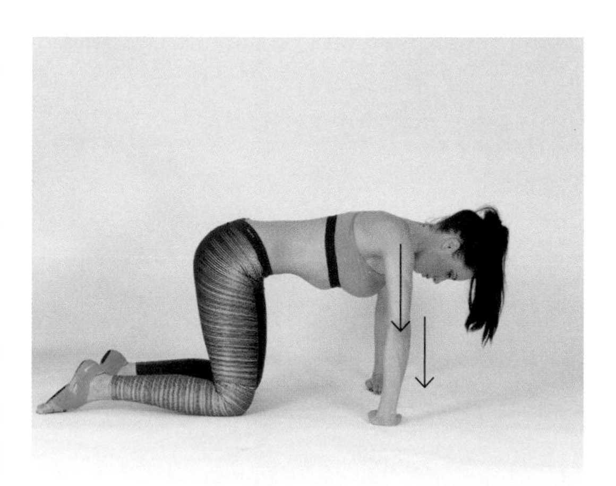

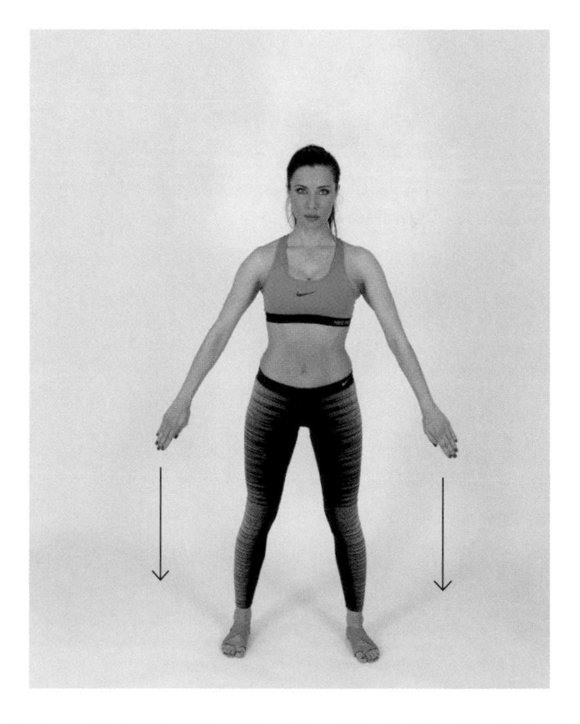

INCLINACIÓN DEL CUERPO HACIA DELANTE

Después de que hayas puesto todo tu cuerpo en alineación, si tocas tu abdomen lo notarás más duro. Ahora provoca una inclinación de tu cuerpo hacia delante (imagina que eres un bloque y vas con todo el cuerpo hacia delante) activando aún más los abdominales.

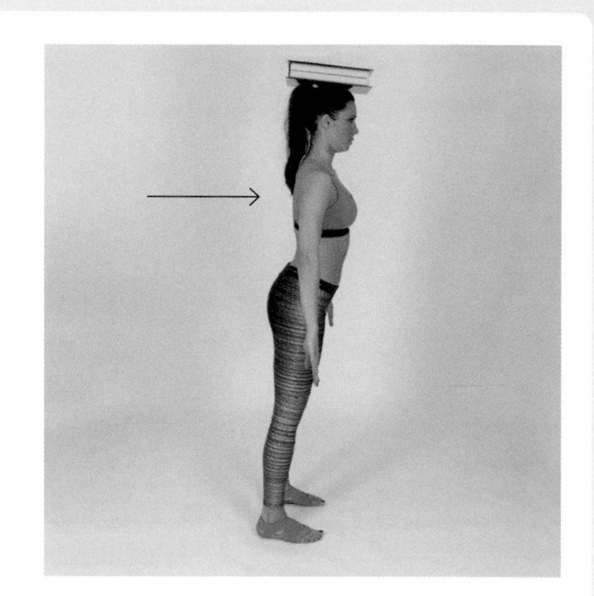

En caso de cesárea, la práctica de hipopresivos solo se recomienda a partir de una perfecta cicatrización.

APERTURA DE COSTILLAS

Postura inicial: Es aconsejable que hagas este ejercicio tumbada boca arriba, con las piernas flexionadas, los pies apoyados en los talones y las manos en las costillas. Mantén la columna estirada (sensación de que creces), los hombros hacia abajo y el doble mentón.

Acción:

1. Inspira por la nariz durante 2 segundos y espira por la boca durante 4 segundos llevando tu ombligo hacia dentro y arriba.
2. Inspira por la nariz durante 2 segundos y espira por la boca durante 4 segundos llevando tu ombligo hacia dentro y arriba.
3. Inspira por la nariz durante 2 segundos y espira por la boca hasta vaciar tus pulmones llevando tu ombligo hacia dentro y arriba.
4. Quédate en apnea (no cojas aire) y abre las costillas. Intenta aguantar de 4 a 10 segundos.

Te explicamos mejor cómo es la acción de abrir costillas: Imagina que estás nadando en una piscina y quieres subir a la superficie para coger el aire, pero cuando llegas arriba se ha terminado el oxígeno de la tierra, entonces harás la acción de inspirar pero no entrará aire en tus pulmones. ¿Comprendiste? ¿No? Bueno, ¡vamos con otra explicación!

Harás las tres respiraciones descritas anteriormente, cuando hagas la última espiración echando fuera todo el aire imagina que en el momento en que vas coger aire de nuevo una persona te tapa la nariz y la boca, entonces harás la acción de coger el aire sin aire.

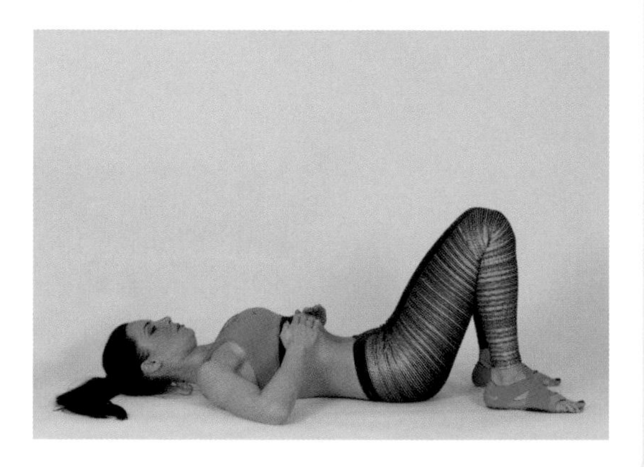

RESPIRACIÓN

Postura inicial: Te aconsejamos que hagas este ejercicio tumbada boca arriba, con las piernas flexionadas y las manos en las costillas. Mantén la columna estirada (sensación de que creces), los hombros hacia abajo y el doble mentón.

Acción: Dejas tus manos sobre las cotillas. Inspira por la nariz tratando de llevar el aire a las costillas, abriéndolas hacia los laterales. Espira lentamente por la boca llevando tu ombligo hacia dentro y arriba lo máximo que puedas.

Repeticiones: 10.

> Los hipopresivos conllevan una respiración diafragmática, caracterizada por una fase inspiratoria y otra espiratoria lenta y marcada.

Entrenamiento

Tiempo estimado: 30 minutos

HIPOPRESIVOS TUMBADA

Postura inicial: Túmbate boca arriba, con las piernas separadas a la anchura de la cadera y los talones apoyados en el suelo (imagina que empujas una pared con los pies). Las palmas de las manos estarán mirando tus muslos. Los codos estarán flexionados (imagina que con ellos empujas paredes) y los hombros hacia abajo. Mantén la postura durante todo el ejercicio.

Acción:

1. Inspira por la nariz durante 2 segundos y espira por la boca durante 4 segundos llevando tu ombligo hacia dentro y arriba.
2. Inspira por la nariz durante 2 segundos y espira por la boca durante 4 segundos llevando tu ombligo hacia dentro y arriba.
3. Inspira por la nariz durante 2 segundos y espira por la boca hasta vaciar tus pulmones llevando tu ombligo hacia dentro y arriba.
4. Quédate en apnea (no cojas aire) y abre las costillas. Intenta aguantar de 4 a 10 segundos. Intenta llevar tus órganos viscerales hacia el interior de tu caja torácica.

Repeticiones: 3 ciclos respiratorios.

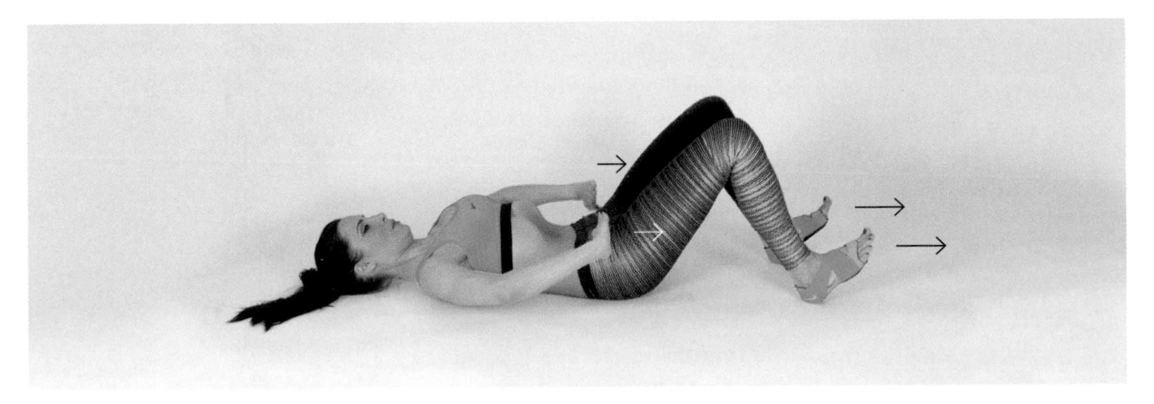

HIPOPRESIVOS TUMBADA

Postura inicial: Sigue las pautas de la postura anterior cambiando solamente la posición de los brazos. Mantén los brazos por encima del pecho con las palmas de las manos mirando hacia el techo (imagina que sujetas un techo bajito). Los codos se mantienen tensionados ejerciendo fuerza hacia los lados (empujando paredes imaginarias) y haciendo un ángulo de 90º con el antebrazo.

Acción: Repite la misma acción del ejercicio anterior.

Repeticiones: 3 ciclos respiratorios.

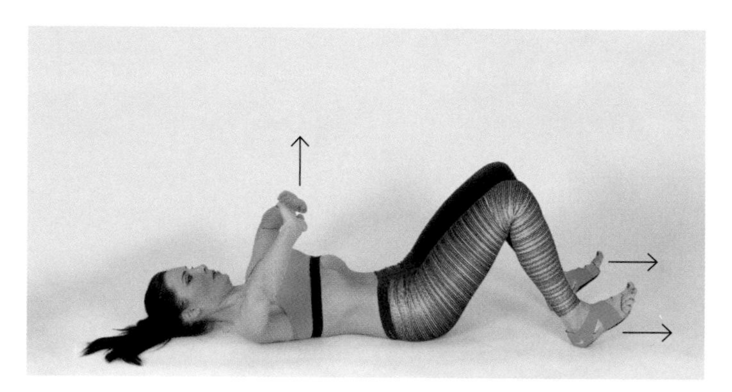

HIPOPRESIVOS TUMBADA

Postura inicial: Sigue tumbada dejando un talón en el suelo y pon la otra pierna en postura de mesa (90º rodilla y pierna). La sensación de que empujas paredes con los pies persiste. El brazo contrario a la pierna que está en alto mantendrá la sensación de que empuja, mientras que el otro permanecerá posicionado detrás de la cabeza.

Acción: Repite la misma acción del ejercicio anterior.

Repeticiones: 3 ciclos respiratorios.

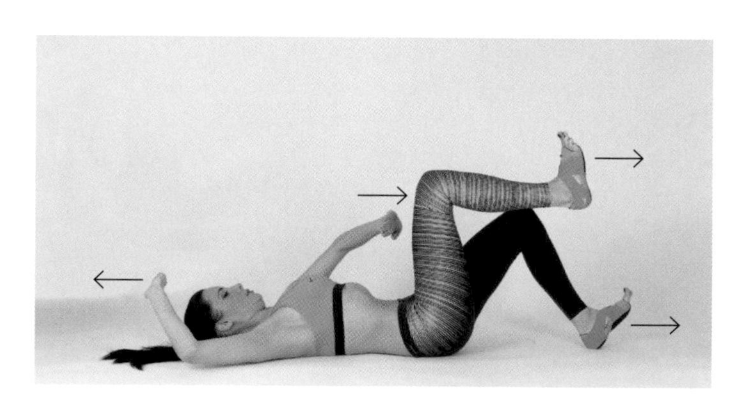

HIPOPRESIVOS TUMBADA

Postura inicial: Sigue tumbada dejando un talón en el suelo y estira la otra pierna hacia el techo (ten la sensación de que quieres sujetar el techo). El brazo contrario a la pierna que está en alto mantendrá la sensación de que empuja, mientras que el otro permanecerá posicionado detrás de la cabeza.

Acción: Repite la misma acción del ejercicio anterior.

Repeticiones: 3 ciclos respiratorios.

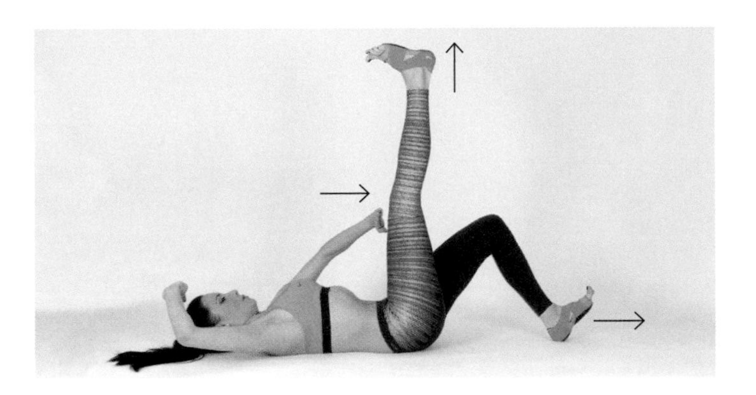

HIPOPRESIVOS EN CUADRUPEDIA

Postura inicial: A cuatro patas, las piernas separadas a la anchura de la cadera (rodilla en la línea de la cadera) y los dedos de los pies apoyados en suelo. Mantén la sensación de que empujas una pared con los pies. Las manos estarán mirándose y los hombros hacia abajo (lejos de las orejas). Los codos hacen una pequeña flexión y tensan hacia los lados.

Tu columna estará recta (como una mesa); mantén el doble mentón y echa un poquito tu cuerpo hacia delante. Mantén la sensación de que creces durante todo el ejercicio.

Acción: Repite la misma acción del ejercicio anterior.

Repeticiones: 3 ciclos respiratorios.

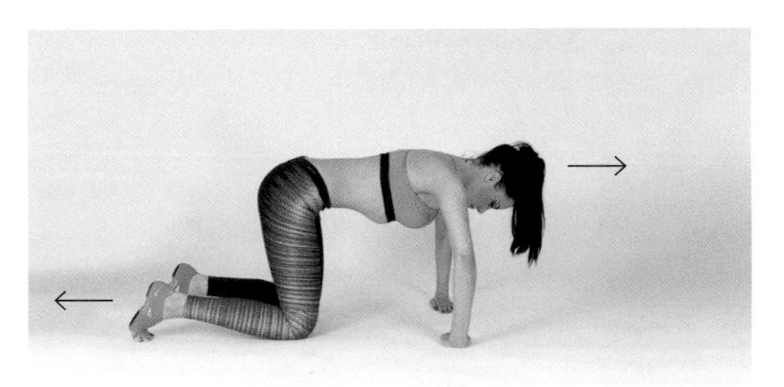

Postura inicial: Con las rodillas apoyadas en el suelo y las piernas separadas a la anchura de la cadera (manteniendo rodilla y cadera en la misma línea), los dedos de los pies estarán apoyados en el suelo y las plantas en tensión hacia atrás. Los brazos estarán apoyados en el suelo y los codos separados, alineados con las orejas. Apoya la frente en las manos, manteniendo el doble mentón. Ten la sensación en todo el ejercicio de que empujas paredes con codos, pies y cabeza.
Acción: Repite la misma acción del ejercicio anterior.
Repeticiones: 3 ciclos respiratorios.

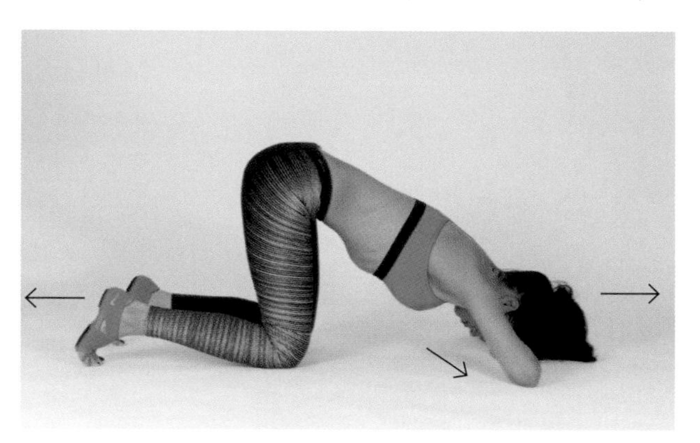

HIPOPRESIVOS SENTADA

Postura inicial: Siéntate sobre los isquiones con las piernas cruzadas, manteniendo la columna lo más recta que puedas (imagina que sostienes un libro con la cabeza). Los dedos de las manos mirarán a tus caderas, y las palmas estarán mirando hacia abajo (ten la sensación en todo momento de que empujas una mesa). Los brazos estarán abiertos y los codos, flexionados, manteniendo una tensión hacia fuera. Los hombros estarán lejos de las orejas.
Acción: Repite la misma acción del ejercicio anterior.
Repeticiones: 3 ciclos respiratorios.

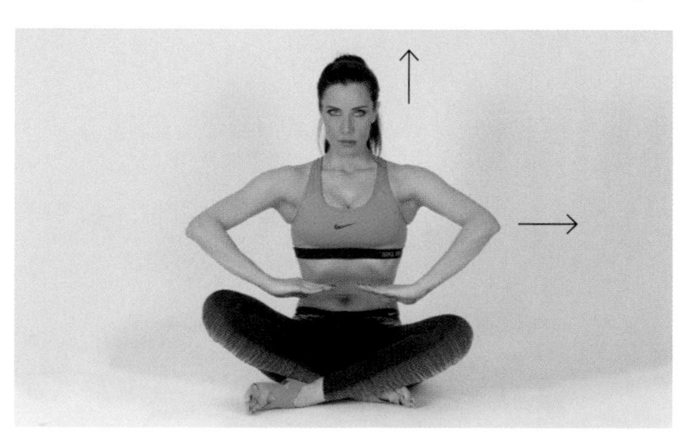

Postura inicial: Sentada sobre los isquiones con las piernas cruzadas, mantén la columna lo más recta que puedas (imagina que sostienes un libro con la cabeza). Los brazos estarán abiertos y los codos flexionados, manteniendo una tensión hacia fuera. Las manos estarán a la altura del pecho, con los dedos enfrentados y las palmas mirando hacia delante (mantén la sensación de que empujas una pared). Los hombros siempre estarán hacia abajo (lejos de las orejas).
Acción: Repite la misma acción del ejercicio anterior.
Repeticiones: 3 ciclos respiratorios.

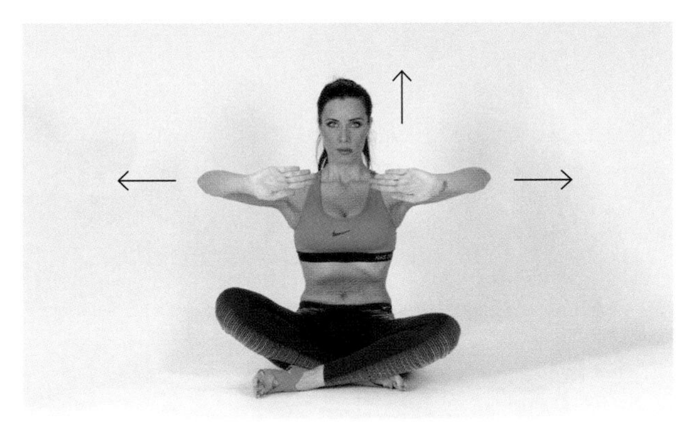

Postura inicial: Sentada sobre los isquiones con las piernas estiradas hacia delante, mantén una flexión de rodilla y los talones de los pies apoyados mientras imprimes una tensión con las plantas hacia delante. La columna estará lo más recta que puedas (imagina que sostienes un libro con la cabeza). Los dedos de las manos mirarán tus caderas mientras que las palmas estarán mirando hacia abajo (mantén la sensación de que empujas una mesa). Los brazos estarán abiertos y los codos flexionados, manteniendo una tensión hacia fuera. Los hombros estarán lejos de las orejas.
Acción: Repite la misma acción del ejercicio anterior.
Repeticiones: 3 ciclos respiratorios.

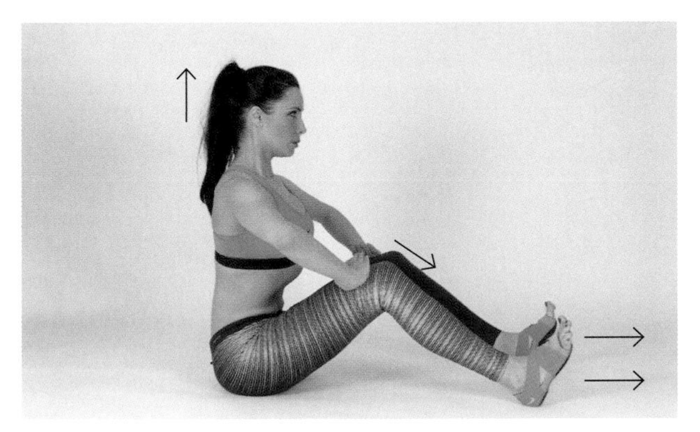

HIPOPRESIVOS CON APOYO SOBRE LAS PIERNAS

Postura inicial: Con los pies apoyados en el suelo y las piernas estiradas manteniendo una ligera flexión de rodilla, las manos tendrán los talones apoyados en los muslos, los brazos estarán abiertos y los codos flexionados. Debes mantener la columna estirada lo máximo que puedas con doble mentón (imagina que empujas paredes con la cabeza y con el glúteo). Inclina el cuerpo hacia delante.
Acción: Repite la misma acción del ejercicio anterior.
Repeticiones: 3 ciclos respiratorios.

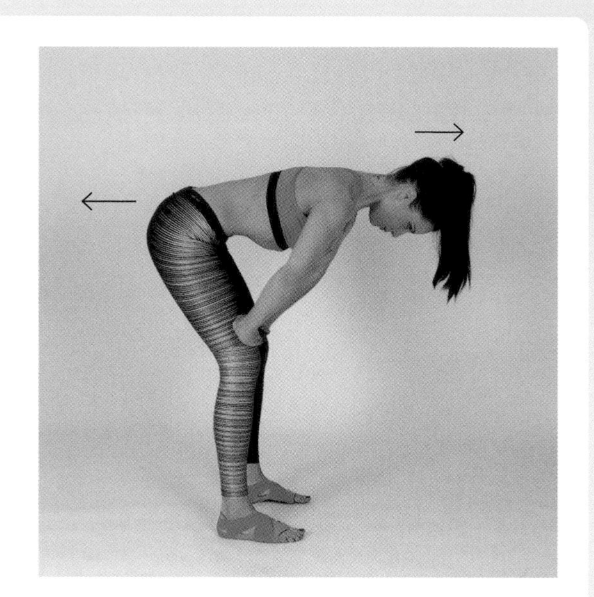

HIPOPRESIVOS DE PIE

Postura inicial: De pie, con las piernas ligeramente separadas, mantén la columna totalmente estirada, el doble mentón y la sensación de que te tiran de la coleta hacia arriba. Los hombros estarán hacia abajo y los brazos lejos del cuerpo, manteniendo los codos estirados y la sensación de que quieres tocar el suelo con los dedos.
Acción: Repite la misma acción del ejercicio anterior.
Repeticiones: 3 ciclos respiratorios.

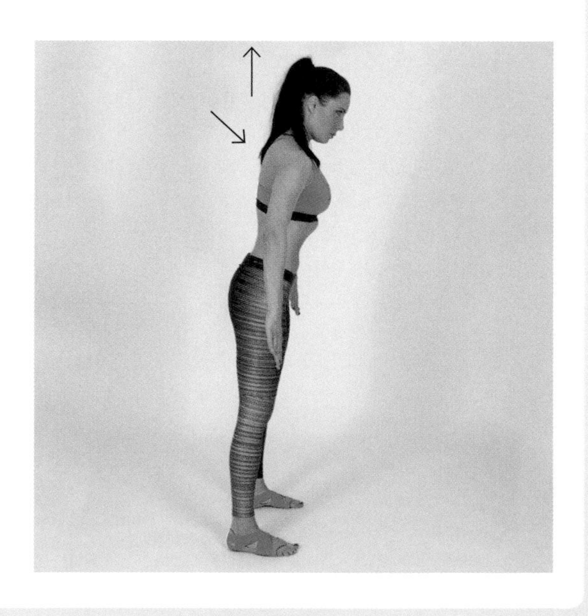

Postura inicial: De pie, con las piernas ligeramente separadas, mantén la columna totalmente estirada, el doble mentón y la sensación de que te tiran de la coleta hacia arriba. Los hombros estarán hacia abajo y los brazos lejos del cuerpo, con los codos flexionados (empuja paredes), los dedos hacia las caderas con las palmas de las manos mirando el suelo (empuja una mesa). Por último, inclina tu cuerpo hacia delante.
Acción: Repite la misma acción del ejercicio anterior.
Repeticiones: 3 ciclos respiratorios.

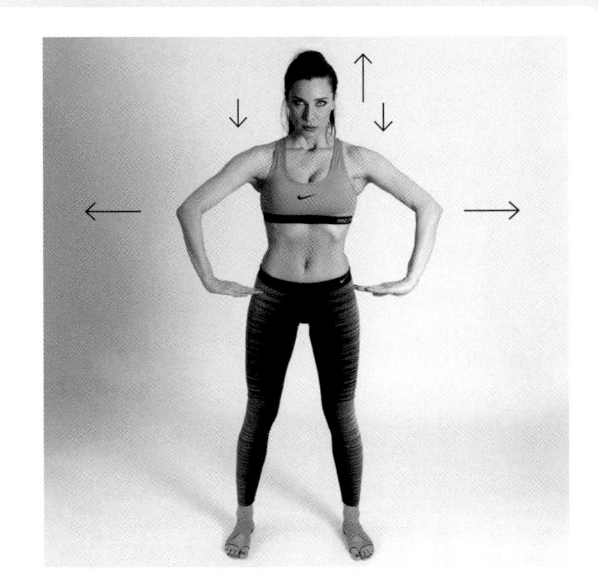

Postura inicial: De pie, con las piernas ligeramente separadas, mantén la columna totalmente estirada, el doble mentón y la sensación de que te tiran de la coleta hacia arriba. Los hombros estarán hacia abajo y los brazos lejos del cuerpo, con los codos flexionados (empuja paredes). Las manos estarán a la altura del pecho, con los dedos enfrentados y las palmas mirando hacia delante (empuja una pared). Por último, inclina el cuerpo hacia delante.
Acción: Repite la misma acción del ejercicio anterior.
Repeticiones: 3 ciclos respiratorios.

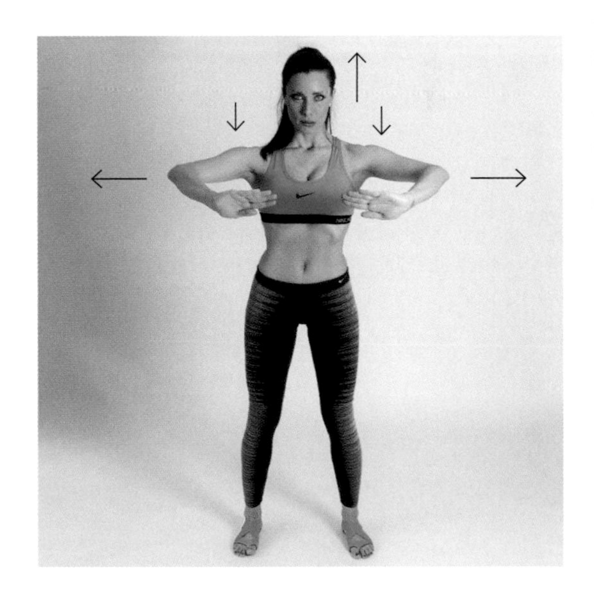

HIPOPRESIVOS DE PIE

Postura inicial: Mantén la misma postura del ejercicio anterior pero ahora con los brazos arriba (imagina que sujetas el techo).
Acción: Repite la misma acción del ejercicio anterior.
Repeticiones: 3 ciclos respiratorios.

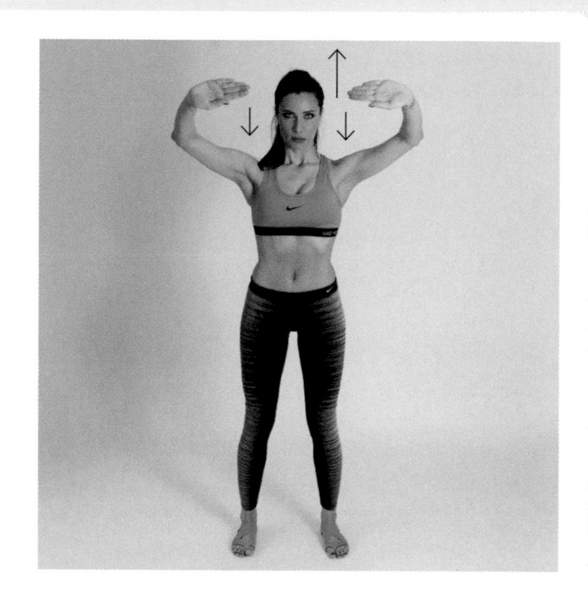

Consejos a seguir cuando hagas los hipopresivos

1. **Mantén siempre la sensación de que estiras la columna y de que te tiran de una coleta imaginaria sin perder el doble mentón.**
2. **Mantén siempre los hombros hacia abajo, lejos de las orejas.**
3. **En las posturas en las que tengas los codos flexionados, mantén la sensación de tensión hacia los lados.**
4. **Tu respiración debe seguir siempre un ritmo lento y constante. Inspira por la nariz y espira por la boca.**
5. **Es importante que, cuando sueltes el aire, actives tu abdomen (llevando tu ombligo hacia dentro y arriba).**
6. **Es importante que mantengas el cuerpo tensionado durante todo el ejercicio.**

Hola, suelo pélvico, ¿estás bien?

Con el paso del bebé por el canal vaginal y los efectos hormonales (principalmente la relaxina) que tuviste durante la gestación, puede que sientas que tu suelo pélvico haya sufrido cambios. Muchas mujeres relatan pérdidas de orina, dolor pélvico, disminución del placer en las relaciones sexuales y sensación de pesadez en la región vaginal al final del día. Esto ocurre debido la debilidad en que se encuentra el suelo pélvico tras el parto.

Es de extrema importancia que cuides de tu suelo pélvico durante el período de posparto; lo que hagas ahora puede ser determinante para el resto de tu vida. En este libro hablamos de los principales cuidados que debes tener para mantener un suelo pélvico sano.

Hasta hace relativamente poco tiempo, la sociedad no era consciente de la importancia del suelo pélvico. Si preguntas a las generaciones anteriores a nosotras, comprobarás que la mayoría de mujeres mayores aceptan como algo normal y acorde a su avanzada edad las pérdidas de orina y otras disfunciones. En realidad, estas patologías se deben a la debilidad del suelo pélvico, originada por el abandono del mismo. **Por eso, si cuidas y trabajas tu suelo pélvico podrás prevenir estos problemas en el futuro.**

Nota: Regresa al capítulo 5, donde te explicamos con más detalles la diástasis abdominal y el suelo pélvico (véanse páginas 47-54). Los mismos ejercicios del suelo pélvico que hemos hecho en el embarazo (véanse páginas 53-54) se repiten en el posparto.

¿Puedo usar bolas chinas en el posparto?

Según la **doctora Franco**, las primeras semanas después del parto es más recomendable la rehabilitación del suelo pélvico mediante los ejercicios de Kegel y dejar las bolas chinas para pasado este tiempo si la paciente desea. Está demostrado que los ejercicios sin peso, siempre y cuando se estén realizando de la manera correcta, son igual de eficaces que cuando utilizamos bolas o conos. Las primeras semanas tras el parto la vagina puede estar muy distendida y con un tono muscular que no genera la fuerza suficiente para sujetar la bola dentro. Además, durante este período, parece más conveniente no manipular la vagina introduciendo objetos para mayor comodidad de la paciente y por el hipotético riesgo de infección que puede conllevar una mala limpieza de las bolas.

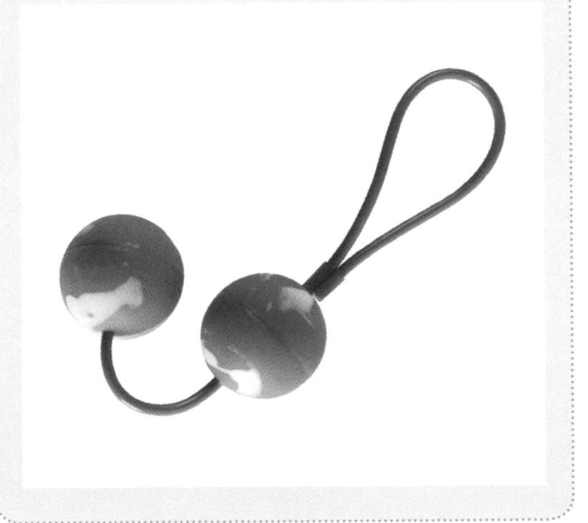

Alimentación posparto, lactancia y recuperación

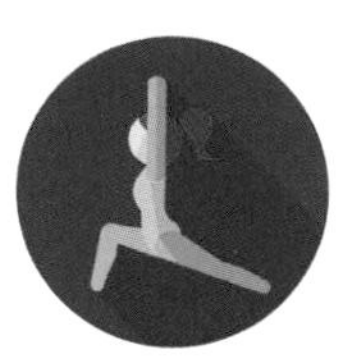

Tras el parto, las mamás seguimos teniendo una gran responsabilidad en la alimentación de nuestros bebés en los primeros meses de vida. En este momento tenemos que decidir entre dar el pecho o la lactancia artificial.

La verdad es que he escuchado infinidad de versiones: amigas mías a favor de la lactancia materna de una forma un tanto radical y otras que ni siquiera lo han intentado o no han podido. Para mí, todas las decisiones son respetables: cada mujer tiene sus motivos y la elección debe ser solo suya. Os aconsejaría que hagáis lo que sintáis, porque, si en algún momento tomáis una decisión influenciadas por lo que digan los demás, os arrepentiréis toda la vida.

Evidentemente, también hay mujeres a las que la naturaleza no les ha dado a elegir y que han tenido que alimentar a sus hijos con leche de fórmula, y estos están estupendamente. Lo importante es transmitirle amor a tu pequeño.

Yo opté por dar el pecho a mis dos hijos y, la verdad, nadie dijo que fuera fácil; aun así, merece la pena. Las noches en vela y el pecho, que nunca vuelve a ser igual que antes de ser mamá... Pero es un ritual incomparable, una simbiosis con el ser que más amas. Solo quieres que se pare el mundo.

Tanto mi primer hijo como el segundo se engancharon al pecho nada más nacer; es alucinante ver cómo de una forma instintiva atrapan su sustento. Desde que di a luz a Sergio hasta que nació Marco solo había pasado un año y medio. Me había olvidado de los entuertos, pero ahora, cada vez que Marco mamaba, mi útero se contraía. Esta involución del útero fue bastante más dolorosa esta vez, con mi segundo bebé, algo muy común. Para que os hagáis una idea, podría describirlo como el sufrimiento de una menstruación fuerte. Por suerte, esto se pasó a los pocos días.

La Academia Americana de Pediatría (AAP) coincide con organizaciones como la Asociación Médica Americana (American Medical Association, AMA), la Asociación Dietética Americana (American Dietetic Association, ADA) y la Organización Mundial de la Salud (OMS), al recomendar la lactancia materna como mejor opción para alimentar a un bebé.

Como cualquier elección, la lactancia materna tiene sus ventajas y desventajas. Así lo apunta **Amanda Sánchez Fernández, nutricionista y tecnóloga de alimentos:**

Siempre que sea posible, es recomendable optar por una lactancia materna ya que es la mejor forma de nutrición infantil por varios motivos:

- Su valor nutricional es completo y correcto. Se adapta a los requerimientos nutricionales del niño a medida que este crece y se desarrolla.
- Es microbiológicamente segura (condiciones higiénicas perfectas y de temperatura).
- Estrecha el vínculo materno-filial.
- Contiene factores antiinfecciosos e inmunológicos (menor número de infecciones en el bebé).
- Está considerada el alimento menos alergénico para lactantes.
- Evitamos alimentación en exceso con fórmulas artificiales (la leche materna tiene la composición necesaria para el bebé si la madre lleva una alimentación equilibrada).
- Promueve un desarrollo mandibular y dental (succión del bebé).
- Es económica (bajo coste).
- Facilita la recuperación del normopeso en la madre.
- Favorece la involución del útero (retroceso del útero a su tamaño original).
- Protege a la madre de neoplasias mamarias y de ovarios (mastitis, tumores, etc.).
- Parece prevenir el cólico de los tres meses del lactante.
- Protege frente a atopias del bebé.

La decisión de dar o no el pecho a tu bebé es una decisión muy personal y deberás valorar sus ventajas e inconvenientes. En los casos en los que no es posible dar lactancia materna, las leches infantiles son también una buena alternativa y la madre podrá estar tranquila y tener la seguridad de estar aportando todas las necesidades nutricionales a su bebé con fórmulas artificiales comerciales.

Sin embargo, aun siendo la mejor opción nutricional para el bebé, también puede ser un «RETO» para la madre:

- Presenta gran dificultad a la hora de valorar cuánta cantidad de leche está tomando el bebé. Para ello, será muy importante el control del aumento del peso del bebé por parte del pediatra y el estudio de la curva ponderal del lactante.
- Molestias en el pecho: Aunque es normal al principio y pueden mejorar con una buena técnica, si se mantienen, es recomendable acudir al médico para una revisión del pecho por si hubiera alguna infección.
- Dedicación absoluta: El bebé tiene una toma cada dos o tres horas y puede llegar a ser agotador en los primeros meses. Organiza y planifica bien las horas de lactancia y extracción de la leche para llevarlo mejor.
- Dieta: Al igual que durante el embarazo, deberás seguir unas pautas de alimentación saludables y equilibradas, ya que lo que bebas o comas pasará al bebé a través de la leche materna.
- Enfermedad de la madre: Algunas enfermedades en la madre que ha dado a luz hacen que no sea segura la lactancia materna del bebé, por ello es aconsejable consultar siempre con el médico especialista.
- Medicamentos: A la hora de tomar cualquier medicamento, deberás consultar al médico especialista, incluso aquellos que no requieren receta médica.
- Cirugías mamarias: No tiene por qué verse afectada la lactancia, dependiendo del tipo de cirugía (aumento o reducción, si ha sido un motivo de salud o estético) y de si se ha visto afectado el tejido mamario. Ante estos casos, consultar siempre al especialista.

Mi plan de alimentación durante la lactancia

	LUNES	MARTES	MIÉRCOLES
DESAYUNO	zumo de frutos rojos .... yogur natural .... 2 rebanadas de pan integral de centeno .... aceite de oliva virgen extra y tomate rallado .... 2 ciruelas	zumo de naranja natural .... vaso de leche de vaca .... 2 rebanadas de pan de avena .... mermelada de higo	naranja .... queso fresco con membrillo .... pan tostado integral con aceite de oliva virgen extra .... infusión
MEDIA MAÑANA	vaso de leche con canela manzana cortada	yogur natural 1 melocotón	2 galletas integrales yogur líquido bajo en grasa
ALMUERZO	ensalada de espinacas con queso fresco .... alubias con verduras .... biscotte de pan integral .... fruta variada	caldo de verduras con apio, zanahoria y patatas .... pechuga de pavo con arroz salteado con verduras .... biscotte de pan integral .... fruta variada	judías verdes rehogadas con huevo duro .... arroz integral tres delicias .... biscotte de pan integral .... fruta variada
MERIENDA	yogur bajo en grasa 2 zanahorias crudas	1 vaso de leche de soja 1 puñado de almendras crudas	1 naranja 1 cuajada
CENA	acelgas rehogadas .... dorada al horno con pimientos .... biscotte de pan integral .... lácteo	ensalada de repollo chino y zanahoria .... lenguado a la plancha con guarnición de patata cocida .... biscotte de pan integral .... lácteo	ensalada de col rizada .... pavo al horno con champiñones salteados .... biscotte de pan integral .... lácteo

Advertencia: *Recuerda que tu plan de alimentación debe ser personalizado, y vigilado por un especialista.*

JUEVES	VIERNES	SÁBADO	DOMINGO
zumo de naranja natural .... yogur natural .... 2 rebanadas de pan de avena .... 1 cucharadita de mermelada de frutos rojos .... 1 kiwi	zumo de frutos rojos .... vaso de leche baja en grasa .... copos de avena .... 1 plátano	2 piezas de fruta .... queso batido bajo en grasa .... 2 rebanadas de pan integral de centeno .... aceite de oliva virgen extra y jamón curado sin tocino	2 piezas de fruta .... yogur líquido .... 2 rebanadas de pan integral de centeno .... tomate triturado
1 barrita de cereales 2 ciruelas	Infusión 1 naranja	infusión con leche baja en grasa gelatina de fruta	2 galletas integrales 1 kiwi
patata asada .... carne picada de ternera salteada con cebolla y pimientos .... tortita de maíz .... fruta variada	crema de calabacín y patata .... pechuga de pollo a la plancha con espinacas rehogadas .... biscotte de pan integral .... fruta variada	ensalada de col rizada .... pasta integral con verduras y queso de cabra .... biscotte de pan integral .... fruta variada	endivias con queso fresco .... lentejas al curry con quinoa .... biscotte de pan integral .... fruta variada
crema de yogur griego palitos de apio y zanahoria	queso fresco fresas	1 vaso de leche de soja y arroz 1 puñado de nueces	taza de yogur bajo en grasa con fruta cortada
caldo de verduras casero .... tosta de pan integral con aceite, tomate y sardinas .... tortita de maíz .... lácteo	ensalada de tofu y queso fresco .... bacalao al vapor con limón .... biscotte de pan integral .... lácteo	espinacas frescas con tomate y semillas de sésamo .... revuelto de champiñones y setas con ajo y perejil .... biscotte de pan integral .... lácteo	sopa de tomate .... salmón a la plancha con guarnición de brócoli salteado .... biscotte de pan integral .... lácteo

Recuperación del peso nada más dar a luz

Tras el parto, se produce una pérdida de peso prácticamente inmediata. Parte del peso ganado durante el embarazo corresponde al propio peso del bebé, líquido amniótico y placenta. Por eso, cuando damos a luz, ¡ya perdemos peso!

Durante el embarazo nuestro cuerpo puede almacenar hasta 4 kg de reservas grasas para, tras el parto, poder obtener la energía requerida para la producción de leche.

El proceso de lactancia va a ayudar a la recuperación del peso tras el parto. La lactancia «quema calorías», y supone aproximadamente un gasto extra de 500 kcal al día. Además de facilitar que el útero recupere su tamaño y forma original.

La recuperación del peso dependerá de varios factores: edad de la madre, número y tipo de parto, peso total ganado durante el embarazo... Pero sobre todo dependerá de nosotras: de nuestros hábitos alimentarios y de la actividad física que practiquemos.

Ingestas recomendadas en la lactancia materna

La lactancia materna supone una de las etapas de mayores requerimientos energéticos y nutricionales. Mayores incluso que durante el embarazo.

Si das el pecho al bebé, deberás adaptar tu dieta para satisfacer las necesidades extra que supone la producción de leche y evitar deficiencias en tu alimentación, que afectarán a la producción (cantidad) y composición (calidad) de la leche y repercutirán negativamente en tu salud y en la del bebé. Durante la lactancia no se recomienda realizar dietas excesivamente restrictivas e hipocalóricas por este motivo.

Si das lactancia artificial al bebé, el exceso de peso posterior al parto deberá perderse igualmente de forma controlada, con dieta hipocalórica adaptada por un especialista y con actividad física de intensidad gradual (respetando siempre el período de reposo absoluto en la cuarentena).

Las pautas alimentarias generales durante esta etapa serán llevar una alimentación variada y equilibrada, del mismo modo que lo hicimos durante el embarazo, fomentando un adecuado aporte de alimentos proteicos, vitaminas y minerales. En el caso de madres lactantes, habrá que aumentar el consumo de alimentos ricos en calcio.

Consumo de alimentos

Un dato interesante: finalizado el embarazo, podemos comer jamón, pues el toxoplasma no pasa al bebé por contacto ni por la leche materna.

Existen algunos alimentos que, en exceso, pueden dar mal o fuerte sabor a la leche: ajo, coles, cebolla, espárragos, rábanos, embutidos, carne de caza, coliflor, pimienta, mostaza, chile, etc. Esto dependerá de muchos factores. No tienes que preocuparte, «en la variedad está el gusto» y esta variedad ayuda al bebé a familiarizarse con diferentes sabores.

Durante la lactancia materna se recomienda evitar:

- condimentos picantes
- bebidas excitantes o estimulantes, como el café, té o refrescos con cafeína. Estas sustancias consumidas en exceso pueden alterar el estado del bebé, provocándole irritabilidad, nerviosismo y alteración del sueño. ¡Tómalo descafeinado y todos tranquilos!
- Tabaco (nicotina) y alcohol. Cuando tomas alcohol, se alcanza en la leche la misma concentración que en la sangre de la madre. Si tomas alguna copa de alcohol, no se recomienda dar el pecho hasta pasadas dos horas. El hábito de fumar, el alcohol y el estrés están relacionados con una menor producción de leche, según los expertos.
- Pescados con mayores niveles de mercurio (pez espada, tiburón, atún rojo y lucio).

En tu menú diario no deben faltar:

Frutas y verduras: Deben estar presentes en las 5 comidas que realizas al día. Consume frutas enteras con pulpa para un mayor aporte de fibra, además de tomar zumos o batidos naturales que te ayudarán a hidratarte. Incluye verduras variadas en cada comida principal. Asegurarás un adecuado aporte de vitaminas y minerales.

Fibra: A través de alimentos integrales (arroz, pasta, pan, galletas y cereales) y ricos en fibra (albaricoques secos, ciruelas pasas, higo, kiwi, pera, garbanzos, lentejas, espinacas...). Es fundamental para mejorar el estreñimiento propio tras el parto y facilitar el tránsito intestinal. Es importarte acompañarlo de una buena hidratación, sino podría provocar el efecto contrario.

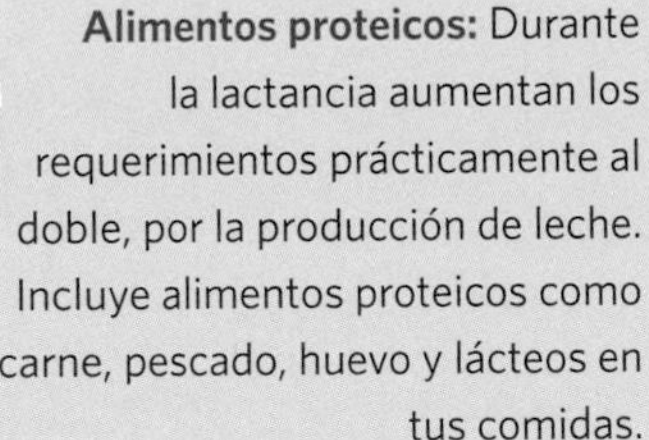

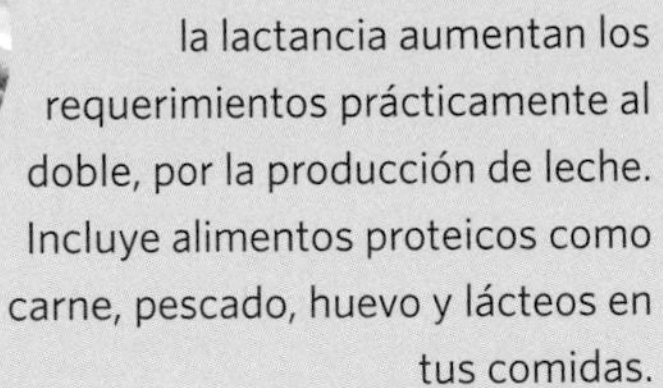

Alimentos proteicos: Durante la lactancia aumentan los requerimientos prácticamente al doble, por la producción de leche. Incluye alimentos proteicos como carne, pescado, huevo y lácteos en tus comidas.

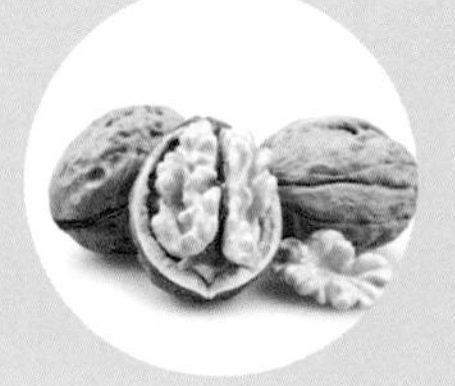

Frutos secos: Toma un puñado de frutos secos al día como nueces y almendras crudas.

Omega-3: Es un ácido graso esencial. Nuestro organismo lo necesita para trabajar correctamente. Está presente en alimentos como pescado azul (salmón, sardinas, arenque, caballa) y marisco, así como alimentos enriquecidos y suplementos basados en aceite de pescado. Incluye un aporte adecuado en tu dieta..

Calcio y fósforo: Debes incluir alimentos ricos en calcio y fósforo como lácteos, carnes rojas (ternera), pescados, legumbres, frutos secos y verduras de hoja verde. Los lácteos deben estar presentes en cada comida.

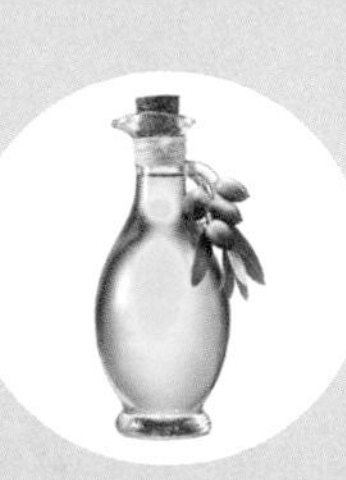

Aceite de oliva: Grasa saludable que además mejorará el estreñimiento, actuando como lubricante. Controla su uso y no superes las 3-6 raciones al día (1 ración=1 cucharada).

Agua: Bebe mucha agua. Los requerimientos hídricos se encuentran aumentados por la producción de leche, por lo que debes asegurar un aporte de líquidos de unos 16 vasos de agua al día. Puedes asegurarlo bebiendo agua y a través de platos como sopas, cremas, zumos naturales de frutas y verduras, pero fundamentalmente «bebe siempre que tengas sed».

Recuperación posparto: sin prisa pero sin pausa

Después de pasar nueve largos meses controlando y cuidando lo que comes, evitando el alcohol... sin nada de tabaco (en el caso de las fumadoras)... y, tras el parto, pasar por el período de lactancia (si así lo has decidido), puede que se te haga cuesta arriba (aunque no debes pensar que es imposible) recuperar tu peso saludable.

La recuperación de nuestro peso no consiste en dejar de comer; todo lo contrario: podremos conseguirlo siguiendo una dieta equilibrada y variada en alimentos, con unas pautas muy marcadas y fomentando un ejercicio físico de intensidad gradual acorde con nuestra recuperación.

«Dieta» NO DEBE significar «dejar de comer», no si queremos pensar en el equilibrio de nuestro cuerpo y sobre todo en nuestra salud.

En definitiva, debemos buscar el equilibrio en nuestro cuerpo, entre la ingesta y el gasto. Si comes más de lo que gastas, tu cuerpo aumenta de peso y viceversa. Tras este período de cambios, debemos encontrar de nuevo nuestro EQUILIBRIO.

Para recuperar nuestro peso tras el parto, como ya hemos comentado anteriormente, no es recomendable restringir la ingesta calórica durante el período de lactancia en la que la madre se encuentra dando el pecho.

No se recomienda perder más de 4 kg al mes, aproximadamente una pérdida de 1 kg por semana, lenta pero constante y equilibrada, además de saludable. No hay pérdida de peso efectiva exclusivamente con control de la alimentación, debe acompañarse siempre de una actividad física regular. De esta manera además de perder peso, ganaremos masa muscular, cuidando la elasticidad de la piel tras los cambios de esta etapa, y lograremos la tonificación del cuerpo. Es un trabajo conjunto.

¿Dietas muy estrictas? ¿Pérdidas de peso rápidas? ¿Ayuno? ¿Qué provocan?

Las dietas excesivamente estrictas y desequilibradas provocan evidentemente pérdidas de peso muy rápidas, ya que nuestro cuerpo, al no comer lo que necesita, consume sus reservas, pero esta puede ser una práctica muy peligrosa. Son dietas poco efectivas que no nos ayudan a mantener un peso saludable y adecuado en el tiempo.

Al someter a nuestro cuerpo a dietas tan estrictas, deficitarias, poco variadas, e incluso al someterlo a períodos de ayuno, entramos en situación de «alarma de supervivencia». El cuerpo detecta que no está entrando el alimento que necesita, reduce el metabolismo, por lo que en el momento en que volvamos a «comer normal», se asegurará de almacenar reservas en grasa, recuperando el peso perdido e incluso mayor que el de partida. A eso le llamamos «efecto rebote».

Este tipo de dietas suele provocar una gran pérdida de peso en masa magra (músculo) y menos en grasa, y esto, junto con los cambios de peso muy rápidos, supone un deterioro de la apariencia física, quedando la piel «blanda» y poco elástica. Este tipo de dietas, además, provoca situaciones de fatiga y ansiedad que no benefician en nada al estado de salud y al equilibrio individual.

El metabolismo puede ser acelerado mediante una actividad física regular y una dieta controlada y equilibrada. Una vez alcancemos el peso ideal, es fundamental haber adquirido unos buenos hábitos de alimentación y de vida para no volver a la situación inicial y mantenernos en un peso adecuado. Debemos evitar excesos y llevar a cabo algunas pautas de choque en nuestro ritmo de vida para quemar aquellas calorías de más o corregir alguna leve subida o bajada de peso.

Pautas dietéticas

- Realiza comidas ligeras, en pequeñas cantidades y más continuas, cada 2-3 horas. Tendrás menos sensación de hambre.
- No te saltes ninguna comida, 5 al día: desayuno, media mañana, almuerzo, merienda y cena. Planifícalas en horarios fijos y regulares.
- Lleva siempre contigo una botella de agua y asegura al final del día habértela bebido completa. Te dará sensación de saciedad, mejoraran tus digestiones y asegurarás una correcta eliminación de líquidos y toxinas.
- Controla el consumo de aceite en las comidas. La mejor opción es sin duda aceite de oliva. No debes superar las 2 cucharadas soperas al día aproximadamente.
- No abuses de la sal añadida en las comidas. Ni de platos preparados, suelen tener un contenido elevado de sal, azúcares y aditivos innecesarios.
- Controla el consumo de pan. Le daremos su «sitio privilegiado» en el desayuno como comida fundamental para afrontar el día.
- Toma los cereales preferiblemente integrales para facilitar el tránsito intestinal y evitar el estreñimiento. Incluye arroz y pasta integral en los almuerzos.
- Toma 2 piezas de fruta en el desayuno e incluye otra pieza a media mañana, en la merienda y de postre en el almuerzo. El plátano y la uva, las de mayor contenido graso, tómalas con moderación y en días de entrenamiento.
- Técnicas culinarias de preferencia: plancha, papillote, horno, vapor, salteado... Evita los fritos.
- Usa aliños naturales y evita las salsas comerciales. Condimenta tus platos con, por ejemplo, ajo-perejil, limón, vinagretas caseras, curry...

DESAYUNO	FRUTA + LÁCTEO + CEREALES (también complementan muy bien frutos secos)
MEDIA MAÑANA	FRUTA o LÁCTEO. Recomendable infusiones.
ALMUERZO	Un primer plato de VERDURA (cruda o cocida) y PROTEÍNA (carne magra, pescado o huevo). De postre, FRUTA FRESCA preferiblemente. Dos veces por semana incluir LEGUMBRES con verduras sin grasa, y 1 o 2 veces por semana ARROZ o PASTA INTEGRAL.
MERIENDA	Alterna con la media mañana. Incluye CEREALES si por la tarde vas a tener sesión de entrenamiento.
CENA	La comida más ligera del día. VERDURA (cruda preferiblemente, cocinada, en crema o en sopas) + PROTEÍNA (alternando con el almuerzo). De postre, LÁCTEO (yogures desnatados y quesos bajos en grasa son una buena opción).

Pautas dietéticas para entrenamiento y recuperación

Una vez que hemos recuperado nuestro ritmo de vida, mantenemos una rutina de actividad física activa y nuestro bebé ya no es lactante, empezamos a plantearnos unas pautas de alimentación adaptadas al deporte en práctica, para el mantenimiento de un peso normal y la optimización de nuestro rendimiento.

Nuestro objetivo será lograr un equilibrio entre lo que gastamos y lo que comemos para así conseguir mantener un peso normal y saludable, siguiendo una dieta variada y equilibrada junto con una práctica de actividad física habitual.

Para una mayor efectividad en nuestros entrenamientos, tendremos que tener en cuenta una serie de pautas alimentarias que potenciarán la eficacia de nuestro esfuerzo diario.

Tener una correcta planificación nutricional nos aporta grandes beneficios tanto para optimizar nuestro rendimiento en los entrenamientos, y asegurar el control del peso, como para sentirnos bien durante el ejercicio y evitar la fatiga durante el mismo.

¿Qué debemos comer, antes, durante o después de practicar actividad física para sacarle el mayor beneficio?

Para responder a esta pregunta hay que tener en cuenta muchos factores, entre ellos la intensidad, el tiempo y el tipo de actividad practicada. También dependerá de la hora a la que tengamos programada la actividad. Ten en cuenta que las siguientes pautas generales serán adaptadas según las características de tu entrenamiento.

Antes de hacer ejercicio

Antes de hacer ejercicio, debemos hacer la ingesta como mínimo 45 minutos antes de empezar la actividad.

Si la actividad es por la mañana, un desayuno completo estaría compuesto de:

- 2 piezas de fruta o zumo natural recién exprimido.
- Hidratos de carbono: cereales integrales, pan integral, copos de avena, muesli...
- Lácteo: vaso de leche semidesnatada, yogur desnatado o bebidas sustitutivas como leche de soja o leche de avena o de arroz.

Opción 1	Opción 2	Opción 3	Opción 4
1 kiwi tazón de leche de soja con cereales integrales plátano cortado	2 ciruelas pan de centeno con aceite de oliva virgen extra y tomate triturado pechuga de pavo vaso de leche fresca	zumo de naranja recién exprimido pan de avena con mermelada de frutos rojos (sin azúcar) queso fresco	macedonia de fruta cortada tazón de yogur griego con muesli

Ejemplo

Si la actividad vamos a desarrollarla a primera hora de la mañana y no podemos dejar el tiempo de espera para iniciar la actividad después de la ingesta, podremos iniciarla en ayunas pero hidratándonos correctamente, si somos deportistas habituales y nuestro metabolismo está adaptado a hacer deporte, y siempre que no se trate de una actividad física fuerte. En caso contrario, lo más recomendable es desayunar de forma ligera FRUTA + LÁCTEO y dejar los CARBOHIDRATOS (CEREALES) para después de finalizar la actividad. Desayunando en dos tiempos.

Si tenemos programada la actividad a media mañana, también es recomendable hacer una ingesta fuerte y nutritiva.

Si la actividad está programada a media tarde, la comida principal (almuerzo) debe ser de fácil digestión, baja en grasas y rica en proteínas, si estamos trabajando la musculación. Debemos incluir hidratos de carbono complejos como arroz y pasta integral, que nos aportarán energía para el entrenamiento.

Si la actividad está programada a última hora del día, 8-9 de la tarde (antes de la cena), se recomienda hacer una ingesta dos horas antes aprovechando la merienda (respetando los 45 minutos posteriores).

Ejemplo

Opción 1	Opción 2	Opción 3	Opción 4
minisándwich integral de pavo y queso	barrita de cereales y una manzana verde	yogur desnatado con nueces	batido de leche semi-desnatada, plátano, fresas y copos de avena

Antes del entrenamiento, se recomienda la ingesta de hidratos de carbono de asimilación lenta para que nos aporte energía durante toda la actividad.

Durante el ejercicio

En el caso de que la actividad física que vayamos a realizar sea intensa o de larga duración (superior a 1 h 30), como carreras, bicicleta, senderismo, será necesario realizar alguna ingesta durante la actividad para recargar energía y poder mantener la resistencia sin fatigarnos hasta el final de la etapa.

No debemos olvidar la hidratación, que debe ser constante cada 30 minutos, y pequeñas provisiones que nos aporten energía y sean fáciles de llevar.

Ejemplo: una pieza de fruta (el plátano es fácil de llevar y pelar), barritas energéticas y de cereales, un puñado de frutos secos (nueces, almendras...).

En el caso de actividad física de intensidad media que no supera 1 hora, será fundamental la hidratación con agua y bebidas isotónicas.

Después del ejercicio

Una vez finalizada la actividad, sobre todo si ha sido intensa, los depósitos de glucógeno (gasolina del músculo) están prácticamente agotados. Durante el ejercicio, las fibras musculares necesitan recuperarse del esfuerzo y es necesario repararlas sintetizando proteínas musculares. El momento idóneo para garantizar una recuperación adecuada del músculo tras el ejercicio son los 40-45 minutos después de la sesión. Es precisamente en este momento cuando el cuerpo tiene una mayor capacidad de asimilación de nutrientes para la recuperación y crecimiento de la musculatura trabajada (síntesis de proteínas y recuperación del glucógeno muscular agotado durante el ejercicio). Es a lo que los expertos llaman la «ventana metabólica», que empieza a cerrarse transcurrido este tiempo, siendo entonces menor la asimilación. Por este motivo hay que aprovechar este momento.

Si va a transcurrir mucho tiempo desde que finalizamos la actividad hasta la siguiente ingesta del día, debemos incorporar una ingesta extra, que deberá consistir en una mezcla de hidratos de carbono de alta asimilación para que nos aporten energía de forma rápida (para la recuperación del glucógeno) y proteína de alta calidad (para la síntesis muscular).

Podemos optar, por ejemplo, por batidos de preparación casera, con combinaciones de alimentos: frutas, lácteos y cereales.

Otras opciones para tomar después del ejercicio

Batido de leche semidesnatada, galletas integrales y plátano

Minisándwich de pan integral con mermelada sin azúcar y queso fresco

Gelatina de fruta, cereales integrales y un puñado de uvas pasas

Zumo de 3 piezas de frutas y nueces

Queso batido con frutos rojos y almendras

Uvas con queso y copos de avena

Dependiendo de la duración y exigencia del ejercicio, unido a las características de la persona y del objetivo que queramos conseguir, la necesidad de ingerir más hidratos de carbono en ese momento aumentará, así como la ingesta de proteínas y grasa requerida.

Gadgets posparto

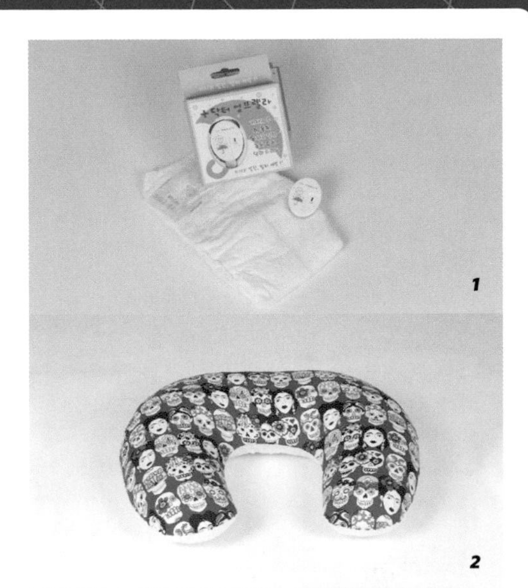

1. Avisador de pañal húmedo

Muchas veces no sabes si tu bebé ha orinado y hay que cambiarle el pañal. Normalmente tienes que quitarle la ropita y abrir el pañal para averiguarlo. Pero han inventado esta pequeña pinza que pita cuando detecta humedad en el pañal.

2. Cojín de lactancia

Este cojín de lactancia es más compacto y ayuda a tener el brazo descansado mientras tu bebé está apoyado para mamar o tomar el biberón. Evita dolores cervicales.

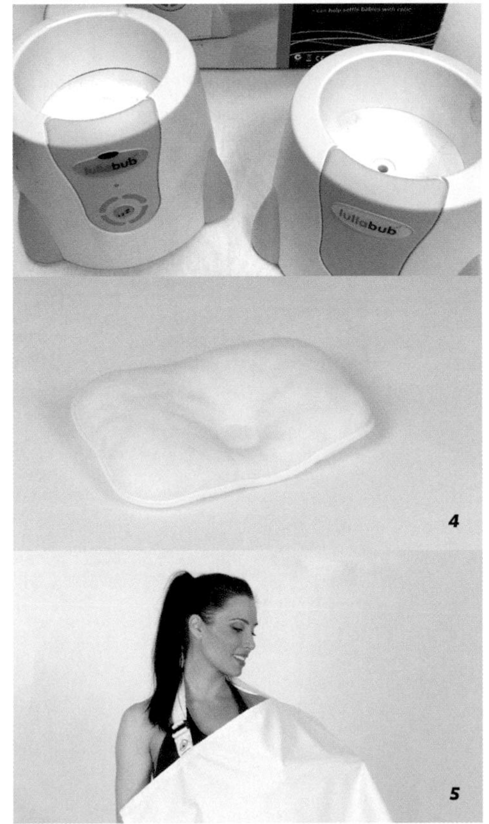

3. Patas para mecer cuna

A veces nos pasamos horas meciendo la cuna con la consecuente carga muscular que provoca, pero parece que es la única manera de calmar al bebé. Pero hemos encontrado este sistema de cuatro soportes vibratorios para las patas de la cama que ayudan al bebé a relajarse.

4. Almohada de lactancia

Es una pequeña almohada de Cambrass que se coloca en el brazo de la mamá. El bebé tiene así la cabecita más sujeta y está mucho más cómodo para el momento de darle el pecho o el biberón.

5. Capa de lactancia Amarsupiel

Es la solución para las mamás que desean un poco de intimidad a la hora de dar el pecho a su bebé. La mamá ve a su hijo cuando está mamando.

Mi plan de alimentación para recuperar el peso

	LUNES	MARTES	MIÉRCOLES
DESAYUNO	2 piezas de fruta .... pan integral de centeno .... pechuga de pavo .... tomate rallado	zumo de naranja natural .... tazón de muesli .... yogur desnatado .... un puñado de nueces	zumo de naranja natural .... tazón de copos de avena y nueces .... leche de soja .... 1 plátano
MEDIA MAÑANA	infusión manzanilla opcional barrita de cereales	infusión manzanilla opcional 1 melocotón	infusión manzanilla opcional 2 ciruelas
ALMUERZO	cogollos de lechuga con ajo salteado .... lentejas con verdura y curry .... 1 pieza de fruta rica en vitamina C (kiwi o naranja)	calabacines y berenjenas a la plancha .... pechuga de pollo a la plancha y boniato (batata) .... 1 caqui	gazpacho .... garbanzos con verduras .... 1 manzana verde
MERIENDA	lácteo desnatado infusión	queso fresco con pavo infusión	2 mandarinas infusión
CENA	espárragos verdes a la plancha y huevo duro .... salmón a la plancha .... gelatina de fruta	ensalada de espinacas frescas con aguacate, cebolla y tomate aliñado .... bacalao al vapor con limón .... lácteo desnatado	pepino aliñado .... carne picada de pavo salteada con cebolla y pimiento .... lácteo desnatado

Advertencia: *Recuerda que para la recuperación del peso debes seguir unas pautas personalizadas, vigiladas por un especialista.*

JUEVES	VIERNES	SÁBADO	DOMINGO
zumo de naranja natural .... 2 tostadas de pan integral multicereales .... 1 cucharadita de mermelada de frutos rojos .... 1 kiwi	zumo de naranja natural .... 2 tostadas de pan integral multicereales .... pechuga de pavo .... tomate rallado	2 piezas de fruta .... tazón de copos de avena .... leche pasteurizada .... un puñado de nueces	2 piezas de fruta .... pan tostado de centeno .... queso fresco .... pechuga de pavo
infusión manzanilla opcional yogur desnatado	infusión manzanilla opcional 1 naranja	infusión manzanilla opcional gelatina de fruta	infusión manzanilla opcional 1 zanahoria cruda
arroz integral salteado con ajito .... filete de ternera con alcahofas a la plancha .... 1 pera	pisto de verduras .... muslos de pavo con patata asada y romero .... 1 manzana verde	pasta integral con tomate triturado natural .... carne picada de ternera .... 1 taza de fresas	crema de calabaza con quinoa .... pollo al horno .... fruta
palitos de apio y crema de yogur infusión	barrita de cereales infusión	queso batido 0% con frutos rojos infusión	fruta cortada en macedonia natural infusión
ensalada de canónigos con queso fresco y piñones .... revuelto con atún al natural, ajo y perejil .... gelatina de fruta	tomate freco con mozzarela y orégano .... merluza al horno .... lácteo desnatado	ensalada de lechuga, tomate, pimientos, zanahoria, calabacín y huevo duro .... mejillones al vapor con limón exprimido .... lácteo desnatado	caldo de verduras .... atún a la plancha .... lácteo desnatado

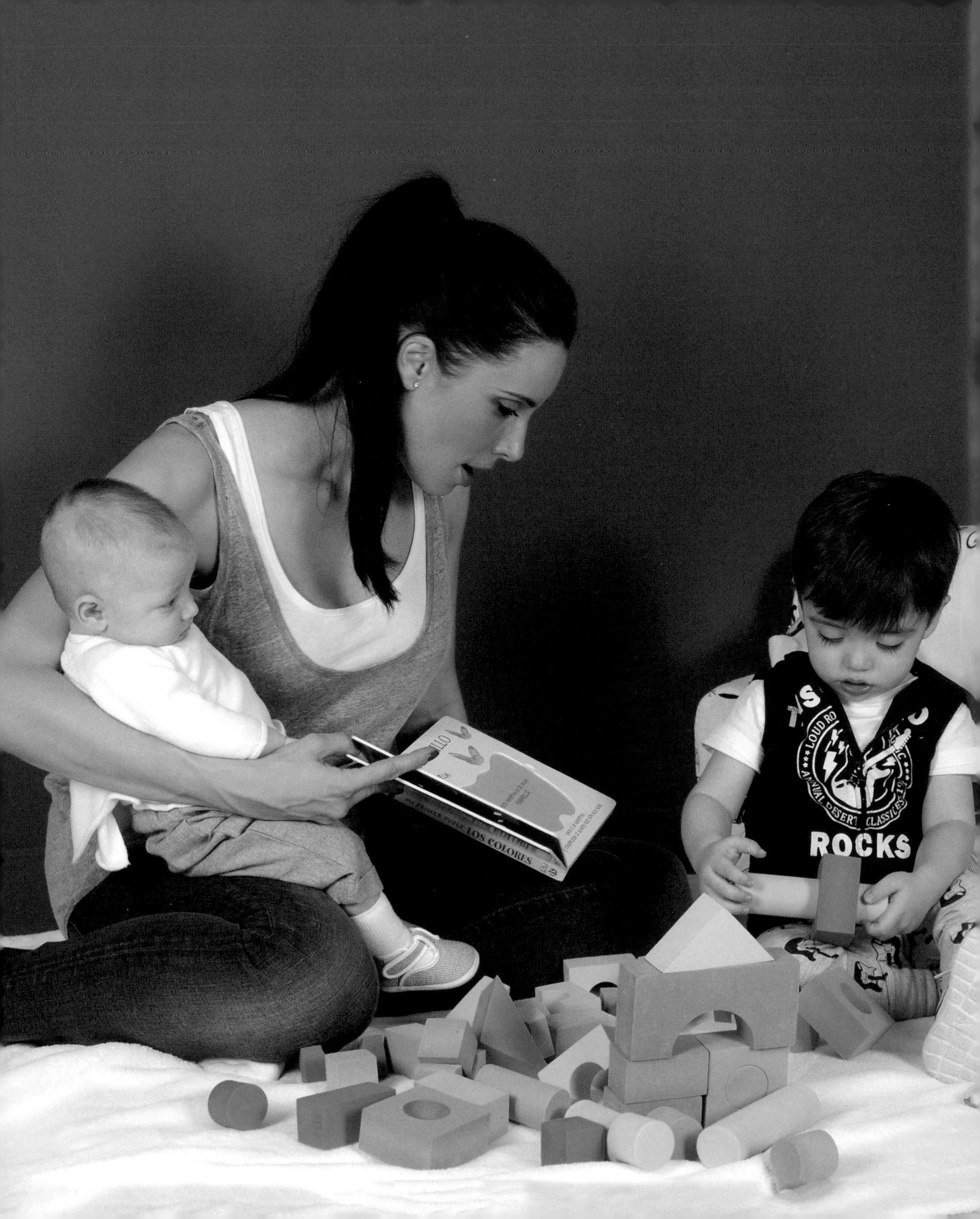
LOS COLORES
ROCKS

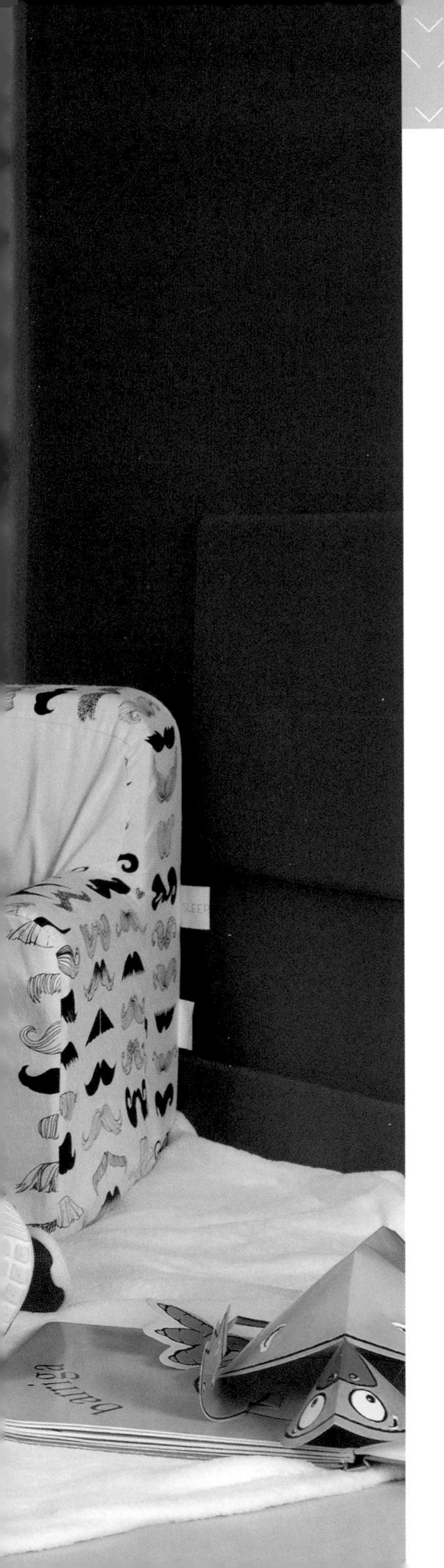

Conclusión

Es prácticamente imposible resumir en unas líneas lo que para una mujer significa estar embarazada, sobre todo porque es un mundo de sensaciones totalmente subjetivo ya que ningún embarazo es idéntico a otro, aunque los viva la misma mujer.

Cuando estaba embarazada de mi primer hijo, me propusieron escribir sobre mi período gestacional, pero sentía que no estaba preparada porque iba día a día descubriendo cosas nuevas, aprendiendo de lo que experimentaba. Pero, tras un primer embarazo, posparto, recuperación y los buenos resultados obtenidos, tenía claro que seguiría manteniendo mi rutina con Caroline Correia (fisioterapeuta especializada en obstetricia y uroginecología), además de investigar por mi cuenta todo lo que pudiera beneficiarme en estos nueve meses tan especiales de mi segundo embarazo .

Después de hablar con muchas chicas que se quedaban en estado y me preguntaban cuáles habían sido mis hábitos para tener una recuperación óptima tras quedarme embarazada de mi segundo hijo, Caroline y yo decidimos plasmar todo lo vivido en esta guía. Nuestra intención era crear un manual práctico en el que abordar aquellos temas que suelen preocuparnos durante los nueve meses de espera.

Porque, aunque cada embarazo es único, hay muchos puntos en común con los que todas las mujeres nos sentimos identificadas; por lo que esperamos que este libro os sirva de ayuda.

Siempre hemos pensado que es tan importante cuidar del bebé como de la mamá. Desde que Caroline Correia terminó su licenciatura en Fisioterapia, empezó a interesarse por los cuidados de la mujer. La influencia de su madre, la doctora Kira Correia, ginecóloga, y su inquietud por tratar temas a nivel específico del embarazo y suelo pélvico hicieron que se especializase en este ámbito. Gracias a la experiencia adquirida a lo largo de sus estudios y al trato con sus pacientes, constató que la mayoría de las mujeres carecen de mucha información en cuanto a la importancia del suelo pélvico para su calidad de vida. Por eso, en este manual tratamos temas tan relevantes como los principales cuidados del suelo pélvico, embarazo y posparto a través de técnicas como los hipopresivos, masaje perineal, ejercicios para tu suelo pélvico, etc.

En el momento de escribir estas líneas, puedo deciros que ser mamá es lo mejor que me ha podido suceder; mirar a los ojos a estas dos personitas es lo más maravilloso que la vida puede regalarte; no hay sentimiento igual. Además, me he conocido un poco más a mí misma y he aprendido a valorar el difícil papel de una madre. Sí, amigas, ahora empieza una nueva aventura para la que no hay una ciencia exacta: criar y educar a tus hijos, algo tremendamente complicado pero, sin duda, lo más excitante de la vida.

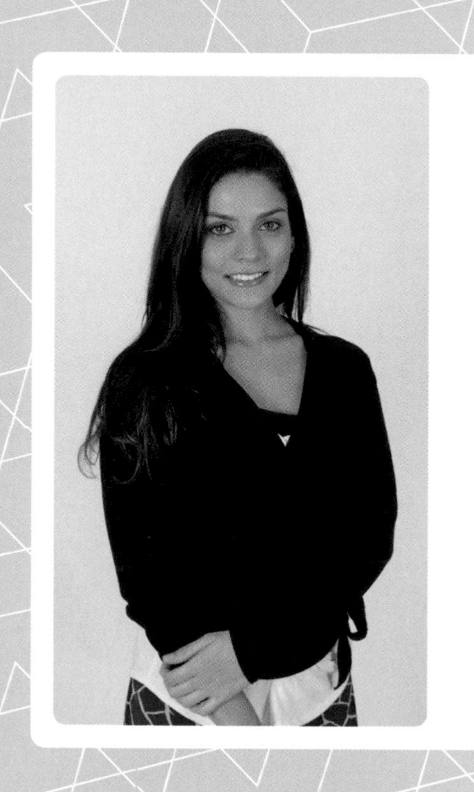

Caroline Correia es brasileña y se licenció en Fisioterapia por la Universidad Christus de Fortaleza, en Brasil. Su interés por especializarse en la salud de la mujer, la llevó a cursar un Máster en Técnicas Avanzadas para Mujeres en la Universidad Europea de Madrid. Además, Caroline posee varias titulaciones en el área de uroginecología y obstetricia. Actualmente se dedica a trabajar la preparación física durante el embarazo, la preparación al parto y la rehabilitación posparto y del suelo pélvico con sus pacientes.

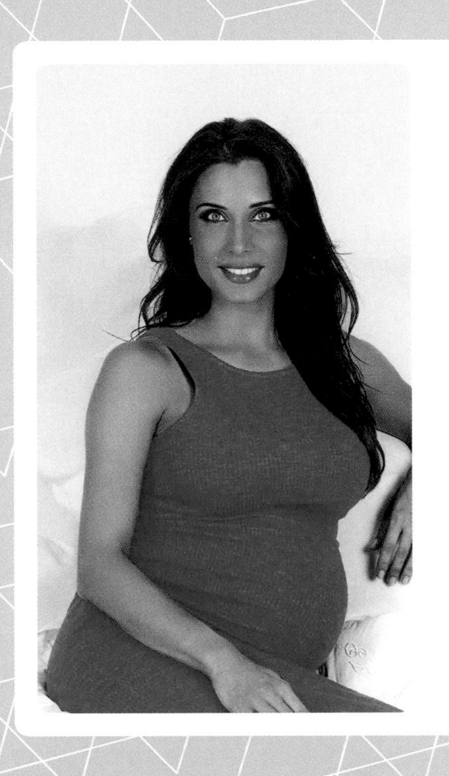

Pilar Rubio es madrileña y empezó su carrera televisiva mientras estudiaba Ciencias económicas. Ha colaborado en distintos tipos de formatos en medios audiovisuales y, actualmente, combina su faceta de comunicadora y presentadora de televisión con la de bloguera de lifestyle, diseñadora y todo tipo de aventuras. Además, ahora es mamá de Sergio y Marco, y también coautora de este libro. Pilar siempre ha intentado buscar la forma de compaginar su vida laboral y familiar sin perder su identidad y su afición por el deporte.

Índice temático

Bibliografía

Calais-Germain, Blandie, *El periné femenino y el parto*, La libre de Marzo, Barcelona, 2012.
Calais-Germain, Blandie; Vives Parés, Núria, *Parir en movimiento. Las modalidades de la pelvis para el parto*, La libre de Marzo, Barcelona, 2009.
De Andrade Marques, Andrèa; Ponzi Pinto e Silva, Marcela; Pace do Amaral, Maria Teresa, *Tratado de Fisioterapia em Saúde da Mulher*, Editorial Roca, São Paulo, 2011.
Deans, Anne, *La biblia del embarazo*, Grijalbo, Barcelona, 2014.
Encabo-Solanas, N., *et al.*, «Percepción de las puérperas y de los profesionales sanitarios sobre el embarazo y el parto como factores de riesgo de las disfunciones del suelo pélvico, Estudio cualitativo», *Elsevier.com*, 2016. <http://dx.doi.org/10.1016/j.ft.2015.10.005>
Guzmán Carrasco, P.; Díaz López, AM.; Gómez López, D.; Guzmán Carrasco, R.; Guzmán Carrasco, A.; «Actuación del fisioterapeuta en el tratamiento integral de la embarazada». *NURE*, 10(63), (marzo-abril 2013) <http://www.fuden.es/FICHEROS_ADMINISTRADOR/ PROTOCOLO/NURE63_protocolo_ sioembarazo.pdf>
Rial, Tamara; Pinsach, Piti, «Principios técnicos de los ejercicios hipopresivos del Dr. Caufriez», *EFDeportes.com*, Año 17, n.º 172, (septiembre de 2012). <http://www.efdeportes.com/>
Rial, Tamara; Pinsach, Piti, *Manual práctico de hipopresivos*, Ediciones Cardeñoso, Vigo, 2014.
Sanchez Guisado, María del Mar; González Segura, Rocío; Hernández Llorente, Elisa, «Importancia de las técnicas hipopresivas en la prevención de la incontinencia urinaria postparto», *Recien*, n.º 8, (2014).
Walker, Carolina, *Fisioterapia en obstetricia y uroginecología*, Elsevier Masson, Barcelona, 2013.
Zugaib, Marcelo; Rocco, Rosa, Prè-natal: *Clinica obstétrica da faculdade de medicina da USP*, Atheneu, São Paulo, 2005.

Bibliografía sobre nutrición

Agencia Española de Consumo, Seguridad Alimentaria y Nutrición (AECOSAN). «Alimentación segura durante el embarazo». <http://www.aecosan.msssi.gob.es/AECOSAN/docs/documentos/publicaciones/seguridad_alimentaria/embarazadas.pdf>
Agencia Española de Consumo, Seguridad Alimentaria y Nutrición (AECOSAN). «Anisakiosis es fácil de evitar. Comer pescado es seguro y saludable». <http://www.aecosan.msssi.gob.es/AECOSAN/docs/documentos/seguridad_alimentaria/gestion_riesgos/triptico_anisakis.pdf>
Bueno, M.; Sarría, A. y Pérez-González, J. M., *Nutrición en Pediatría*, volumen II, Ediciones Ergon, Madrid, 2007.
Informe del Comité Científico de la Agencia Española de Consumo, Seguridad Alimentaria y Nutrición (AECOSAN) en relación con los riesgos microbiológicos asociados al consumo de determinados alimentos por mujeres embarazadas, *Revista del comité científico* de AECOSAN, n.º 19.
Ivy, John y Portman, Robert, *Programación nutricional deportiva*, Editorial Paidotribo, 2010.
Mataix Verdú, José, Nutrición y *Alimentación Humana*, volumen II, Ediciones Ergon, Madrid, 2002.
Requejo, Ana M., Ortega, Rosa M., *Nutriguía. Manual de nutrición clínica en atención primaria*, Editorial Complutense, Madrid, 2002.

El papel utilizado para la impresión de este libro ha sido fabricado a partir
de madera procedente de bosques y plantaciones gestionados con los más
altos estándares ambientales, lo que garantiza una explotación de los recursos
sostenible con el medio ambiente y beneficiosa para las personas.
Por este motivo, Greenpeace acredita que este libro cumple los requisitos ambientales
y sociales necesarios para ser considerado un libro «amigo de los bosques».
El proyecto Libros Amigos de los Bosques promueve la conservación y el uso
sostenible de los bosques, en especial de los bosques primarios,
los últimos bosques vírgenes del planeta.

Segunda edición: junio de 2016

Diseño y maquetación: Meritxell Mateu/Penguin Random House
Ilustraciones de interior en páginas 12, 20, 24, 32, 42, 58, 68, 70, 76, 96, 122, 148: Idmary Hernández

Fotografías
© Thinkstock: páginas 13, 16, 17, 22, 25, 29, 30, 31, 33, 35, 36, 37, 38, 39, 43, 44, 45, 49, 56,
62, 66, 67, 71, 73, 74, 75, 77, 80, 81, 94, 100, 101, 114, 116, 117, 119, 120, 124, 126
abajo, 128, 129, 131, 139, 149, 150, 170 y 175
© Fotolia: páginas 14 y 97
© Getty Images: páginas 15, 47, 126 arriba, 133, 134 y 136 abajo
Fotografías de las autoras y páginas 64, 69, 95, 181: Vicente Ramírez
Las fotografías e ilustraciones en las páginas 53, 136 arriba y 138 han sido cedidas por Pilar Rubio.

ISBN: 978-84-16449-18-7
Depósito legal: B-7.182-2016

Impreso en Gráficas 94, S. L.
Sant Quirze del Vallès (Barcelona)

DO 4 9 1 8 7

Penguin
Random House
Grupo Editorial